常见病护理实践

李爱丽　王素荣　周永华　主编

Common Disease
Nursing Practice

化学工业出版社

·北京·

内 容 简 介

　　本书主要介绍临床各科常见疾病的护理知识，对每种疾病的病因、临床表现、诊断等理论知识进行简单概述，重点介绍每种病的护理诊断、护理评估、护理措施及健康教育等与临床护理密切相关的知识。

　　本书适合各级医院的护理工作者参考使用，也可作为医学院、护理学院学生的参考资料。

图书在版编目（CIP）数据

常见病护理实践 / 李爱丽，王素荣，周永华主编.
北京：化学工业出版社，2024.8. -- ISBN 978-7-122
-43294-0

　　Ⅰ. R47
　　中国国家版本馆 CIP 数据核字第 2024WV8685 号

- -

责任编辑：张　蕾
责任校对：刘曦阳
装帧设计：史利平

- -

出版发行：化学工业出版社
　　　　　（北京市东城区青年湖南街 13 号　邮政编码 100011）
印　　装：北京科印技术咨询服务有限公司数码印刷分部
850mm×1230mm　1/32　印张 10　字数 250 千字
2025 年 3 月北京第 1 版第 1 次印刷

- -

购书咨询：　010-64518888
售后服务：　010-64518899
网　　址：　http://www.cip.com.cn
凡购买本书，如有缺损质量问题，本社销售中心负责调换。

- -

定　　价：　68.00 元

主　编

李爱丽　王素荣　周永华

副主编

李俊梅　杨赞儒　赵　佳　崔雪曼

编　者

王素荣（菏泽医学专科学校附属医院）

李俊梅（菏泽医学专科学校附属医院）

李爱丽（菏泽医学专科学校附属医院）

杨赞儒（锦州医科大学附属第一医院）

周永华（山东省栖霞市人民医院）

赵　佳（锦州医科大学附属第一医院）

崔雪曼（锦州医科大学附属第一医院）

前言

　　护理学是将自然科学与社会科学紧密联系起来的为人类健康服务的综合性应用科学。随着医学的发展，护理新理念、新知识、新技术层出不穷。新的护理模式已由过去的简单操作发展到生活护理、治疗护理、心理护理、社会支持等多个层面，这不仅要求护理工作者具备扎实的理论基础和熟练的操作技术，更要求护理工作者将人文关怀融入基础护理，体现"以患者为中心"的服务理念，科学、严谨地实施操作规程，重视操作质量评价，为患者提供优质的服务。因此，为适应护理工作的需要，我们组织具有丰富临床经验的护理人员编写了本书。

　　本书以临床实用为目的，紧扣护理学发展最新动向，充分吸取了护理学的最新科研成果。本书主要介绍临床各科常见疾病的护理知识，对每种疾病的病因、临床表现、诊断等理论知识进行简单概述，重点介绍每种疾病的护理诊断、护理评估、护理措施及健康教育等与护理密切相关的知识。资料翔实，内容丰富，重点突出，易于理解，注重科学性和实用性的统一，并尽可能将国内外护理学的新进展、新技术、新成果提供给读者。希望本书的出版既对提升临床护理人员的理论知识水平和临床实践技能起到指导性价值，也能让基层护理工作者在临床工作中遇到问题时可以通过查阅本书解决实际问题。

　　目前，护理学仍处于发展阶段，理论知识也处于不断更新当中；加之编写时间仓促，书中疏漏之处在所难免，还请广大读者批评指正，以便再版时予以补充和完善。

编者

2024 年 5 月

目录

第一章

急诊科护理

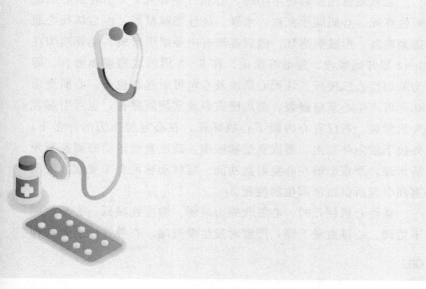

第一节 ▌ 急性心肌梗死

急性心肌梗死是在冠状动脉病变的基础上，发生冠状动脉血供急剧减少或中断，使相应的心肌严重而持久的急性缺血所致。原因通常是在冠状动脉粥样硬化病变的基础上继发血栓形成所致。非动脉粥样硬化所导致的心肌梗死可由感染性心内膜炎、血栓脱落、主动脉夹层形成、动脉炎等引起。

一、病因和发病机制

急性心肌梗死绝大多数（90％以上）是由于冠状动脉粥样硬化所致。由于冠状动脉有弥漫而广泛的粥样硬化病变，使管腔有＞75％的狭窄，侧支循环尚未充分建立，一旦由于管腔内血栓形成、劳力、情绪激动、休克、外科手术或血压剧升等诱因而导致血供进一步急剧减少或中断，使心肌严重而持久急性缺血达1小时，即可发生心肌梗死。

冠状动脉闭塞后约半小时，心肌开始坏死，1小时后心肌凝固性坏死，心肌间质充血、水肿、炎性细胞浸润。以后坏死心肌逐渐溶解，形成肌溶灶，随后逐渐有肉芽组织形成，坏死组织在1~2周开始吸收，逐渐纤维化，在6~8周形成瘢痕而愈合，即为陈旧性心肌梗死。坏死心肌波及心包可引起心包炎。心肌全层坏死可产生心室壁破裂、游离壁破裂或室间隔穿孔，也可引起乳头肌断裂。若仅有心内膜下心肌坏死，在心室腔压力的冲击下，外膜下层向外膨出，形成室壁膨胀瘤，造成室壁运动障碍甚至矛盾运动，严重影响左心室射血功能。冠状动脉可有1支或几支闭塞而引起所供血区部位的梗死。

急性心肌梗死时，心脏收缩力减弱、顺应性减低、心肌收缩不协调、心排血量下降，严重时发生泵衰竭、心源性休克及各种心律失常，死亡率高。

二、病理生理

急性心肌梗死时主要出现左心室舒张和收缩功能障碍的血流动力学变化，其严重度和持续时间取决于梗死的部位、程度和范围。心脏收缩力减弱、顺应性减低、心肌收缩不协调，左心室压力曲线最大上升速度减低，左心室舒张末期压增高、舒张和收缩末期容量增多。射血分数减低，每搏输出量和心排血量下降，心率增快或有心律失常，血压下降，静脉血氧含量降低。心室重构出现心壁厚度改变、心脏扩大和心力衰竭（先左心衰竭后全心衰竭），可发生心源性休克。右心室心肌梗死少见，其主要病理生理改变是右心衰竭的血流动力学变化，右心房压力增高，高于左心室舒张末期压力，心排血量减低，血压下降。

急性心肌梗死引起的心力衰竭称为泵衰竭，按 Killip 分级法可分四级：①Ⅰ级，尚无明显心力衰竭；②Ⅱ级，有左心衰竭；③Ⅲ级，有急性肺水肿；④Ⅳ级，有心源性休克等不同程度或阶段的血流动力学变化。心源性休克是泵衰竭的严重阶段，如兼有肺水肿和心源性休克则情况更为严重。

三、临床表现

（一）病史

发病前常有明显诱因，如精神紧张、情绪激动、过度体力活动、饱餐、高脂饮食、糖尿病未控制、感染、手术、大出血、休克等。少数在睡眠中发病。有半数以上的患者过去有高血压及心绞痛史。部分患者则无明确病史及先兆表现，首次出现即是急性心肌梗死。

（二）症状

1. 先兆症状

急性心肌梗死多突然发病，少数患者起病症状轻微。1/2～

2/3 的患者起病前 1～2 天至 1～2 周或更长时间有先兆症状，其中最常见的是稳定型心绞痛转变为不稳定型；或既往无心绞痛，突然出现心绞痛，且发作频繁，程度较重，用硝酸甘油难以缓解，持续时间较长。伴恶心、呕吐、血压剧烈波动。心电图显示 ST 段明显上升或降低，T 波倒置或增高。这些先兆症状如诊断及时，治疗得当，半数以上患者可免于发生心肌梗死；即使发生，症状也较轻，预后较好。

2. 胸痛

胸痛为最早出现而突出的症状。其性质和部位多与心绞痛相似，但程度更为剧烈，呈难以忍受的压榨、窒息感，甚至濒死感，伴有大汗淋漓及烦躁不安。持续时间可为 1～2 小时甚至 10 小时以上，或时重时轻达数天之久。用硝酸甘油无效，需用麻醉性镇痛药才能减轻。疼痛部位多在胸骨后，但范围较为广泛，常波及整个心前区，约 10% 的患者波及剑突下及上腹部或颈、背部，偶尔到下颌、咽部及牙齿处。约 25% 患者无明显的疼痛，多见于老年、糖尿病（由于感觉迟钝）或神志不清患者，或急性循环衰竭者，疼痛被其他严重症状所掩盖。15%～20% 的患者在急性期无症状。

3. 心律失常

心律失常见于 75%～95% 的患者，多发生于起病后 1～2 周，以 24 小时内最多见。心电图可见各种心律失常表现，可伴乏力、头晕、晕厥等症状，且为急性期引起死亡的主要原因之一。其中最严重的心律失常是室性异位心律（包括频发性期前收缩、阵发性心动过速和心室颤动）。频发（>5 次/分）、多源、成对出现，或 R 波落在 T 波上的室性期前收缩可能为心室颤动的先兆。房室传导阻滞和束支传导阻滞也较多见，严重者可出现完全性房室传导阻滞。室上性心律失常则较少见，多发生于心力衰竭患者。前壁心肌梗死易发生室性心律失常。下壁梗死易发生房室传导阻滞。

4. 心力衰竭

主要是急性左心衰竭，为心肌梗死后收缩力减弱或不协调所致，可出现呼吸困难、咳嗽、烦躁及发绀等症状。严重时两肺满布湿啰音，形成肺水肿，进一步导致右心衰竭。右心室心肌梗死者可一开始就出现右心衰竭。

5. 低血压和休克

仅于疼痛剧烈时血压下降，未必是休克。如疼痛缓解而收缩压仍低于 10.7 kPa（80 mmHg），伴有烦躁不安、大汗淋漓、脉搏细快、尿量减少（＜20 mL/h）、神志恍惚甚至晕厥时，则为休克，主要为心源性，由心肌广泛坏死、心排血量急剧下降所致。神经反射引起的血管扩张尚属次要，血容量不足也可影响。

6. 胃肠道症状

疼痛剧烈时，伴有频繁的恶心、呕吐、上腹胀痛、肠胀气等，与迷走神经张力增高有关。

7. 坏死物质吸收引起的症状

主要是发热，一般在发病后 1～3 天出现，体温 38 ℃左右，持续约 1 周。

（三）体征

（1）约半数患者心浊音界轻度至中度增大，心力衰竭时较显著。

（2）心率多增快，少数可减慢。

（3）心尖区第一心音减弱，有时伴有奔马律。

（4）10％～20％的患者在病后 2～3 天出现心包摩擦音，多数在几天内消失，是坏死波及心包引起的反应性纤维蛋白性心包炎所致。

（5）心尖区可出现粗糙的收缩期杂音或收缩中晚期喀喇音，为二尖瓣乳头肌功能失调或断裂所致。

（6）可听到各种心律失常的心音改变。

（7）常见到血压下降到正常以下（病前高血压者血压可降至正常），且可能不再恢复到起病前水平。

（8）可有休克、心力衰竭的相应体征。

（四）并发症

心肌梗死除可并发心力衰竭及心律失常外，还可有下列并发症。

1. 动脉栓塞

主要为左心室壁血栓脱落所引起。根据栓塞的部位，可能产生脑部或其他部位的相应症状，常在起病后 1～2 周发生。

2. 心室膨胀瘤

梗死部位在心脏内压的作用下，显著膨出。心电图常提示持久的 ST 段抬高。

3. 心肌破裂

少见。可在发病 1 周内出现，患者常突然休克甚至死亡。

4. 乳头肌功能不全

乳头肌功能不全的病变可分为坏死性与纤维性 2 种，在发生心肌梗死后，心尖区突然出现响亮的全收缩期杂音，第一心音减低。

5. 心肌梗死后综合征

心肌梗死后综合征发生率约为 10%，于心肌梗死后数周至数月内出现，可反复发生，表现为发热、胸痛、心包炎、胸膜炎或肺炎等症状、体征，可能为机体对坏死物质的变态反应。

四、诊断要点

（一）诊断标准

诊断急性心肌梗死必须至少具备以下标准中的两条。

（1）缺血性胸痛的临床病史，疼痛常持续 30 分钟以上。

（2）心电图的特征性改变和动态演变。

（3）心肌坏死的血清心肌标志物浓度升高和动态变化。

（二）诊断步骤

对怀疑为急性心肌梗死的患者，应争取在 10 分钟内完成。

（1）临床检查（问清缺血性胸痛病史，如疼痛性质、部位、持续时间、缓解方式、伴随症状；查明心、肺、血管等的体征）。

（2）描记 18 导联心电图（常规 12 导联加 $V_7 \sim V_9$，$V_{3R} \sim V_{5R}$），并立即进行分析、判断。

（3）迅速进行简明的临床鉴别诊断后作出初步诊断（老年人突发原因不明的休克、心力衰竭、上腹部疼痛伴胃肠道症状、严重心律失常或较重而持续性胸痛或胸闷，应慎重考虑有无本病的可能）。

（4）对病情作出基本评价并确定即刻处理方案。

（5）继之尽快进行相关的诊断性检查和监测，如血清心肌酶浓度的检测，结合缺血性胸痛的临床病史、心电图的特征性改变，作出急性心肌梗死的最终诊断。此外，尚应进行血常规、血脂、血糖、凝血时间、电解质等检测，以及二维超声心动图检查、床旁心电监护等。

（三）危险性评估

（1）伴下列任一项者，如高龄（＞70 岁）、既往有心肌梗死史、心房颤动、前壁心肌梗死、心源性休克、急性肺水肿或持续低血压等可确定为高危患者。

（2）死亡率随心电图 ST 段抬高的导联数的增加而增加。

（3）血清心肌酶浓度与心肌损害范围呈正相关，可帮助估计梗死面积和预后。

五、鉴别诊断

（一）不稳定型心绞痛

疼痛的性质、部位与心肌梗死相似，但发作持续时间短、次数频繁、含服硝酸甘油有效。心电图改变及酶学检查是与心肌梗死鉴别的主要依据。

（二）急性肺动脉栓塞

大块的栓塞可引起胸痛、呼吸困难、咯血、休克，但多出现右心负荷急剧增加的表现，如右心室增大、P_2 亢进和分裂、有心力衰竭体征。无心肌梗死时的典型心电图改变和血清心肌酶的变化。

（三）主动脉夹层

主动脉夹层也有剧烈的胸痛，有时出现休克，其疼痛常为撕裂样，一开始即达高峰，多放射至背部、腹部、腰部及下肢。两上肢的血压和脉搏常不一致是本病的重要体征。可出现主动脉瓣关闭不全的体征，心电图和血清心肌酶学检查无急性心肌梗死时的变化。X 线和超声检查可出现主动脉明显增宽。

（四）急腹症

急性胆囊炎、胆石症、急性坏死性胰腺炎、溃疡穿孔等常出现上腹痛及休克的表现，但应有相应的腹部体征，心电图及心肌酶学检查有助于鉴别。

（五）急性心包炎

急性心包炎尤其是非特异性急性心包炎，也可出现严重胸痛、心电图 ST 段抬高，但该病发病前常有上呼吸道感染，呼吸和咳嗽时疼痛加重，早期即有心包摩擦音。无心电图改变及心肌酶学异常。

六、处理

（一）治疗原则

改善冠状动脉血液供给，减少心肌耗氧，保护心功能，挽救因缺血而濒死的心肌，防止梗死面积扩大，缩小心肌缺血范围，及时发现、处理、防治严重心律失常、泵衰竭和各种并发症，防止猝死。

（二）院前急救

流行病学调查发现，50％的患者发病后 1 小时在院外猝死，死因主要是心律失常。因此，院前急救的重点是尽可能缩短就诊时间和院前检查、处理、转运所用的时间；尽量帮助患者安全、迅速地转送到医院；尽可能及时给予相关急救措施，如嘱患者停止任何主动性活动和运动、舌下含化硝酸甘油、高流量吸氧、镇静止痛（吗啡或哌替啶），必要时静脉注射或滴注利多卡因，或给予除颤治疗和心肺复苏；缓慢性心律失常给予阿托品肌内注射或静脉注射；及时将患者情况通知急救中心或医院，在严密观察、治疗下迅速将患者送至医院。

（三）住院治疗

急诊室医师应力争在 10～20 分钟完成病史、临床检查记录18 导联心电图，尽快明确诊断。对 ST 段抬高者应在 30 分钟内收住冠心病监护病房并开始溶栓，或在 90 分钟内开始行经皮冠状动脉腔内成形术。

1. 休息

患者应卧床休息，保持环境安静，减少探视，防止不良刺激。

2. 监测

在冠心病监护室进行心电图、血压和呼吸的监测，需 5～7天，必要时进行床旁血流动力学监测，以便于观察病情和指导治疗。

3. 护理

第 1 周完全卧床，加强护理，患者进食、洗漱、大小便、翻身等都需要别人帮助。第 2 周可从床上坐起，第 3～4 周可逐步离床和室内缓步走动。但病重或有并发症者，卧床时间宜适当延长。食物以易消化的流质或半流质饮食为主，病情稳定后逐渐改为软食。便秘3天者可服轻泻剂或用甘油栓等，必须防止用力大便造成病情突变。焦虑、不安患者可用地西泮等镇静药。禁止吸烟。

4. 吸氧

在急性心肌梗死早期，即便未合并左心衰竭或肺疾病，也常有不同程度的动脉低氧血症。其原因可能由于细支气管周围水肿，使小气道狭窄，增加小气道阻力，气流量降低，局部换气量减少，特别是两肺底部最为明显。有些患者虽未测出动脉低氧血症，由于增加肺间质液体，肺顺应性一过性降低，而有气短症状。因此，应给予吸氧，通常在发病早期用鼻塞给氧 24～48 小时，流量 3～5 L/min。有利于氧气运送到心肌，可能减轻气短、疼痛或焦虑症状。在严重左心衰竭、肺水肿和并有机械并发症的患者，多伴有严重低氧血症，需面罩加压给氧或气管插管并机械通气。

5. 补充血容量

心肌梗死患者，由于发病后出汗，呕吐或进食少，以及应用利尿药等因素，引起血容量不足和血液浓缩，从而加重缺血和血栓形成，有导致心肌梗死面积扩大的危险。因此，如每天摄入量不足，应适当补液，以保持出入量的平衡。一般可用极化液。

6. 缓解疼痛

急性心肌梗死时，剧烈胸痛使患者交感神经过度兴奋，产生心动过速、血压升高和心肌收缩力增强，从而增加心肌耗氧量。并易诱发快速性室性心律失常，应迅速给予有效镇痛药。本病早期难以区分是坏死心肌疼痛还是可逆性心肌缺血疼痛，二者常混杂在一起。先予以含服硝酸甘油，随后静脉滴注硝酸甘油，如疼痛不能迅速缓解，应立即用强的镇痛药，吗啡和派替啶最为常用。吗啡是解除急性心肌梗死后疼痛最有效的药物。其作用于中枢阿片受体而发挥镇痛作用，并阻滞中枢交感神经冲动的传出，导致外周动、静脉扩张，从而降低心脏前后负荷及心肌耗氧量。通过镇痛，减轻疼痛引起的应激反应，使心率减慢。1 次给药后 10～20 分钟发挥镇痛作用，1～2 小时作用最强，持续 4～6 小时。通常静脉注射吗啡 3 mg，必要时每 5 分钟重复 1 次，总量不宜超过 15 mg。吗啡治疗剂量即可发生不良反应，随剂量增加，不良反应发生率增加。不良反应有恶心、呕吐、低血压和呼吸抑制。其他不良反应有眩晕、嗜睡、表情淡漠、注意力分散等。一旦出现呼吸抑制，可每隔 3 分钟静脉注射纳洛酮，有拮抗吗啡的作用，剂量为 0.4 mg，总量不超过 1.2 mg。一般用药后呼吸抑制症状可很快消除，必要时采用人工辅助呼吸。哌替啶有抑制迷走神经和镇痛作用，其血流动力学作用与吗啡相似，75 mg 哌替啶相当于 10 mg 吗啡。不良反应有心动过速和呕吐，但较吗啡轻。可用阿托品 0.5 mg 对抗。临床上可肌内注射 25～75 mg，必要时 2～3 小时重复，过量可出现麻醉作用和呼吸抑制，引起呼吸抑制时，也可应用纳洛酮治疗。对重度烦躁者可应用冬眠疗法，经肌内注射哌替啶 25 mg、异丙嗪（非那根）12.5 mg，必要时 4～6 小时重复 1 次。

中药可用复方丹参滴丸、麝香保心丸口服，或复方丹参注射液 16 mL 加入 5％葡萄糖液 250～500 mL 中静脉滴注。

（四）再灌注心肌

起病 3～6 小时，使闭塞的冠状动脉再通，心肌得到再灌注，濒临坏死的心肌可能得以存活或使坏死范围缩小，改善预后，是一种积极的治疗措施。

1. 急诊溶栓治疗

溶栓治疗是 20 世纪 80 年代初兴起的一项新技术，其治疗原理是针对急性心肌梗死发病的基础，即大部分穿壁性心肌梗死是由于冠状动脉血栓性闭塞引起的。血栓是由于凝血酶原在异常刺激下被激活，形成凝血酶，使纤维蛋白原转化为纤维蛋白，然后与其他有形成分如红细胞、血小板一起形成的。机体内存在纤维蛋白溶解系统，由纤维蛋白溶解原和内源性或外源性激活物组成。在激活物的作用下，纤维蛋白溶酶原被激活，形成纤维蛋白溶酶，可以溶解稳定的纤维蛋白血栓，还可以降解纤维蛋白原，促使纤维蛋白裂解、使血栓溶解。但是纤维蛋白溶酶的半衰期很短，要想获得持续的溶栓效果，只有依靠连续输入外源性补给激活物的办法。现在临床常用的纤溶激活物有两大类：一类为非选择性纤溶剂，如链激酶、尿激酶。它们除了激活与血栓相关的纤维蛋白溶酶原外，还激活循环中的纤溶酶原，导致全身的纤溶状态，因此可以引起出血并发症。另一类为选择性纤溶剂，有重组组织型纤溶酶原激活剂、单链尿激酶型纤溶酶原激活剂及乙酰化纤溶酶原-链激酶激活剂复合物。它们选择性的激活与血栓有关的纤溶酶原，而对循环中的纤溶酶原仅有中等强度的作用。这样可以避免或减少出血并发症的发生。

(1) 溶栓疗法的适应证：①持续性胸痛超过半小时，含服硝酸甘油片后症状不能缓解者。②相邻两个或更多导联 ST 段抬高＞0.2 mV 者。③发病 6 小时内，或虽超过 6 小时，患者仍有严重胸痛，并且 ST 段抬高的导联有 R 波者，也可考虑溶栓治疗。

(2) 溶栓治疗的禁忌证：①近 10 天内施行过外科手术者，包括活检、胸腔或腹腔穿刺和心脏体外按压术等。②10 天内进行过动脉穿刺术者。③颅内病变者，包括出血、梗死或肿瘤等。④有明显出血或潜在的出血性病变者，如溃疡性结肠炎、胃十二指肠溃疡或有空洞形成的肺部病变。⑤有出血性或脑梗死倾向的疾病者，如各种出血性疾病、肝肾疾病、心房颤动、感染性心内膜炎、收缩压＞24.0 kPa（180 mmHg）、舒张压＞14.7 kPa（110 mmHg）等。⑥妊娠期和分娩后头 10 天的妇女。⑦在半年至 1 年内进行过链激酶治疗者。⑧年龄＞65 岁者，因为高龄患者溶栓疗法引起颅内出血者多，而且冠脉再通率低于中年。

链激酶：链激酶是 C 类乙型链球菌产生的酶，在体内将前活化素转变为活化素，后者将纤溶酶原转变为纤溶酶。有抗原性，用前需做皮肤过敏试验。静脉滴注常用量为 500000～1000000 U 加入 5％葡萄糖液 100 mL 内，30～60 分钟滴完，后每小时给予 100000 U，滴注 24 小时。治疗前半小时肌内注射异丙嗪 25 mg，加少量地塞米松（2.5～5.0 mg）同时滴注可减少变态反应的发生。用药前后进行凝血方面的化验检查，用量大时尤其应注意出血倾向。冠脉内注射时先做冠脉造影，经导管向闭塞的冠状动脉内注入硝酸甘油 0.2～0.5 mg，后注入链激酶 20000 U，继之每分钟 2000～4000 U，共 30～90 分钟，再通后继用每分钟 2000 U，共 30～60 分钟。患者胸痛突然消失，ST 段恢复正常，心肌酶峰值提前出现为再通征象，可每分钟注入 1 次造影剂观察是否再通。

尿激酶：作用于纤溶酶原使之转变为纤溶酶。本品无抗原性，作用较链激酶弱。常用量为 500000～1000000 U 静脉滴注，60 分钟滴完。冠状动脉内应用时每分钟 6000 U 持续 1 小时以上至溶栓后再维持 0.5～1.0 小时。

重组组织型纤溶酶原激活剂：本品对血凝块有选择性，故疗效高于链激酶。冠脉内滴注 0.375 mg/kg，持续 45 分钟。静脉滴注用量为 0.75 mg/kg，持续 90 分钟。

其他制剂还有单链尿激酶型纤溶酶原激活剂、乙酰化纤溶酶原-链激酶激活剂复合物等。

（3）溶栓剂的选择：文献显示，用药 2～3 小时的开通率重组组织型纤溶酶原激活剂为 65％～80％，链激酶为 65％～75％，尿激酶为 50％～68％，乙酰化纤溶酶原-链激酶激活剂复合物为 68％～70％。应根据患者的病变范围、部位、年龄、起病时间的长短及经济情况等因素选择溶栓剂。比较而言，如患者年轻（年龄小于 45 岁）、大面积前壁急性心肌梗死、到达医院时间较早（2 小时内）、无高血压，应首选重组组织型纤溶酶原激活剂。如果年龄较大（大于 70 岁）、下壁急性心肌梗死、有高血压，应选链激酶或尿激酶。由于乙酰化纤溶酶原-链激酶激活剂复合物的半衰期最长（70～120 分钟），因此可在患者家中或救护车上一次性快速静脉注射；重组组织型纤溶酶原激活剂的半衰期最短（3～4 分钟），需静脉持续滴注 90～180 分钟；链激酶的半衰期为 18 分钟，给药持续时间为 60 分钟；尿激酶半衰期为 40 分钟，给药时间为 30 分钟。链激酶与乙酰化纤溶酶原-链激酶激活剂复合物可引起低血压和变态反应，尿激酶与重组组织型纤溶酶原激活剂无这些不良反应。重组组织型纤溶酶原激活剂需要联合使用肝素，链激酶、尿激酶、乙酰化纤溶酶原-链激酶激活剂复合物除具有纤溶作用外，还有明显的抗凝作用，不需要积极使用肝素。另外，重组组织型纤溶酶原激活剂价格较贵，链激酶、尿激酶较低廉。以上这些因素在临床选用溶栓剂时应予以考虑。

（4）溶栓治疗的并发症

① 出血：A. 轻度出血。皮肤、黏膜、肉眼及显微镜下血尿，或少量咯血、呕血等（穿刺或注射部位少量瘀斑不作为并发症）。B. 重度出血。大量咯血或消化道大出血，腹膜后出血等引起失血性休克或低血压，需要输血者。C. 危及生命部位的出血。颅内、蛛网膜下腔、纵隔内或心包出血。

② 再灌注心律失常，注意其对血流动力学的影响。

③ 一过性低血压及其他的变态反应。

溶栓治疗急性心肌梗死的价值是肯定的。加速血管再通，减少和避免冠脉早期血栓性再堵塞，可望进一步增加疗效。已证实有效的抗凝治疗可加速血管再通和有助于保持血管通畅。今后研究应着重于改进治疗方法或使用特异性溶栓剂，以减少纤维蛋白分解，防止促凝血活动和纤溶酶原偷窃；研制合理的联合使用的药物和方法。如此，可使现已明显降低的急性心肌梗死死亡率进一步下降。

2. 经皮冠状动脉腔内成形术

（1）直接经皮冠状动脉腔内成形术：急性心肌梗死发病后直接做经皮冠状动脉腔内成形术。指征：静脉溶栓治疗有禁忌证者；合并心源性休克者（急诊经皮冠状动脉腔内成形术挽救生命作为首选治疗）；诊断不明患者，如急性心肌梗死病史不典型或左束支传导阻滞者，可从直接冠状动脉造影和经皮冠状动脉腔内成形术中受益；有条件在发病后数小时内行经皮冠状动脉腔内成形术者。

（2）补救性经皮冠状动脉腔内成形术：在发病 24 小时内，静脉溶栓治疗失败，患者胸痛症状不缓解时，行急诊经皮冠状动脉腔内成形术，以挽救存活的心肌，限制梗死面积进一步扩大。

（3）半择期经皮冠状动脉腔内成形术：溶栓成功患者在梗死后 7～10 天，有心肌缺血指征或冠脉再闭塞者。

（4）择期经皮冠状动脉腔内成形术：在急性心肌梗死后 4～6 周，用于再发心绞痛或有心肌缺血客观指征，如运动试验、动态心电图、^{201}Tl 运动心肌断层显像等证实有心肌缺血。

（5）冠状动脉旁路移植术：适用于溶栓疗法及经皮冠状动脉腔内成形术无效，而仍有持续性心肌缺血；急性心肌梗死合并有左心房室瓣关闭不全或室间隔穿孔等机械性障碍需要手术矫正和修补，同时进行冠状动脉旁路移植术；多支冠状动脉狭窄或左冠状动脉主干狭窄。

（五）缩小梗死面积

急性心肌梗死是心肌氧供/氧需的严重失衡，纠正这种失衡，就能挽救濒死的心肌，限制梗死范围，有效减少并发症和改善患者的预后。控制心律失常，适当补充血容量和治疗心力衰竭，均有利于减少梗死区。目前多主张采用以下几种药物。

1. 扩血管药物

扩血管药物必须应用于梗死初期的发展阶段，即起病后 4～

6 小时。一般首选硝酸甘油静脉滴注或异山梨酯舌下含化，也可在皮肤上用硝酸甘油贴片或软膏。使用时应注意：静脉给药时，最好有血流动力学监测，当肺动脉楔嵌压小于 2.4 kPa（18 mmHg），动脉压正常或增高时，其疗效较好，反之，则可使病情恶化。应从小剂量开始，在应用过程中保持肺动脉楔嵌压不低于 2.0 kPa（15 mmHg），且动脉压不低于正常低限，以保证必需的冠状动脉灌注。

2. β 受体阻滞药

大量临床资料表明，在急性心肌梗死发生后的 4～12 小时，给予普萘洛尔或美托洛尔、阿普洛尔、阿替洛尔等药物治疗（最好是早期静脉内给药），常能达到明显降低患者的最高血清酶水平，提示有限制梗死范围的作用。但因这些药的负性肌力、负性频率作用，临床应用时，当心率低于每分钟 60 次，收缩压≤14.6 kPa，有心力衰竭及下壁心肌梗死者应慎用。

3. 右旋糖酐-40 及复方丹参等活血化瘀药物

一般可选用右旋糖酐-40 每天静脉滴注 250～500 mL，7～14 天为 1 个疗程。在右旋糖酐-40 内加入活血化瘀药物如血栓通 4～6 mL、川芎嗪 80～160 mg 或复方丹参注射液 12～30 mL，疗效更佳。心功能不全者慎用右旋糖酐-40 者。

4. 极化液

可减少心肌坏死，加速缺血心肌的恢复。但近几年因其效果不显著，已趋向不用，仅用于急性心肌梗死伴有低血容量者。其他改善心肌代谢的药物有维生素 C（3～4 g）、辅酶 A（50～100 U）、肌苷（0.2～0.6 g）、维生素 B_6（50～100 mg），每天 1 次静脉滴注。

5. 其他

有人提出用大量激素（氢化可的松 150 mg/kg）或透明质酸酶（每次 500 U/kg，每 6 小时 1 次，每天 4 次），或用钙通道阻滞药（硝苯地平 20 mg，每 4 小时 1 次）治疗急性心肌梗死，但对此分歧较大，尚无统一结论。

（六）严密观察，及时处理并发症

1. 左心功能不全

急性心肌梗死时左心功能不全因病理生理改变的程度不同，可表现轻度肺淤血、急性左心衰竭（肺水肿）、心源性休克。

（1）急性左心衰竭（肺水肿）的治疗：可选用吗啡、利尿药（呋塞米等）、硝酸甘油（静脉滴注），尽早口服血管紧张素转化酶抑制剂（以短效制剂为宜）。肺水肿合并严重高血压时应静脉滴注硝普钠，由小剂量（10 $\mu g/min$）开始，根据血压调整剂量。伴严重低氧血症者可行人工机械通气治疗。洋地黄制剂在急性心肌梗死发病 24 小时内不主张使用。

（2）心源性休克：在严重低血压时应静脉滴注多巴胺 5～15 $\mu g/$（kg·min），一旦血压升至 12.0 kPa（90 mmHg）以上，则可同时静脉滴注多巴酚丁胺 3～10 $\mu g/$（kg·min），以减少多巴胺用量。如血压不升应使用大剂量多巴胺［≥15 $\mu g/$（kg·min）］。大剂量多巴胺无效时，可静脉滴注去甲肾上腺素 2～8 $\mu g/min$。轻度低血压时，可用多巴胺或与多巴酚丁胺合用。药物治疗无效者，应使用主动脉内球囊反搏。急性心肌梗死合并心源性休克提倡经皮冠状动脉腔内成形术再灌注治疗。中药可酌情选用独参汤、参附汤、生脉散等。

2. 抗心律失常

急性心肌梗死有 90% 以上出现心律失常，绝大多数发生在梗死后 72 小时内，不论是快速性或缓慢性心律失常，对急性心肌梗死患者均可引起严重后果。因此，及早发现心律失常，特别是严重的心律失常前驱症状，并给予积极的治疗。

（1）对出现室性期前收缩的急性心肌梗死患者，应严密心电监护及处理。频发的室性期前收缩或室速，应以利多卡因 50～100 mg 静脉注射，无效时 5～10 分钟可重复，控制后以每分钟

1～3 mg 静脉滴注维持，情况稳定后可改为药物口服；美西律150～200 mg，普鲁卡因胺 250～500 mg，溴苄胺 100～200 mg等，6 小时 1 次维持。

（2）对已发生心室颤动者，应立即行心肺复苏术，在进行心脏按压和人工呼吸的同时争取尽快实行电除颤，一般首次即采取较大能量（200～300 J），争取 1 次成功。

（3）对窦性心动过缓，如心率小于每分钟 50 次，或心率在每分钟 50～60 次但合并低血压或室性心律失常者，可以阿托品每次 0.3～0.5 mg 静脉注射，无效时 5～10 分钟重复，但总量不超过 2 mg。也可以氨茶碱 0.25 g 或异丙基肾上腺素 1 mg 加入300～500 mL 液体中静脉滴注，但这些药物有可能增加心肌氧耗或诱发室性心律失常，故均应慎用。以上治疗无效、症状严重时可采用临时起搏措施。

（4）对房室传导阻滞一度和二度Ⅰ型者，可应用肾上腺皮质激素、阿托品、异丙肾上腺素治疗，但应注意其不良反应。对三度及二度Ⅱ型者宜行临时心脏起搏。

（5）对室上性快速心律失常者可选用 β 受体阻滞药、洋地黄类（24 小时内尽量不用）、维拉帕米、胺碘酮、奎尼丁、普鲁卡因胺等治疗，对阵发性室上性、心房颤动及心房扑动药物治疗无效可考虑直流同步电转复或人工心脏起搏器复律。

3. 机械性并发症的处理

（1）心室游离壁破裂：可引起急性心包填塞致突然死亡，临床表现为电-机械分离或心脏停搏，常因难以及时救治而死亡。亚急性心脏破裂应积极争取冠状动脉造影后行手术修补及血管重建术。

（2）室间隔穿孔：伴血流动力学失代偿者，提倡在血管扩张药和利尿药治疗及主动脉内球囊反搏支持下，早期或急诊手术治疗。如穿孔较小，无充血性心力衰竭，血流动力学稳定，可非手术治疗，6 周后择期手术。

（3）急性二尖瓣关闭不全：急性乳头肌断裂时突发左心衰竭和/或低血压，主张用血管扩张药、利尿药及主动脉内球囊反搏治疗，在血流动力学稳定的情况下急诊手术。因左心室扩大或乳头肌功能不全者，应积极应用药物治疗心力衰竭，改善心肌缺血并行血管重建术。

（七）恢复期处理

住院3～4周后，如病情稳定，体力增进，可考虑出院。近年来主张出院前做症状限制性运动负荷心电图、放射性核素和/或超声显像检查，如显示心肌缺血或心功能较差，宜行冠状动脉造影检查考虑进一步处理。心室晚电位检查有助于预测发生严重室性心律失常的可能性。

七、护理

（一）护理评估

1. 病史

发病前常有明显诱因，如精神紧张、情绪激动、过度体力活动、饱餐、高脂饮食、糖尿病未控制、感染、手术、大出血、休克等。少数在睡眠中发病。有半数以上的患者过去有高血压及心绞痛史。部分患者则无明确病史及先兆表现，首次发展即是急性心肌梗死。

2. 身体状况

（1）先兆：半数以上患者在梗死前数天至数周，有乏力、胸部不适、活动时心悸、气急、心绞痛等，最突出为心绞痛发作频繁，持续时间较长，疼痛较剧烈，甚至伴恶心、呕吐、大汗、心动过缓，硝酸甘油疗效差等，特称为梗死先兆。应警惕近期内发生心肌梗死的可能，要及时住院治疗。

（2）症状：急性心肌梗死的临床表现与梗死的大小、部位、发展速度及原来心功能情况等有关。

① 疼痛：是最常见的起始症状。典型的疼痛部位和性质与心绞痛相似，但疼痛更剧烈，诱因多不明显，持续时间较长，多在 30 分钟以上，也可达数小时或更长，休息和含服硝酸甘油多不能缓解。患者常烦躁不安、出汗、恐惧，或有濒死感。老年人、糖尿病患者，以及脱水、休克患者常无疼痛。少数患者以休克、急性心力衰竭、突然晕厥为始发症状。部分患者疼痛位于上腹部，或者疼痛放射至下颌、颈部、背部上方，易被误诊，应与相关疾病鉴别。

② 全身症状：有发热和心动过速等。发热由坏死物质吸收所引起，一般在疼痛后 24～48 小时出现，体温一般在 38 ℃左右，持续约 1 周。

③ 胃肠道症状：常伴有恶心、呕吐、肠胀气和消化不良，特别是下后壁梗死者。重症者可发生呃逆。

④ 心律失常：见于 75%～95% 的患者，以发病 24 小时内最多见，可伴心悸、乏力、头晕、晕厥等症状。其中以室性心律失常居多，可出现室性期前收缩、室性心动过速、心室颤动或加速性心室自主心律。如出现频发的、成对的、多源的和 R 波落在 T 波的室性期前收缩，或室性心动过速，常为心室颤动的先兆。心室颤动是急性心肌梗死早期主要的死因。室上性心律失常则较少，多发生在心力衰竭者中。缓慢型心律失常中以房室传导阻滞最为常见，束支传导阻滞和窦性心动过缓也较多见。

⑤ 低血压和休克：见于 20%～30% 的患者。疼痛期的血压下降未必是休克。如疼痛缓解后收缩压仍低于 10.7 kPa（80 mmHg），伴有烦躁不安、面色苍白、皮肤湿冷、大汗淋漓、脉细而快、少尿、精神迟钝甚至昏迷，则为休克表现。休克多在起病后数小时至 1 周内发生，主要是心源性，为心肌收缩力减弱、心排血量急剧下降所致，尚有血容量不足、严重心律失常、周围血管舒缩功能障碍和酸中毒等因素参与。

⑥ 心力衰竭：主要为急性左心衰竭。可在发病最初的几天

内发生，或在疼痛、休克好转阶段出现。这是因为心肌梗死后心脏收缩力显著减弱或不协调所致。患者可突然出现呼吸困难、咳泡沫痰、发绀等，严重时可发生急性肺水肿，也可继而出现全心衰竭。

（3）体征

① 一般情况：患者常呈焦虑不安或恐惧，手抚胸部，面色苍白，皮肤潮湿，呼吸增快；如左心功能不全时呼吸困难，常采用半卧位或咳粉红色泡沫痰；发生休克时四肢厥冷，皮肤有蓝色斑纹。多数患者于发病第 2 天体温升高，一般在 38 ℃左右，1 周内恢复正常。

② 心脏：心脏浊音界可轻至中度增大；心率增快或减慢；可有各种心律失常；心尖部第一心音常减弱，可出现第三心音或第四心音奔马律；一般听不到心脏杂音，二尖瓣乳头肌功能不全或腱索断裂时心尖部可听到明显的收缩期杂音；室间隔穿孔时，胸骨左缘可闻及响亮的全收缩期杂音；发生严重的左心衰竭时，心尖部也可闻及收缩期杂音；1%～20%的患者可在发病 1～3 天出现心包摩擦音，持续数天，少数可持续 1 周以上。

③ 肺部：发病早期肺底可闻及少数湿啰音，常在 1～2 天消失，啰音持续存在或增多常提示左心衰竭。

3. 实验室及其他检查

（1）心电图：可起到定性、定位、定期的作用。透壁性心肌梗死典型改变是出现异常、持久的 Q 波或 QS 波。损伤型 ST 段的抬高，弓背向上与 T 波融合形成单向曲线，起病数小时之后出现，数天至数周回到基线。起病数小时内异常增高，数天至 2 周左右变为平坦，继而倒置。但有 5%～15%病例心电图表现不典型，其原因为小灶梗死、多处或对应性梗死、再发梗死、心内膜下梗死及伴束内传导阻滞、心室肥厚或预激综合征等。以上情况可不出现坏死性 Q 波，只表现为 QRS 波群高度、ST 段、T 波的动态改变。另外，右侧心肌梗死、真后壁和局限性高侧壁心肌梗死，常规导联中不显示梗死图形，应加做特殊导联以明确诊断。

（2）心向量图：当心电图不能肯定诊断为心肌梗死时，往往可通过心向量图得到证实。

（3）超声心动图：超声心动图并不用来诊断急性心肌梗死，但对探查心肌梗死的各种并发症极有价值，尤其是室间隔穿孔破裂，乳头肌或腱索断裂或功能不全造成的二尖瓣关闭不全、脱垂、室壁瘤和心包积液。

（4）放射性核素检查：放射性核素心肌显影、心室造影 ^{99m}Tc 及 ^{131}I 等形成热点成像或 ^{201}Tl 及 ^{42}K 等冷点成像可判断梗死的部位和范围。用门电路控制 γ 闪烁照相法进行放射性核素血池显像，可观察壁动作及测定心室功能。

（5）心室晚电位：心肌梗死时心室晚电位阳性率 28％～58％，其出现不似陈旧性心梗稳定，但与室速与心室颤动有关，阳性者应进行心电监护及予以有效治疗。

（6）磁共振成像（MRI）：易获得清晰的空间隔像，故对发现间隔段运动障碍、间隔心肌梗死并发症较其他方法优越。

（7）血常规：白细胞计数上升，达 $(10～20) \times 10^9/L$，中性粒细胞增至 75％～90％。

（8）红细胞沉降率：增快，可持续 1～3 周。

（9）血清酶学检查：心肌细胞内含有大量的酶，受损时这些酶进入血液，测定血中心肌酶谱对诊断及估计心肌损害程度有十分重要的价值。

① 血清肌酸激酶：发病 4～6 小时在血中出现，24 小时达峰值，后很快下降，2～3 天消失。

② 乳酸脱氢酶：在起病 8～10 小时后升高，达到高峰时间在 2～3 天，持续 1～2 周恢复正常。其中肌酸激酶的同工酶和乳酸脱氢酶的同工酶诊断的特异性最高，其增高程度还能准确地反映梗死的范围。

（10）肌红蛋白测定：血清肌红蛋白升高出现时间比肌酸激酶略早，在 4 小时左右，多数 24 小时即恢复正常；尿肌红蛋白在发病后 5～40 小时开始排泄，持续时间平均达 83 小时。

（二）护理目标

（1）患者疼痛减轻。

（2）患者能遵医嘱服药，说出治疗的重要性。

（3）患者的活动量增加、心率正常。

（4）生命体征维持在正常范围。

（5）患者看起来放松。

（三）护理措施

1. 一般护理

（1）安置患者于冠心病监护病房，连续监测心电图、血压、呼吸 5～7 天，对行漂浮导管检查者做好相应护理，询问患者有无心悸、胸闷、胸痛、气短、乏力、头晕等不适。

（2）病室保持安静、舒适，限制探视，有计划地护理患者，减少对患者的干扰，保证患者充足的休息和睡眠时间，防止任何不良刺激。根据病情安置患者于半卧位或平卧位。第 1～3 天绝对卧床休息，翻身、进食、洗漱、排便等均由护理人员帮助料理；第 4～6 天可在床上活动肢体，无并发症者可在床上坐起，逐渐过渡到坐在床边或椅子上，每次 20 分钟，每天 3～5 次，鼓励患者深呼吸；第 1～2 周开始在室内走动，逐步过渡到室外行走；第 3～4 周可试着上下楼梯或出院。病情严重或有并发症者应适当延长卧床时间。

（3）介绍本病知识和监护室的环境。关心、尊重、鼓励、安慰患者，以和善的态度回答患者提出的问题，帮助其树立战胜疾病的信心。

（4）给予低钠、低脂、低胆固醇、无刺激、易消化的饮食，少量多餐，避免进食过饱。

（5）心肌梗死患者由于卧床休息、消化功能减退、哌替啶或吗啡等止痛药物的应用，使胃肠功能和膀胱收缩无力抑制，易发生便秘和尿潴留。应予以足够的重视，酌情给予轻泻药，嘱患者排便时勿屏气，避免增加心脏负担和导致附壁血栓脱落。排便不畅时宜加用开塞露，对 5 天无大便者可保留灌肠或给予低压盐水灌肠。对排尿不畅者，可采用物理或诱导法，协助排尿，必要时行导尿。

（6）吸氧：氧治疗可提高改善低氧血症，有利于心肌梗死的康复。急性期给患者高流量吸氧，持续 48 小时。氧流量在每分钟 3～5 L，病情变化可延长吸氧时间。待疼痛减轻，休克解除，可减低氧流量。注意鼻导管的通畅，24 小时更换 1 次。如果合并急性左心衰竭，出现重度低氧血症时。死亡率较高，可采用加压吸氧或乙醇除泡沫吸氧。

（7）防止血栓性静脉炎或深部静脉血栓形成：血栓性静脉炎表现为受累静脉局部红、肿、痛，可延伸呈条索状，多因反复静脉穿刺输液和多种药物输注所致。所以行静脉穿刺时应严格无菌操作，患者感觉输液局部皮肤疼痛或红肿，应及时更换穿刺部位，并予以热敷或理疗。下肢静脉血栓形成一般在血栓较大引起阻塞时才出现患肢肤色改变，皮肤温度升高和可凹性水肿。应注意每天协助患者做被动下肢活动 2～3 次，注意下肢皮肤温度和颜色的变化避免选用下肢静脉输液。

2. 病情观察与护理

急性心肌梗死为危重疾病，应早期发现危及患者生命的先兆表现，如能得到及时处理，可使病情转危为安。故需严密观察以下情况。

（1）血压：始发病时应 0.5～1.0 小时测量 1 次血压，随血压恢复情况逐步减少测量次数为每天 4～6 次，基本稳定后每天 1～2 次。若收缩压在 12.0 kPa（90 mmHg）以下，脉压减小，且音调低落，要注意患者的神志状态、脉搏、面色、皮肤色泽及尿量等，是否有心源性休克的发生。在通知医师的同时，对休克者采取抗休克措施，如补充血容量，应用升压药、血管扩张药，以及纠正酸中毒，避免脑缺氧，保护肾功能等。有条件者应准备好中心静脉压测定装置或漂浮导管测定肺微血管楔嵌压设备，以正确应用输液量及调节液体滴速。

（2）心率、心律：在冠心病监护病房进行连续的心电、呼吸监测，在心电监测示波屏上，应注意观察心率及心律变化。及时检出可能作为恶性心动过速先兆的任何室性期前收缩，以及心室颤动或完全性房室传导阻滞、严重的窦性心动过缓、房性心律失常等，如发现室性期前收缩则表现如下：①每分钟 5 次以上；②呈二、三联律；③多源性期前收缩；④室性期前收缩的 R 波落在前一次主搏的 T 波之上，均为转变阵发性室性心动过速及心室颤动的先兆，易造成心搏骤停。遇有上述情况，在立即通知医师的同时，需应用相应的抗心律失常药物，并准备好除颤器和人工心脏起搏器，协同医师抢救处理。

（3）胸痛：急性心肌梗死患者常伴有持续剧烈的胸痛，因此，应注意观察患者的胸痛程度，因剧烈胸痛可导致低血压，加重心肌缺氧，扩大梗死面积，引起心力衰竭、休克及心律失常。常用的止痛药有罂粟碱肌内注射或静脉滴注，硝酸甘油 0.6 mg 含服，疼痛较重者可用哌替啶或吗啡。在护理中应注意可能出现的药物不良反应，同时注意观察血压、尿量、呼吸及一般状态，确保用药的安全。

（4）呼吸急促：注意观察患者的呼吸状态，对有呼吸急促的患者应注意观察血压、皮肤黏膜的血液循环情况、肺部体征的变化及血流动力学和尿量的变化。发现患者有呼吸急促、不能平卧、烦躁不安、咳嗽、咳泡沫样血痰时，立即取半坐位，给予吸氧，准备好快速强心、利尿药，配合医师按急性心力衰竭处理。

（5）体温：急性心肌梗死患者可有低热，体温在 37.0～38.5 ℃，多持续 3 天左右。如体温持续升高，1 周后仍不下降，应怀疑有继发肺部或其他部位感染，及时向医师报告。

（6）意识变化：如发现患者意识恍惚，烦躁不安，应注意观察血流动力学及尿量的变化。警惕心源性休克的发生。

（7）器官栓塞：在急性心肌梗死第1、2周内，注意观察组织或脏器有无发生栓塞现象。因左心室内附壁血栓可脱落，而引起脑、肾、四肢、肠系膜等动脉栓塞，应及时向医师报告。

（8）心室膨胀瘤：在心肌梗死恢复过程中，心电图表现虽有好转，但患者仍有顽固性心力衰竭或心绞痛发作，应疑有心室膨胀瘤的发生。这是由于在心肌梗死区愈合过程中，心肌被结缔组织所替代，成为无收缩力的薄弱纤维瘢痕区。该区内受心腔内的压力而向外呈囊状膨出，造成心室膨胀瘤。应配合医师进行 X 线检查以确诊。

（9）心肌梗死后综合征：需注意在急性心肌梗死后2周、数月甚至2年内，可并发心肌梗死后综合征。表现为肺炎、胸膜炎和心包炎征象，同时也有发热、胸痛、血沉和白细胞计数升高现象，酷似急性心肌梗死的再发。这是由于坏死心肌引起机体自身免疫变态反应所致。如心肌梗死的特征性心电图变化有好转又有上述表现时，应做好 X 线检查的准备，配合医师作出鉴别诊断。因本病应用激素治疗效果良好，若因误诊而用抗凝药物，可导致心腔内出血而发生急性心脏压塞。故应严密观察病情，在确诊为本病后，应向患者及家属做好解释工作，解除顾虑，必要时给患者应用镇痛及镇静药；做好休息、饮食等生活护理。

（四）健康教育

（1）注意劳逸结合，根据心功能进行适当的康复锻炼。

（2）避免紧张、劳累、情绪激动、饱餐、便秘等诱发因素。

（3）节制饮食，禁忌烟酒、咖啡、酸辣刺激性食物，多吃蔬菜、蛋白质类食物，少食动物脂肪、胆固醇含量较高的食物。

（4）按医嘱服药，随身常备硝酸甘油等扩张冠状动脉药物，定期复查。

（5）指导患者及家属，病情突变时，采取简易应急措施。

第二节 ▌ 急性肝衰竭

一、定义

急性肝衰竭是原来无肝病者肝脏受损后短时间内发生的严重临床综合征，死亡率高，最常见的病因是病毒性肝炎。

二、病因及发病机制

（一）病因

在中国引起肝衰竭的主要病因是肝炎病毒（主要是乙肝病毒），其次是药物及肝毒性物质（如乙醇、化学制剂等）。在欧美国家，药物是引起急性、亚急性肝衰竭的主要原因。

（二）发病机制

1. 内毒素与肝损伤

内毒素使肝脏能量代谢发生障碍。还可诱导中性粒细胞向肝内聚集，并激活中性粒细胞，参与导致大块肝细胞坏死的炎症过程。内毒素作用于肝窦内皮细胞及微血管，引起肝微循环障碍，导致缺氧缺血性损伤。

2. 细胞因子与肝损伤

细胞因子不仅是肝坏死过程的主要因素，还与肝衰竭时肝细胞再生抑制状态有关。

3. 细胞凋亡

肝细胞凋亡在肝衰竭病理形成过程中也起着重要的作用。

4. 多器官功能衰竭与肝衰竭

肝衰竭是多器官功能衰竭的主要起因，而多器官功能衰竭又可加重肝衰竭。

三、临床表现

（一）神经、精神症状

早期以性格和行为改变为主，如情绪激动、精神错乱、行为荒诞等，少数患者可被误诊为精神疾病。晚期出现肝性脑病，各种反射迟钝或消失，肌张力改变，踝阵挛阳性。

（二）黄疸

典型病例先是尿色加深，2～3天皮肤巩膜出现黄疸，迅速加深，少数患者的黄疸可出现在神经、精神症状前，但较轻微，以后随病情恶化而加深。

（三）出血

因肝脏内凝血因子合成障碍，导致弥散性血管内凝血、血小板计数减少。

（四）肝脏缩小

多数急性肝衰竭肝脏呈进行性缩小，此为诊断本病的重要体征。

（五）腹水

多数患者迅速出现腹水，大多属于漏出液，少数为渗出液或血性。

（六）脑水肿、脑疝综合征

发生率为24%～82%，单纯脑水肿表现为呕吐、头痛、烦躁、血压轻度上升。合并脑疝则出现去大脑强直、抽搐、瞳孔对光反应减弱或消失、呼吸节律不齐、呼吸骤停等。

（七）肝肾综合征

表现为少尿或无尿、氮质血症、稀释性低血钠、低尿钠，尿中可无蛋白质及管型。

四、实验室及其他检查

肝炎病毒学检查：肝功能检查转氨酶升高或发生胆-酶分离现象；血生化检查凝血酶原时间延长。

五、紧急救护

（一）去除诱因

针对引起急性肝衰竭的不同诱因，给予治疗和护理。

（二）保肝治疗

（1）应用细胞活性药物，如 ATP、辅酶 A、肌苷、1,6-二磷酸果糖等。

（2）胰岛素-胰高血糖素疗法。

（3）促肝细胞生长素促使肝细胞再生。

（4）前列腺素 E 可扩张血管、改善肝微循环、稳定肝细胞膜、防止肝细胞坏死。

（5）适量补充新鲜血、新鲜血浆及清蛋白，有利于提高胶体渗透压，促进肝细胞的再生和补充凝血因子。

（三）对症处理

1. 肝性脑病

避免使用麻醉、镇痛、催眠等中枢抑制药物，及时控制感染和上消化道出血，注意纠正水、电解质和酸碱平衡紊乱，降低血氨。可通过下列方法降低血氨。

（1）禁止经口摄入蛋白质，尤其是动物蛋白，以减少氨的形成。

（2）抑制肠道产氨细菌生长，可口服或鼻饲新霉素 $1\sim2$ g/d，甲硝唑 0.2 g，每天 4 次。

（3）清除肠道积食、积血或其他含氮物质，应用乳果糖或拉克替醇，口服或高位灌肠，可酸化肠道，促进氨的排出，减少肠源性毒素吸收。

（4）视患者的电解质和酸碱平衡情况酌情选择谷氨酸钠、谷氨酸钾、精氨酸等降氨药。

（5）使用支链氨基酸或支链氨基酸与精氨酸混合制剂，以纠正氨基酸失衡。

2. 出血

（1）预防胃应激性溃疡出血，可用 H_2 受体拮抗药或质子泵抑制药。

（2）凝血功能障碍者注射维生素 K，可促进凝血因子的合成。血小板减少或功能异常者可输注血小板悬液。

（3）胃肠道出血者可用冰盐水加血管收缩药物局部灌注止血。

（4）活动性出血或需接受损伤性操作者，应补充凝血因子，以输新鲜血浆为宜。

（5）一旦出现弥散性血管内凝血、颅内出血，须积极配合抢救。

（四）急性并发症的处理

1. 肝肾综合征

（1）及时去除诱因，如避免强烈利尿及大量放腹水，不使用损害肾功能的药物。

（2）在改善肝功能的前提下，适当输注右旋糖酐-40、清蛋白等胶体溶液，以提高循环血容量。

（3）补充血容量的同时给予利尿药，常用 20％甘露醇，无效时可用呋塞米，可消除组织水肿、腹水，减轻心脏负荷，清除有害代谢产物。

（4）应用血管活性药，可选用多巴胺、酚妥拉明等药物，以扩张肾血管，增加肾血流量。

（5）经上述治疗无效时，宜尽早进行血液透析，清除血内有害物质，减轻氮质血症，纠正高钾血症和酸中毒。

2. 感染

一旦出现感染，可单用或联合应用抗生素，但不应使用有肝、肾毒性的药物。

3. 脑水肿

颅内压增高者给予高渗性脱水药。

（五）血液净化化学治疗（简称化疗）法

可清除因肝功能严重障碍而产生的各种有害物质，使血液得以净化，帮助患者度过危险期。血浆置换是较为成熟的血液净化方法，可以去除与血浆蛋白结合的毒物，补充血浆蛋白、凝血因子等人体所需物质，从而减轻急性肝衰竭患者的症状。

（六）肝替代治疗

（1）人工肝支持治疗：人工肝是指通过体外的机械、物理化学或生物装置，清除各种有害物质，补充必需物质，改善内环境，暂时替代衰竭肝的部分功能的治疗方法，能为肝细胞再生及肝功能恢复创造条件或等待机会进行肝移植。

（2）肝移植。

六、观察要点

（1）判断神志是否清醒，性格和行为有无异常，以便及时发现肝性脑病的先兆。

（2）密切观察生命体征变化，注意每天测量腹围、体重。

（3）黄疸：了解黄疸的程度，有无逐渐加重。

（4）出血：注意皮肤、黏膜及消化道等部位有无出血，抽血及穿刺后要长时间压迫穿刺点，防止渗血。

（5）监测中心静脉压、血气分析变化。

（6）监测肝功能、凝血功能变化。

（7）对接受胰高血糖素、胰岛素疗法的患者，用药期间随时监测血糖水平，以便随时调整药物的用量。

（8）应用谷氨酸钾时须监测钾、钠、氯含量，保持电解质平衡。

七、护理

（一）充分休息与心理护理

患者应绝对卧床休息，腹水患者采取半卧位。鼓励患者保持乐观情绪，以最佳心理状态配合治疗。

（二）饮食护理

给予低脂、低盐、高热量、清淡、易消化的食物。戒烟酒，忌辛辣刺激性食物，少量多餐可进食流质或半流质，以保证营养充分吸收，促进肝细胞再生和修复。有腹水者控制钠盐摄入，肝性脑病者忌食蛋白。

（三）口腔护理

饭前饭后可用5%碳酸氢钠漱口。

（四）皮肤护理

保持皮肤清洁干燥，黄疸较深、瘙痒严重者可给予抗组胺药物。

（五）并发症的护理

1. 肝肾综合征

严格控制液体入量，避免使用损害肝、肾功能的药物。注意观察尿量的变化及尿的颜色和性状，准确记录每天出入液量。

2. 感染

加强支持疗法，调整免疫功能。

3. 大量腹水

（1）安置半卧位，限制钠盐和每天入水量。

（2）遵医嘱应用利尿药，避免快速和大量利尿，用药后注意监测血电解质。

（3）每天称体重、测腹围、记录尿量，密切观察腹水增长及消退情况。

（4）腹腔穿刺放腹水 1 次量不能超过 3000 mL，防止水、电解质紊乱和酸碱失衡。

4. 脑水肿

密切观察患者有无头痛、呕吐、眼底视盘水肿及意识障碍等表现。一旦发生，应协助患者取平卧位，抬高床头 15°～30°，以利颅内静脉回流，减轻脑水肿。使用脱水药、利尿药后易出现电解质紊乱，应定时监测。

（六）安全防护

对于昏迷患者加护床挡，烦躁患者慎用镇静药，必要时可用水合氯醛灌肠。

（七）肠道护理

灌肠可清除肠内积血，使肠内保持酸性环境，减少氨的产生和吸收，协助患者采取左侧卧位，用 37～38 ℃温水 100 mL 加食醋 50 mL 灌肠 1～2 次/天，或乳果糖 500 mL 加温水 500 mL 保留灌肠，使血氨降低。肝性脑病者禁用肥皂水灌肠。

第三节　急性呼吸衰竭

呼吸衰竭是指由于各种原因引起的肺通气和/或换气功能严重障碍，以致不能进行有效的气体交换，导致缺氧和/或二氧化碳潴留，从而引起一系列生理功能和代谢功能紊乱的临床综合征。一般认为在海平面、标准大气压、休息状态、呼吸空气条件下（FiO_2 为 21%），动脉血氧分压（PaO_2）<8.0 kPa（60 mmHg）和/或血二氧化碳分压（$PaCO_2$）>6.7 kPa（50 mmHg）时，作为呼吸衰竭的血气诊断标准。根据血气变化，将呼吸衰竭分为两型：① I型（换气性）指 PaO_2 下降而 $PaCO_2$ 正常或降低，多为急性呼吸衰竭的表现；② II 型（通气性）指 PaO_2 下降伴有 $PaCO_2$ 升高，多为慢性呼吸衰竭或兼有急性发作的表现。急性呼吸衰竭是指由于某些突发的致病因素，使肺通气和/或换气功能迅速出现严重障碍，在短时间内引起呼吸衰竭。因机体不能很快代偿，若不及时抢救，会危及患者生命。

一、病因与发病机制

（一）病因

1. 呼吸道及肺疾病

严重支气管哮喘、原发性或继发性肺炎、急性肺损伤、急性呼吸窘迫综合征（ARDS）、肺水肿、上呼吸道异物堵塞、喉头水肿、慢性支气管炎急性发作及肺气肿等。

2. 中枢神经及传导系统疾病

急性脑炎、颅脑外伤、脑出血、脑梗死、脑肿瘤、安眠药中毒及吸入有害气体等。

3. 周围神经传导系统及呼吸肌疾病

脊髓灰质炎、重症肌无力、颈椎外伤、有机磷农药中毒等。

4. 胸部病变

胸廓狭窄、胸外伤、自发性气胸、手术损伤、急剧增加的胸腔积液等。

5. 肺血管性疾病

急性肺栓塞、肺血管炎、多发性肺微血管栓塞等。

（二）发病机制

急性呼吸衰竭的发生主要有肺泡通气不足、通气/血流比例（V/Q）失调、气体弥散障碍、肺内分流四种机制。

1. 肺泡通气不足

肺泡通气不足其结果引起低氧和高碳酸血症。机制主要有以下几点。

（1）呼吸驱动不足：如中枢神经系统病变或中枢神经抑制药过量抑制呼吸中枢，使呼吸驱动力减弱，导致肺容量减少和肺泡通气不足。

（2）呼吸负荷过重：胸廓或横膈机械性运动能力下降，致肺泡通气下降及气道阻力增加，胸肺顺应性下降。

（3）呼吸泵功能障碍：由于呼吸肌本身的病变导致呼吸运动受限，如呼吸肌疾病、有机磷农药中毒等。

2. 通气/血流比例（V/Q）失调

正常人肺泡通气量（V）约为 4 L/min，流经肺泡的血流（Q）约为 5 L/min，V/Q 约为 0.8。有效的气体交换主要取决于 V/Q 保持在 0.8 水平。当 V/Q 低于 0.8 时，肺泡通气不足、血流过剩，肺动脉内混合静脉血未经充分氧合即进入肺静脉，引起低氧血症。当 V/Q 大于 0.8 时，肺泡过度通气，肺泡内气体不能与血液进行充分的气体交换而成为无效通气，也可导致低氧血症。严重的通气/血流比例失调也可导致二氧化碳潴留。

3. 气体弥散障碍

氧和二氧化碳可自由通过肺泡毛细血管膜进行气体交换，氧的弥散能力约为二氧化碳的 1/20。当肺不张、肺水肿、肺气肿、肺纤维化导致气体弥散面积减少、弥散距离加大时，往往影响氧的弥散，从而引起低氧血症。

4. 肺内分流

肺动脉内的静脉血未经氧合直接流入肺静脉，引起低氧血症，是通气/血流比例失调的特例。常见于肺动脉-静脉瘘。

二、病情评估

（一）临床表现

急性呼吸衰竭患者除原发病表现外，还表现为低氧血症、高碳酸血症或两者兼有，可使机体各组织器官发生不同程度的功能改变。

1. 呼吸系统改变

呼吸困难是临床最早出现的症状，表现为呼吸频率加快、呼吸费力、辅助呼吸肌活动增强、胸闷、发绀等。严重时表现为呼吸节律改变，如潮式呼吸、叹息样呼吸、陈-施呼吸。呼吸系统病变所致者，肺部有喘鸣音、湿啰音或呼吸音降低等原发病体征。

2. 循环系统改变

早期心率加快，血压正常或轻度升高，严重时心率减慢、心律失常、血压下降。晚期由于严重缺氧和二氧化碳潴留可引起心肌损害，发生心力衰竭、休克、心搏骤停。

3. 神经系统改变

大脑皮质对缺氧最敏感。轻度缺氧时出现头晕、注意力下降。明显缺氧时出现焦虑不安、躁动、定向力障碍和精神错乱。明显高碳酸血症时出现中枢神经系统抑制症状，如嗜睡、昏睡，严重缺氧和高碳酸血症均可导致昏迷。

4. 其他系统改变

急性缺氧可造成凝血功能障碍、造血功能衰竭、弥散性血管内凝血。急性缺氧和二氧化碳潴留可致胃肠黏膜充血、水肿、糜烂而引起胃肠道出血。也可引起肾血管收缩、肾血流量减少、肾小球滤过率下降而致肾功能不全。

（二）辅助检查

1. 实验室检查

尽早抽动脉血进行血气分析，PaO_2、$PaCO_2$ 和 pH 是最重要的血气参数。定时检查有助于判断呼吸衰竭的程度、类型、代偿情况及酸碱平衡紊乱程度和类型。

2. 胸部 X 线检查

有助于明确病因、病变范围和程度。根据 X 线检查能了解心脏及血管的状态，分析气胸和血胸的存在及有无肺栓塞、肺炎、肺水肿等。

3. 心电图检查

急性呼吸衰竭者可出现心动过速和其他各种心律失常。急性大块肺栓塞者，心电图检查可表现为心动过速，并有电轴右偏、完全性右束支传导阻滞和肺型 P 波。

三、急救护理

（一）紧急处理

1. 保持气道通畅

患者缺氧与二氧化碳潴留，主要是由于通气功能障碍所致，而通气功能障碍主要原因是气道阻塞。因此及时清除气道分泌物，保持气道通畅，维持气道完整性，是纠正缺氧与二氧化碳潴留的前提。护理措施包括胸部物理治疗、气道吸引、必要时建立人工气道。

（1）胸部物理治疗：包括指导患者有效咳嗽、协助翻身、体位引流、背部叩击和振动，以促进痰液排出，有助于改善通气和血流灌注，促进某些肺段的痰液引流。

（2）气道吸引：吸引导管可经鼻或经口通过咽部到达呼吸道进行分泌物和痰液抽吸。吸痰时会造成短暂的缺氧，应注意心率、心律、血氧饱和度的变化。

（3）必要时建立人工气道：对昏迷舌根后坠的患者，采用口咽通气管或鼻咽通气管支撑舌体，使其离开咽后壁，从而在短期内保持气道通畅。对需机械通气的患者，采用经鼻或经口气管内插管。经鼻气管插管易于固定，清醒患者易于耐受，用于需气管内插管时间较长者；经口气管插管操作简便，常用于紧急情况，但不易固定，易引起牙齿脱落与口腔黏膜破损。对需长期机械通气者，应行气管造口。气管造口包括气管切开术与经皮扩张气管导管留置术，均需严格无菌操作。

2. 氧疗

缺氧是引起呼吸衰竭的直接原因，氧疗是急性呼吸衰竭的重要治疗措施。氧疗要根据缺氧原因和程度调整氧流量与氧浓度，严格掌握适应证，防止不良反应发生。Ⅰ型呼吸衰竭，原则上按需给氧，根据血气分析结果及时调整氧浓度，一般为 50%～60%。Ⅱ型呼吸衰竭，应采用控制性氧疗，持续性低流量吸氧。一般氧流量为 1～3 L/min，浓度为 25%～30%。氧疗途径采用鼻塞法、面罩法等，对危重患者常规氧疗无效时，及早考虑机械通气给氧。

3. 机械通气

机械通气是治疗急性呼吸衰竭重要而有效的措施。但因引起急性呼吸衰竭的病因各异，所造成的病理生理改变不同，故应根据具体病情特点来选择不同的通气模式。机械通气护理：保持呼吸机正常运行；保持各连接口紧密；了解通气量是否合适；及时解除报警原因；积极防治机械通气并发症；防止感染与交叉感染。

4. 病因治疗

原发病治疗至关重要。有些病例在去除病因后可逆转呼吸衰竭，如急性上呼吸道阻塞时，治疗关键是建立人工气道；严重肺部感染或全身感染所致者，应尽早给予有效抗生素治疗；心源性肺水肿所致者，可给予硝酸甘油、利尿药或正性肌力药治疗；气胸或大量胸腔积液所致者，应行胸膜腔穿刺或置导管引流。

（二）用药观察

1. 呼吸兴奋剂

（1）尼可刹米：用于各种原因引起的中枢性呼吸抑制，特别是肺性脑病时常用。能兴奋脑干呼吸中枢或刺激颈动脉体的化学感受器，反射性兴奋呼吸中枢，提高呼吸中枢对二氧化碳的敏感性。静脉注射给药，每次 0.375 g，必要时每 1～2 小时重复 1 次，也可用 1.875～3.750 g 静脉微量注射泵维持。

（2）纳洛酮：主要用于解除外源性阿片（吗啡和美沙酮等）对中枢神经系统的抑制，对麻醉、镇静催眠药过量和酒精中毒也有效。能与脑干特异性阿片受体竞争性结合，阻断内源性和外源性阿片的呼吸抑制作用。推荐剂量为 0.4～0.8 mg，静脉注射，作用维持时间短。对长效呼吸抑制药如美沙酮过量者，首次静脉注射后，继续以 0.4～2.0 mg/h 速度静脉滴注，持续 12～24 小时。

应用呼吸兴奋剂时注意：①保持气道通畅。②有心功能不全或 ARDS 时不宜使用。③观察不良反应，如尼可刹米可致心动过速、血压升高、肌肉震颤或僵直、咳嗽、呕吐、出汗等症状。

2. 糖皮质激素

严重支气管哮喘对支气管扩张药无效时，可给予糖皮质激素治疗。氢化可的松 2 mg/kg，静脉注射，继而 0.5 mg/（kg·h），静脉滴注；或甲泼尼龙 40～125 mg 静脉注射，每 6 小时 1 次。吸入性糖皮质激素对严重支气管哮喘无效。ARDS 患者发病后 7～10 天应用糖皮质激素可减少肺纤维化。

应用糖皮质激素时注意：①用糖皮质激素期间应经常检测血糖，以便及时发现类固醇性糖尿病。②防止各种感染的发生，特别是防止多重感染的发生。③为减少对胃肠道的刺激，加用胃黏膜保护药物。

3. 镇静药

预防呼吸衰竭患者的氧输送与氧消耗比例失常。

（1）丙泊酚：用于维持镇静，为短效静脉全身麻醉药，起效迅速，无明显蓄积，停药后苏醒快而完全。根据患者病情及所需镇静深度，可在静脉注射 0.2～0.7 mg/kg 负荷量后，以 0.3～4.0 mg/（kg·h）持续静脉微量注射泵输入，保持患者镇静，可使患者耐受机械通气。小儿禁用丙泊酚镇静。

(2) 咪达唑仑:咪达唑仑为最新的苯二氮䓬类药物,起效和消除迅速。咪达唑仑 1~2 mg 静脉注射,根据病情需要也可持续静脉微量注射泵输入。

应用镇静药时注意:①应用镇静药时必须建立人工气道和机械通气。②定时评估患者精神状态,防止镇静过深。③丙泊酚可致血压下降需动态观察血压变化。

4. 肌肉松弛药

应用于人机对抗时,消除自主呼吸;减少心肺功能不全者的氧消耗。常选用非去极化性肌肉松弛药。常用药物有潘库溴铵、阿曲库铵和维库溴铵。应用肌肉松弛药时注意:①必须在机械通气下使用。②必须先镇静后肌松。

5. 祛痰药

呼吸系统感染常产生黏稠痰液。祛痰药能降低气道分泌物的黏滞性,有利于气道分泌物的清除。常用药物为氨溴索,可静脉注射,也可雾化吸入。应用祛痰药时注意与胸部物理治疗相结合。

(三)病情观察

1. 观察生命体征

(1) 呼吸:观察呼吸节律、频率、幅度。正常人呼吸频率为 16~20 次/分,新生儿为 30~40 次/分,呼吸幅度均匀,节律规则。成人自主呼吸频率超过 20 次/分,提示呼吸功能不全。超过 30 次/分,常需要机械辅助通气。呼吸节律改变提示脑干呼吸中枢病变或脑水肿。听诊两肺呼吸音是否对称,听诊顺序:肺尖—前胸—侧胸—背部,左右对比,有无痰鸣音、哮鸣音、湿啰音,是否伴咳嗽、咳痰,注意患者对治疗的反应。

(2) 心率/心律:观察心率、心律变化。缺氧早期心脏发生代偿作用,导致心率增快。严重缺氧可出现各种类型的心律失常如窦性心动过缓、期前收缩、心室颤动等。如进一步加重,可发展为周围循环衰竭甚至心搏停止。气道吸引时可引起短暂缺氧会诱发各种心律失常，需及时发现和纠正。

（3）体温：建立人工气道及应用机械通气期间，患者鼻、咽、喉自然防御屏障功能丧失、咳嗽咳痰能力减弱或丧失、气道吸引及全身抵抗力下降等增加感染机会，体温波动较大。观察体温变化，有助于判断感染控制情况。当体温升高超过 38.5 ℃时，积极做好降温处理，遵医嘱留取细菌培养标本。

（4）意识：意识反映脑血流灌注和脑组织氧供情况。氧供正常时，患者意识清楚，定向力、计算力良好，能配合治疗。轻度缺氧时，患者兴奋、焦虑和烦躁不安。严重缺氧时出现意识模糊、嗜睡甚至昏迷。当患者出现意识异常时，注意安全防护，适当约束肢体，防止坠床与意外拔管。

2. 血氧饱和度

原理：通过红外光传感器来测量毛细血管内氧合血红蛋白的含量。通过氧饱和度估计氧分压，氧饱和度小于 95%，氧分压小于 10.7 kPa（80 mmHg），显示轻度缺氧；氧饱和度小于 90%，氧分压小于 8.0 kPa（60 mmHg），显示中度缺氧；氧饱和度小于 75%，氧分压小于 5.3 kPa（40 mmHg），显示重度缺氧。影响脉搏血氧饱和度测定结果的如下：末梢循环不良如低血压、血管收缩药、低温、动脉压迫等；指甲条件如灰指甲、涂抹指甲油等。对水肿或末梢循环较差的患者，应经常检查、更换检测部位。注意氧饱和度高低不能真正反映组织供氧情况，只能作为参考。

3. 血气指标

动态测定血气指标有助于判断血液氧合及酸碱平衡状态，可作为诊断呼吸衰竭、指导机械通气参数调节、纠正酸碱失衡的重要依据。PaO_2 反映机体氧合情况，对诊断缺氧和判断缺氧程度有重要价值。$PaCO_2$ 是判断肺通气功能的重要参数。机械通气开始前及治疗后 30 分钟常规测定血气指标，以了解治疗效果。根据血气数据调整呼吸机参数。

第四节 ▌ 急性肺栓塞

一、定义

急性肺栓塞是指内源性或外源性栓子堵塞肺动脉或其分支引起肺循环障碍的病理综合征。如发生肺出血或坏死则称为肺梗死。急性肺栓塞是世界上误诊率和死亡率较高的疾病之一，对人类的健康造成了严重的威胁。

二、临床表现

（一）症状

临床症状多种多样，但缺乏特异性。常见症状如下：①不明原因的呼吸困难及气促，尤以活动后明显，为肺栓塞最多见的症状。②胸痛包括胸膜炎性胸痛或心绞痛样胸痛。③晕厥可为肺栓塞的唯一或首发症状。④烦躁不安、惊恐甚至濒死感。⑤咯血常为小量咯血，大咯血少见。⑥咳嗽、心悸等。各病例可出现以上症状的不同组合。临床上有时出现所谓"三联征"，即同时出现呼吸困难、胸痛及咯血，但仅见于约20％的患者。

（二）体征

1. 呼吸系统

呼吸急促最常见，肺部有时可闻及哮鸣音和/或细湿啰音，肺野偶可闻及血管杂音，合并肺不张或胸腔积液时出现相应的体征。

2. 循环系统

心动过速；血压变化，严重者可出现血压下降，甚至休克；颈静脉充盈或异常搏动；肺动脉瓣区第二心音亢进或分裂，三尖瓣区收缩期杂音。

3. 其他

可伴发热，多为低热，少数患者体温达 38 ℃。

三、病因及发病机制

（一）病因

临床上常见的栓子包括深静脉血栓、感染性病灶、右心房或右心室附壁血栓、空气栓、羊水栓等。引起肺栓塞的基础疾病及诱因有深静脉血栓形成、创伤、肿瘤、制动、妊娠和分娩、口服避孕药、肥胖等。

（二）发病机制

急性肺栓塞所致病理生理改变及其严重程度受多种因素影响，包括栓子的大小和数量、多次栓塞的时间间隔、是否同时存在其他心肺疾病、个体反应的差异及血栓溶解的快慢等。其病理生理改变主要包括血流动力学改变、右心功能不全、心室间相互作用及呼吸生理变化等。轻者可无任何异常改变，重者肺循环阻力突然升高，肺动脉压突然升高，心排血量急骤下降，患者出现休克，甚至死亡。

四、辅助检查

（一）动脉血气分析

动脉血气分析显示低氧血症、低碳酸血症，肺泡-动脉血氧分压差增大。

（二）实验室检查

急性肺栓塞时，血浆 D-二聚体升高，但多种病因可导致其升高，故在临床中对肺栓塞有较大的排除价值，若其含量低于 500 μg/L，则可基本排除肺栓塞。

（三）影像学检查

肺动脉造影为过去诊断急性肺栓塞的"金标准"，但属于有创检查。近年来，CT、MRI 的发展使急性肺栓塞的诊断率明显提高。

（四）心电图检查

心电图缺乏特异性表现，但若发现心电图动态性变化多较单一固定性异常，对肺栓塞有更大的临床意义。

（五）深静脉血栓的检查

静脉超声检查和静脉造影可辅助诊断深静脉血栓，后者是深静脉血栓诊断的"金标准"。

五、诊断要点

肺栓塞的临床表现多样，有时隐匿，缺乏特异性，确诊需特殊检查。检出肺栓塞的关键是提高诊断意识，对有疑似表现、特别是高危人群中出现疑似表现者，应及时安排相应检查。诊断程序一般包括疑诊、确诊、求因 3 个步骤。

（一）疑诊

如患者出现上述临床症状、体征，特别是存在前述危险因素的病例出现不明原因的呼吸困难、胸痛、晕厥、休克，或伴有单侧或双侧不对称性下肢肿胀、疼痛等，应进行如下检查：动脉血气分析、心电图、胸部 X 线片、超声心动图和血浆 D-二聚体检查。

（二）确诊

在临床表现和初步检查提示肺栓塞的情况下，应安排肺栓塞的确诊检查：放射性核素肺通气/灌注扫描、螺旋 CT 和电子束 CT、磁共振成像和肺动脉造影。

（三）求因

对怀疑肺栓塞的病例，无论其是否有深静脉血栓性成症状，均应进行体检，并行静脉超声、放射性核素或 X 线静脉造影、CT 静脉造影、MRI 静脉造影、肢体阻抗容积图等检查，以帮助明确是否存在深静脉血栓形成及栓子的来源。

六、治疗要点

（一）一般处理

对患者进行严密监护，监测呼吸、心率、血压、静脉压、心电图及动脉血气的变化；卧床休息，保持大便通畅，避免用力，以防血栓脱落；可适当使用镇静、止痛、镇咳等相应的对症治疗。

（二）呼吸循环支持治疗

纠正低氧血症。出现心功能不全但血压正常者，可使用多巴酚丁胺和多巴胺；若出现血压下降，可增大剂量或使用其他血管升压药物，如去甲肾上腺素等。

（三）抗凝治疗

可防止血栓的发展和再发。主要抗凝剂有肝素、华法林。

（四）溶栓治疗

可迅速溶解血栓、恢复肺组织的血液灌注，降低肺动脉压、改善右心室功能。常用的溶栓药物有尿激酶、链激酶和阿替普酶。

七、护理问题

（一）气体交换受损

与肺通气、换气功能障碍有关。

（二）疼痛

与肺栓塞有关。

（三）低效型呼吸形态

与肺的顺应性降低、气道阻力增加不能维持自主呼吸有关。

（四）焦虑/恐惧

与担心疾病预后有关。

（五）睡眠形态紊乱

与呼吸困难、咳嗽、咯血等有关。

（六）活动无耐力

与日常活动供氧不足、疲乏有关。

（七）体液不足

与痰液排出、出汗增加、摄入减少有关。

（八）营养失调

低于机体需要量与食欲下降、摄入不足、消耗增加有关。

（九）有皮肤完整性受损的危险

与长期卧床有关。

八、护理措施

（一）病情观察

评估患者的呼吸频率、节律和深度，呼吸困难程度，呼吸音的变化，患者意识状态、瞳孔、皮肤温度及颜色，询问患者胸闷、憋气、胸部疼痛等症状有无改善。严密监测患者的呼吸、血压、心率、血氧饱和度、心律失常的变化情况，如有异常，及时通知医师。昏迷患者应评估瞳孔、肌张力、腱反射及病理反射。观察痰液的量、颜色及性状，及时了解尿常规、血电解质检查结果。准确记录 24 小时出入量。

（二）抢救配合

急性肺栓塞属临床急症，抢救不及时可危及患者生命。应加强患者病情的观察和血流动力学的监测，严密观察心率、心律、血氧饱和度、血压、呼吸的变化，备好抢救物品和药品，如发现患者出现剧烈胸痛、呼吸困难、咯血、面色苍白、血压下降等，立即通知医师并协助抢救。

（三）一般护理

1. 环境

提供安静、舒适、整洁的休息环境，限制探视，减少交叉感染。保持室温在 20～22 ℃和相对湿度 60%～70%；没有层流装置的病室，应注意经常通风换气，每天通风 3 次。装有层流装置的病室，应保持层流装置的有效。

2. 体位

急性肺栓塞患者应绝对卧床休息、肢体制动。若肺栓塞的位置已经确定，应取健侧卧位。床上活动时应避免突然坐起、转身及改变体位，禁止搬动患者，防止栓子脱落。下肢静脉血栓者应抬高患肢，并高于肺平面 20～30 cm，密切观察患肢的皮肤有无发绀、肿胀、发冷、麻木等感觉障碍，发现异常及时通知医师给予处理，严禁挤压、热敷、按摩患肢，防止血栓脱落。

3. 饮食护理

指导患者进食富含维生素、高蛋白、粗纤维、易消化的饮食，多饮水，保持大便通畅，避免便秘、咳嗽等，以免增加腹腔压力，影响下肢静脉血液回流。做好口腔护理，以增进食欲。

4. 吸氧

及早给予氧气吸入，遵医嘱合理氧疗。采用鼻导管或鼻塞给氧，必要时面罩吸氧。氧流量控制在 4～6 L/min。注意及时根据血氧饱和度指数或血气分析结果来调整氧流量。必要时行机械通气。

5. 疼痛护理

教会患者自我放松的技巧，如缓慢深呼吸、全身肌肉放松、听音乐、看书报等，以分散注意力，减轻疼痛。剧烈疼痛时，遵医嘱给予药物止痛，如吗啡、哌替啶、可待因等，及时评价止痛效果并观察可能出现的不良反应。

6. 心理护理

胸闷、胸痛、呼吸困难，易给患者带来紧张、恐惧的情绪，甚至造成濒死感。尽量帮助患者适应环境，向患者讲解治疗的目的、要求、方法，减少其焦虑和恐惧心理。采取心理暗示和现身说教，帮助患者树立信心，使其积极配合治疗。情绪过于激动可诱发栓子脱落，应指导患者保持情绪稳定。启动家庭支持系统，帮助患者树立治疗的信心。

（四）溶栓及抗凝的护理

（1）使用抗凝药时，应严格掌握药物的剂量、用法及速度，认真核对，严密观察用药后的反应，发现异常及时通知医师，调整剂量。

（2）进行溶栓、抗凝治疗期间，最主要的并发症是出血，因此应严密观察患者有无出血倾向。注意观察患者皮肤、黏膜、牙龈及穿刺部位有无出血，有无咯血、呕血、便血等现象。观察患者的意识状态、神志的变化，发现患者出现头痛、呕吐症状，要及时报告医师并给予处理，谨防颅内出血的发生。溶栓治疗期间应准备好各种抢救物品。

（3）用药期间应监测凝血时间及凝血酶原时间，避免各种侵入性的操作。指导患者预防出血的方法，如选用质软的牙刷，防止碰伤、抓伤，勿挖鼻、用力咳嗽、排便等。

第五节 ▌ 急性呼吸窘迫综合征

急性呼吸窘迫综合征（acute respiratory distress syndrome, ARDS）是指严重感染、创伤、休克等非心源性疾病过程中，肺毛细血管内皮细胞和肺泡上皮细胞损伤造成弥漫性肺间质及肺泡水肿，导致的急性低氧性呼吸功能不全或衰竭，属于急性肺损伤（acute lung injury，ALI）的严重阶段。以肺容积减少、肺顺应性降低、严重的通气/血流比例失调为病理生理特征。临床上表现为进行性低氧血症和呼吸窘迫，肺部影像学表现为非均一性的渗出性病变。本病起病急、进展快、死亡率高。

ALI 和 ARDS 是同一疾病过程中的两个不同阶段，ALI 代表早期和病情相对较轻的阶段，而 ARDS 代表后期病情较为严重的阶段。发生 ARDS 时患者必然经历过 ALI，但并非所有的 ALI 都会发展为 ARDS。引起 ALI 和 ARDS 的原因和危险因素很多，根据肺部直接和间接损伤对危险因素进行分类，可分为肺内因素和肺外因素。肺内因素是指致病因素对肺的直接损伤，包括以下几方面因素：①化学性因素，如吸入毒气和烟尘、胃内容物及氧中毒等。②物理性因素，如肺挫伤、放射性损伤等。③生物性因素，如重症肺炎。肺外因素是指致病因素通过神经体液因素间接引起肺损伤，包括严重休克、感染中毒症、严重非胸部创伤、大面积烧伤、大量输血、急性胰腺炎、药物或麻醉品中毒等。ALI 和 ARDS 的发生机制非常复杂，目前尚不完全清楚。多数学者认为，ALI 和 ARDS 是由多种炎性细胞、细胞因子和炎性介质共同参与引起的广泛肺毛细血管急性炎症性损伤过程。

一、临床特点

ARDS 的临床表现可以有很大差别，取决于潜在疾病和受累器官的数目及类型。

（一）症状、体征

（1）发病迅速：ARDS多发病迅速，通常在发病因素作用（如严重创伤、休克、败血症、误吸）后12～48小时发病，偶尔有长达5天者。

（2）呼吸窘迫：是ARDS最常见的症状，主要表现为气急和呼吸频率增快，呼吸频率大多在25～50次/分。其严重程度与基础呼吸频率和肺损伤的严重程度有关。

（3）咳嗽、咳痰、烦躁和神志变化：ARDS可有不同程度的咳嗽、咳痰，可咳出典型的血水样痰，可出现烦躁、神志恍惚。

（4）发绀：是未经治疗ARDS的常见体征。

（5）ARDS患者也常出现呼吸类型的改变，主要为呼吸浅快或潮气量的变化。病变越严重，这一改变越明显，甚至伴有吸气时鼻翼翕动及三凹征。在早期自主呼吸能力强时，常表现为深快呼吸，当呼吸肌疲劳后，则表现为浅快呼吸。

（6）早期可无异常体征，或仅有少许湿啰音；后期多有水泡音，也可出现管状呼吸音。

（二）影像学表现

1. 胸部X线片检查

早期病变以间质性为主，胸部X线片常无明显异常或仅见血管纹理增多，边缘模糊，双肺散在分布的小斑片状阴影。随着病情进展，上述的斑片状阴影进一步扩展，融合成大片状，或两肺均匀一致增加的毛玻璃样改变，伴有支气管充气征，心脏边缘不清或消失，称为"白肺"。

2. 胸部CT检查

与胸部X线片检查相比，胸部CT检查尤其是高分辨CT检查可更为清晰地显示出肺部病变分布、范围和形态，为早期诊断提供帮助。由于肺毛细血管膜通透性一致性增高，引起血管内液体渗出，两肺斑片状阴影呈现重力依赖性现象，还可出现变换体位后的重力依赖性变化。在 CT 中上表现为病变分布不均匀：①非重力依赖区（仰卧时主要在前胸部）正常或接近正常。②前部和中间区域呈毛玻璃样阴影。③重力依赖区呈现实变影。这些均提示肺实质的实变出现在受重力影响最明显的区域。无肺泡毛细血管膜损伤时，两肺斑片状阴影均匀分布，既不出现重力依赖现象，也无变换体位后的重力依赖性变化。这一特点有助于与感染性疾病鉴别。

（三）实验室检查

1. 动脉血气分析

$PaO_2<8.0$ kPa（60 mmHg），有进行性下降趋势，在早期 $PaCO_2$ 多不升高，甚至可因过度通气而低于正常；早期多为单纯呼吸性碱中毒；随病情进展可合并代谢性酸中毒，晚期可出现呼吸性酸中毒。氧合指数较动脉氧分压更能反映吸氧时呼吸功能的障碍，而且与肺内分流量有良好的相关性，计算简便。氧合指数参照范围为 $53.2\sim66.5$ kPa（$400\sim500$ mmHg），在 ALI 时 $\leqslant40.0$ kPa（300 mmHg），ARDS 时 $\leqslant26.7$ kPa（200 mmHg）。

2. 血流动力学监测

通过漂浮导管，可同时测定并计算肺动脉压、肺动脉楔压等，不仅对诊断、鉴别诊断有价值，而且对机械通气治疗也为重要的监测指标。肺动脉楔压一般 <1.6 kPa（12 mmHg），若 >2.4 kPa（18 mmHg），则支持左心衰竭的诊断。

3. 肺功能检查

ARDS 发生后呼吸力学发生明显改变，包括肺顺应性降低和气道阻力增高，肺无效腔/潮气量是不断增加的，肺无效腔/潮气量增加是早期 ARDS 的一种特征。

二、诊断及鉴别诊断

中华医学会呼吸病学分会制定的诊断标准如下。

（1）有 ALI 和/或 ARDS 的高危因素。

（2）急性起病、呼吸频数和/或呼吸窘迫。

（3）低氧血症：ALI 时氧合指数≤40.0 kPa（300 mmHg）；ARDS 时氧合指数≤26.7 kPa（200 mmHg）。

（4）胸部 X 线检查显示两肺浸润阴影。

（5）肺动脉楔压≤2.4 kPa（18 mmHg）或临床上能除外心源性肺水肿。

符合以上 5 项条件者，可以诊断 ALI 或 ARDS。必须指出，ARDS 的诊断标准并不具有特异性，诊断时必须排除大片肺不张、自发性气胸、重症肺炎、急性肺栓塞和心源性肺水肿（表 1-1）。

表 1-1　ARDS 与心源性肺水肿的鉴别

类别	ARDS	心源性肺水肿
特点	高渗透性	高静水压
病史	创伤、感染等	心脏疾病
双肺浸润阴影	＋	＋
重力依赖性分布现象	＋	＋
发热	＋	可能
白细胞计数增多	＋	可能
胸腔积液	－	＋
吸纯氧后分流	较高	可较高
肺动脉楔压	正常	高
肺泡液体蛋白	高	低

三、急诊处理

ARDS 是呼吸系统的急症，必须在严密监护下进行合理治疗。治疗目标是改善肺的氧合功能、纠正缺氧、维护脏器功能和防治并发症。治疗措施如下。

（一）氧疗

应采取一切有效措施尽快提高 PaO_2，纠正缺氧。可给予高浓度吸氧，使 $PaO_2 \geqslant 8.0\ kPa$（60 mmHg）或 $SaO_2 \geqslant 90\%$。轻症患者可使用面罩给氧，但多数患者需采用机械通气。

（二）去除病因

病因治疗在 ARDS 的防治中占有重要地位，主要是针对基础疾病。感染是 ALI 和 ARDS 常见原因，也是首位高危因素，而 ALI 和 ARDS 又易并发感染。如果 ARDS 的基础疾病是脓毒症，除了清除感染灶外，还应选择敏感抗生素，同时收集痰液或血液标本分离培养病原菌和进行药物敏感试验，指导下一步抗生素的选择。一旦建立人工气道并进行机械通气，即应给予广谱抗生素，以预防呼吸道感染。

（三）机械通气

机械通气是最重要的支持手段。如果没有机械通气，许多 ARDS 患者会因呼吸衰竭在数小时至数天内死亡。机械通气的指征目前尚无统一标准，多数学者认为一旦诊断为 ARDS，就应进行机械通气。在 ALI 阶段可试用无创正压通气，使用无创机械通气治疗时应严密监测患者的生命体征及治疗反应。神志不清、休克、气道自洁能力障碍的 ALI 和 ARDS 患者不宜应用无创机械通气。如无创机械通气治疗无效或病情继续加重，应尽快建立人工气道，行有创机械通气。

为了防止肺泡萎陷，保持肺泡开放，改善氧合功能，避免机械通气所致的肺损伤，目前常采用肺保护性通气策略，主要措施包括以下两方面。

1. 呼气末正压

适当加用呼气末正压可使呼气末肺泡内压增大，肺泡保持开放状态，从而达到防止肺泡萎陷，减轻肺泡水肿，改善氧合功能和提高肺顺应性的目的。应用呼气末正压应首先保证有效循环血容量足够，以免因胸内正压增加而降低心排血量，而减少实际的组织氧运输；呼气末正压先从低水平 0.29～0.49 kPa（3～5 cmH₂O）开始，逐渐增加，直到 $PaO_2 > 8.0$ kPa（60 mmHg）、$SaO_2 > 90\%$ 时的呼气末正压水平，一般呼气末正压水平为 0.49～1.76 kPa（5～18 cmH₂O）。

2. 小潮气量通气和允许性高碳酸血症

ARDS 患者采用小潮气量（6～8 mL/kg）通气，使吸气平台压控制在 2.94～34.3 kPa（30～35 cmH₂O）以下，可有效防止因肺泡过度充气而引起的肺损伤。为保证小潮气量通气的进行，可允许一定程度的 CO_2 潴留［$PaCO_2$ 一般不宜高于 13.3 kPa（100 mmHg）］和呼吸性酸中毒（pH7.25～7.30）。

（四）控制液体入量

在维持血压稳定的前提下，适当限制液体入量，配合利尿药，使出入量保持轻度负平衡（每天 500 mL 左右），使肺脏处于相对"干燥"状态，有利于肺水肿的消除。液体管理的目标是在最低（0.7～1.1 kPa 或 5～8 mmHg）的肺动脉楔压下维持足够的心排血量及氧运输量。在早期可给予高渗晶体液，一般不推荐使用胶体液。存在低蛋白血症的 ARDS 患者，可通过补充清蛋白等胶体溶液和应用利尿药，有助于实现液体负平衡，并改善氧合。若限液后血压偏低，可使用多巴胺和多巴酚丁胺等血管活性药物。

（五）加强营养支持

营养支持的目的不但在于纠正现有的患者的营养不良，还应预防患者营养不良的恶化。营养支持可经胃肠道或胃肠外途径实施。如有可能应尽早经胃肠补充部分营养，不但可以减少补液量，而且可获得经胃肠营养的有益效果。

（六）加强护理、防治并发症

有条件时应在重症监护病房中动态监测患者的呼吸、心律、血压、尿量及动脉血气分析等，及时纠正酸碱失衡和电解质紊乱。注意预防呼吸机相关性肺炎的发生，尽量缩短病程和机械通气时间，加强物理治疗，包括体位、翻身、拍背、排痰和气道湿化等。积极防治应激性溃疡和多器官功能障碍综合征。

（七）其他治疗

糖皮质激素、肺泡表面活性物质替代治疗、吸入一氧化氮在ALI 和 ARDS 的治疗中可能有一定价值，但疗效尚不肯定。不推荐常规应用糖皮质激素预防和治疗 ARDS。糖皮质激素既不能预防 ARDS 的发生，对早期 ARDS 也没有治疗作用。ARDS 发病＞14 天应用糖皮质激素会明显增加死亡率。感染性休克并发ARDS 的患者，如合并肾上腺皮质功能不全，可考虑应用替代剂量的糖皮质激素。肺表面活性物质有助于改善氧合，但是还不能将其作为 ARDS 的常规治疗手段。

四、急救护理

在救治 ARDS 过程中，精心护理是抢救成功的重要环节。护士应做到及早发现病情，迅速协助医师采取有力的抢救措施。密切观察患者生命体征，做好各项记录，准确完成各种治疗，备齐抢救器械和药品，防止机械通气和气管切开的并发症。

（一）护理目标

（1）及早发现 ARDS 的迹象，及早有效地协助抢救。维持生命体征稳定，挽救患者生命。

（2）做好人工气道的管理，维持患者最佳气体交换，改善低氧血症，减少机械通气并发症。

（3）采取俯卧位通气护理，缓解肺部压迫，改善心脏的灌注。

（4）积极预防感染等各种并发症，提高救治成功率。

（5）加强基础护理，增加患者舒适感。

（6）减轻患者心理不适，使其合作、平静。

（二）护理措施

（1）及早发现病情变化，ARDS 通常在疾病或严重损伤的最初 24～48 小时后发生。首先出现呼吸困难，通常呼吸浅快。吸气时可存在肋间隙和胸骨上窝凹陷。皮肤可出现发绀和斑纹，吸氧不能使之改善。

护士发现上述情况要高度警惕，及时报告医师，进行动脉血气和胸部 X 线等相关检查。一旦诊断考虑 ARDS，立即积极治疗。若没有机械通气的相应措施，应尽早转至有条件的医院。患者转运过程中应有专职医师和护士陪同，并准备必要的抢救设备，氧气必不可少。若有指征行机械通气治疗，可以先行气管插管后转运。

（2）迅速连接监测仪，密切监护心率、心律、血压等生命体征，尤其是呼吸的频率、节律、深度及血氧饱和度等。观察患者意识、发绀、末梢温度等情况。注意有无呕血、黑便等消化道出血的表现。

（3）氧疗和机械通气的护理：治疗 ARDS 最紧迫的问题在于纠正顽固性低氧、改善呼吸困难，为治疗基础疾病赢得时间。需要对患者实施氧疗甚至机械通气。

严密监测患者呼吸情况及缺氧症状。若单纯面罩吸氧不能维持满意的血氧饱和度，应予以辅助通气。首先可尝试采用经面罩持续气道正压吸氧等无创通气，但大多需要机械通气吸入氧气。遵医嘱给予高浓度氧气吸入或使用呼气末正压通气（positive end expiratory pressure，PEEP）并根据动脉血气分析值的变化调节氧浓度。

使用 PEEP 时应严密观察，防止患者出现气压伤。PEEP 是在呼气终末时给予气道以一恒定正压使之不能回复到大气压的水平。可以增加肺泡内压和功能残气量改善氧合，防止呼气使肺泡萎陷，增加气体分布和交换，减少肺内分流，从而提高 PaO_2。由于 PEEP 使胸腔内压升高，静脉回流受阻，致心搏减少、血压下降，严重者可引起循环衰竭。另外，正压过高，肺泡过度膨胀、破裂有导致气胸的危险。所以在监护过程中，注意 PEEP 观察有无心率增快、突然胸痛、呼吸困难加重等相关症状，发现异常立即调节 PEEP 压力并报告医师处理。

帮助患者采取有利于呼吸的体位，如端坐位或高枕卧位。

人工气道的管理有以下几方面：①妥善固定气管插管，观察气道是否通畅，定时对比听诊双肺呼吸音。经口插管者要固定好牙垫，防止阻塞气道。每班检查并记录导管刻度，观察有无脱出或误入一侧主支气管。套管固定松紧适宜，以能放入一指为准。②气囊充气适量。充气过少易产生漏气，充气过多可压迫气管黏膜导致气管食管瘘，可以采用最小漏气技术，用来减少并发症发生。用 10 mL 注射器将气体缓慢注入，直至在喉及气管部位听不到漏气声，每次向外抽出气体 0.25～0.50 mL，至吸气压力到达峰值时出现少量漏气为止，再注入 0.25～0.50 mL 气体，此时气囊容积为最小封闭容积，气囊压力为最小封闭压力，记录注气量。观察呼吸机上气道峰压是否下降及患者能否发音说话，长期机械通气患者要观察气囊有无破损、漏气现象。③保持气道通畅。严格无菌操作，按需适时吸痰。过多反复抽吸会刺激黏膜，使分泌物增加。先吸气道再吸口、鼻腔，吸痰前给予充分气道湿化、翻身叩背、吸纯氧 3 分钟，吸痰管最大外径不超过气管导管内径的 1/2，迅速插吸痰管至气管插管，感到阻力后撤回吸痰管 1～2 cm，打开负压边后退边旋转吸痰管，吸痰时间不应超过 15 秒。吸痰后密切观察痰液的颜色、性状、量及患者心率、心律、血压和血氧饱和度的变化，一旦出现心律失常和呼吸窘迫，立即停止吸痰，给予吸氧。④用加温湿化器对吸入气体进行湿化，根据病情需要加入盐酸氨溴索、异丙托溴铵等，每天 3 次雾化吸入。湿化满意标准为痰液稀薄、无泡沫、不附壁能顺利吸出。

使用呼吸机过程中注意电源插头要牢固，不要与其他仪器共用一个插座；机器外部要保持清洁，上端不可放置液体；开机使用期间定时倒掉管道及集水瓶内的积水，集水瓶安装要牢固；定时检查管道是否漏气、有无打折、压缩机工作是否正常。

（4）维持有效循环，维持出入液量轻度负平衡。循环支持治疗的目的是恢复和提供充分的全身灌注，保证组织的灌流和氧供，促进受损组织的恢复。在能保持酸碱平衡和肾功能前提下达到最低水平的血管内容量。①护士应迅速帮助完成该治疗目标。选择大血管，建立2个以上的静脉通道，正确补液，改善循环血容量不足。②严格记录出入量、每小时尿量。出入量管理的目标是在保证血容量、血压稳定前提下，24小时出量大于入量500～1000 mL，利于肺内水肿液的消退。充分补充血容量后，护士遵医嘱给予利尿药，消除肺水肿。观察患者对治疗的反应。

（5）俯卧位通气护理：由仰卧位改变为俯卧位，可使75%ARDS患者的氧合改善。可能与血流重新分布，改善背侧肺泡的通气，使部分萎陷肺泡再膨胀达到"开放肺"的效果有关。随着通气/血流比例的改善进而改善了氧合。但存在血流动力学不稳定、颅内压增高、脊柱外伤、急性出血、骨科手术、近期腹部手术、妊娠等禁忌实施俯卧位。①患者发病24～36小时后取俯卧位，翻身前给予纯氧吸入3分钟。预留足够的管路长度，注意防止气管插管过度牵拉致脱出。②为减少特殊体位给患者带来的不适，用软枕垫高头部15°～30°，嘱患者双手放在枕上，并在髋、膝、踝部放软枕，每1～2小时更换1次软枕的位置，每4小时更换1次体位，同时考虑患者的耐受程度。③注意血压变化，因俯卧位时支撑物放置不当，可使腹压增加，下腔静脉回流受阻而引起低血压，必要时在翻身前提高吸氧浓度。④注意安全、防坠床。

（6）预防感染的护理：①注意严格无菌操作，每天更换气管插管切口敷料，保持局部清洁干燥，预防或消除继发感染。②加强口腔及皮肤护理，以防护理不当而加重呼吸道感染及发生压疮。③密切观察体温变化，注意呼吸道分泌物的情况。

（7）心理护理，减轻恐惧，增加心理舒适度：①评估患者的焦虑程度，指导患者学会自我调整心理状态，调控不良情绪。主动向患者介绍环境，解释治疗原则，解释机械通气、监测及呼吸机的报警系统，尽量消除患者的紧张感。②耐心向患者解释病情，对患者提出的问题要给予明确、有效和积极的信息，消除心理紧张和顾虑。③护理患者时保持冷静和耐心，表现出自信和镇静。④如果患者由于呼吸困难或人工通气不能讲话，可提供纸笔或以手势与患者交流。⑤加强巡视，了解患者的需要，帮助患者解决问题。⑥帮助并指导患者及家属应用松弛疗法、按摩等。

（8）营养护理：ARDS 患者处于高代谢状态，应及时补充热量和高蛋白、高脂肪营养物质。能量的摄取既应满足代谢的需要，又应避免糖类的摄取过多，蛋白摄取量一般为每天 1.2～1.5 g/kg。

尽早采用肠内营养，协助患者取半卧位，充盈气囊，证实胃管在胃内后，用加温器和输液泵匀速泵入营养液。若有肠鸣音消失或胃潴留，暂停鼻饲，给予胃肠减压。一般留置 5～7 天拔除，更换到对侧鼻孔，以减少鼻窦炎的发生。

（三）健康指导

在疾病的不同阶段，根据患者的文化程度做好有关知识的宣传和教育，让患者了解病情的变化过程。

（1）舒适安静的环境以利于患者休息，指导患者正确卧位休息，讲解由仰卧位改变为俯卧位的意义，尽可能减少特殊体位给患者带来的不适。

（2）向患者解释咳嗽、咳痰的重要性，指导患者掌握有效咳痰的方法，鼓励并协助患者咳嗽，排痰。

（3）指导患者自己观察病情变化，如有不适及时通知医护人员。

（4）嘱患者严格按医嘱用药，按时服药，不要随意增减药物剂量及种类。服药过程中，需密切观察患者用药后反应，以指导用药剂量。

（5）出院指导指导患者出院后仍以休息为主，活动量要循序渐进，注意劳逸结合。此外，患者病后生活方式的改变需要家人的积极配合和支持，应指导患者家属给患者创造一个良好的身心休养环境。出院后1个月内来院复查1～2次，出现情况随时来院复查。

第六节　急性阑尾炎

急性阑尾炎是外科最常见的急腹症之一，多发生于青年人，男性发病率高于女性。

一、病因、病理

（一）病因

1. 阑尾管腔梗阻

阑尾管腔梗阻是引起急性阑尾炎最常见的病因。阑尾管腔细长，开口较小，容易被食物残渣、粪石、蛔虫等阻塞而引起管腔梗阻。

2. 细菌入侵

阑尾内存有大量大肠埃希菌和厌氧菌，当阑尾管腔阻塞后，细菌繁殖并产生毒素，损伤黏膜上皮，细菌经溃疡面侵入阑尾引起感染。

3. 胃肠道疾病的影响

急性肠炎、血吸虫病等可直接蔓延至阑尾或引起阑尾管壁肌肉痉挛，使管壁血运障碍而致炎症。

（二）病理

根据急性阑尾炎发病过程的病理解剖学变化，可分为急性单纯性阑尾炎、急性化脓性阑尾炎、坏疽性及穿孔性阑尾炎、阑尾周围脓肿四种病理类型。

急性阑尾炎的转归取决于机体的抵抗力和治疗是否及时，可有炎症消退、炎症局限化、炎症扩散三种转归。

二、临床表现

（一）症状

1. 腹痛

典型症状是转移性右下腹痛。因初期炎症仅限于阑尾黏膜或黏膜下层，由内脏神经反射引起上腹或脐部周围疼痛，范围较弥散。当炎症波及浆膜层和壁腹膜时，刺激躯体神经，疼痛固定于右下腹。单纯性阑尾炎的腹痛程度较轻，化脓性及坏疽性阑尾炎的腹痛程度较重。当阑尾穿孔时，因阑尾管腔内的压力骤减，腹痛可减轻，但随着腹膜炎的出现，腹痛可继续加重。

2. 胃肠道症状

早期可有轻度恶心、呕吐，部分患者可发生腹泻或便秘。盆腔阑尾炎时，炎症刺激直肠和膀胱，引起里急后重和排尿痛。

3. 全身症状

早期有乏力、头痛，炎症发展时，可出现脉快、发热等，体温多在 38 ℃内。坏疽性阑尾炎时，出现寒战、体温明显升高。若发生门静脉炎，可出现寒战、高热和轻度黄疸。

（二）体征

1. 右下腹固定压痛

右下腹固定压痛是急性阑尾炎最重要的体征。腹部压痛点常位于麦氏点。

2. 反跳痛和腹肌紧张

提示阑尾已化脓、坏死或即将穿孔。

三、辅助检查

（一）腰大肌试验

若为阳性，提示阑尾位于盲肠后位贴近腰大肌。

（二）结肠充气试验

若为阳性，表示阑尾已有急性炎症。

（三）闭孔内肌试验

若为阳性，提示阑尾位置靠近闭孔内肌。

（四）直肠指诊

直肠右前方有触痛者，提示盆腔位置阑尾炎。若触及痛性肿块，提示盆腔脓肿。

四、治疗原则

急性阑尾炎诊断明确后应尽早行阑尾切除术。部分急性单纯性阑尾炎，可经非手术治疗而获得痊愈；阑尾周围脓肿，先行非手术治疗，待肿块缩小局限、体温正常，3个月后再行阑尾切除术。

五、护理诊断／问题

（一）疼痛

与阑尾炎症、手术创伤有关。

（二）体温过高

与化脓性感染有关。

（三）潜在并发症

急性腹膜炎、感染性休克、腹腔脓肿、门静脉炎。

（四）潜在术后并发症

腹腔出血、切口感染、腹腔脓肿、粘连性肠梗阻。

六、护理措施

（一）非手术治疗的护理

（1）取半卧位。

（2）饮食和输液：流质饮食或禁食，禁食期间做好静脉输液的护理。

（3）控制感染：应用抗生素。

（4）严密观察病情：观察患者的生命体征、精神状态、腹部症状和体征、白细胞计数及中性粒细胞比例的变化。

（二）术后护理

1. 体位

血压平稳后取半卧位。

2. 饮食

术后 1~2 天胃肠蠕动恢复、肛门排气后可进流食，如无不适可改半流食，术后 3~4 天可进软质普食。

3. 早期活动

轻症患者术后当天麻醉反应消失后，即可下床活动，以促进肠蠕动的恢复，防止肠粘连的发生。重症患者应在床上多翻身、活动四肢，待病情稳定后，及早下床活动。

4. 并发症的观察和护理。

（1）腹腔内出血：常发生在术后 24 小时内，表现为腹痛、腹胀、面色苍白、脉搏细速、血压下降等内出血表现或腹腔引流管有血性液引出。应嘱患者立即平卧，快速静脉输液、输血，并做好紧急手术止血的准备。

（2）切口感染：是术后最常见的并发症，表现为术后 2~3 天体温升高，切口胀痛、红肿、压痛等。可给予抗生素、理疗等，如已化脓应拆线引流脓液。

（3）腹腔脓肿：多见于化脓性或坏疽性阑尾炎术后。表现为术后5～7天体温升高或下降后又升高，有腹痛、腹胀、腹部压痛、腹肌紧张或腹部包块，常发生于盆腔、膈下、肠间隙等处，可出现直肠膀胱刺激症状及全身中毒症状。

（4）粘连性肠梗阻：常为不完全性肠梗阻，以非手术治疗为主，完全性肠梗阻者应手术治疗。

（5）粪瘘：少见；一般经非手术治疗后粪瘘可自行闭合。

七、特殊类型阑尾炎

（一）小儿急性阑尾炎

小儿大网膜发育不全，难以包裹发炎的阑尾。其临床特点如下：①病情发展快且重，早期出现高热、呕吐等胃肠道症状。②右下腹体征不明显。③小儿阑尾管壁薄，极易发生穿孔，并发症发生率和死亡率较高。

（二）妊娠期急性阑尾炎

较常见，发病多在妊娠前6个月。其临床特点如下：①妊娠期盲肠和阑尾被增大的子宫推压上移，压痛点也随之上移。②腹膜刺激征不明显。③大网膜不易包裹炎症的阑尾，炎症易扩散。④炎症刺激子宫收缩，易引起流产或早产，威胁母子安全。

（三）老年人急性阑尾炎

老年人对疼痛反应迟钝，防御功能减退，其临床特点如下：①主诉不强烈，体征不典型，易延误诊断和治疗。②阑尾动脉多硬化，易致阑尾缺血坏死或穿孔。③常伴有心血管病、糖尿病等，病情复杂且严重。

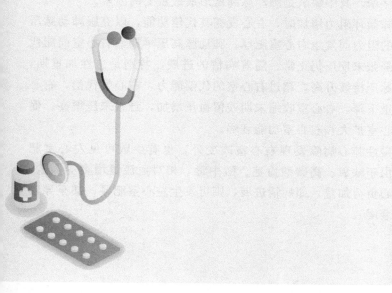

第二章

心内科护理

第一节 ▌ 慢性肺源性心脏病

一、疾病概述

（一）概念

慢性肺源性心脏病，简称慢性肺心病，是由肺组织、肺血管或胸廓的慢性病变引起肺组织结构和/或功能异常，产生肺血管阻力增加，肺动脉压力增高，使右心室扩张和/或肥厚，伴或不伴右心衰竭的心脏病，并排除先天性心脏病和左心病变引起者。

（二）相关病理生理

由于肺功能和结构的不可逆性改变，发生反复的气道感染和低氧血症，导致一系列体液因子和肺血管的变化，使肺血管阻力增加，肺动脉血管的结构重塑，产生肺动脉高压。肺血管阻力增加的功能性因素：缺氧、高碳酸血症和呼吸性酸中毒使肺血管收缩、痉挛，其中缺氧是肺动脉高压形成最重要的因素。

肺循环阻力增加时，右心发挥其代偿功能，以克服肺动脉压升高的阻力而发生右心室肥厚。肺动脉高压早期，右心室尚能代偿，舒张末期压仍正常。随着病情的进展，特别是急性加重期，肺动脉压持续升高，超过右心室的代偿能力，右心失代偿，右心排血量下降，右心室收缩末期残留血量增加，舒张末压增高，促使右心室扩大和右心室功能衰竭。

慢性肺心病除发现右心室改变外，也有少数可见左心室肥厚。由于缺氧、高碳酸血症、酸中毒、相对血流量增多等因素，使左心负荷加重。如病情进展，则可发生左心室肥厚，甚至导致左心衰竭。

（三）慢性肺源性心脏病的病因与诱因

1. 病因

（1）支气管、肺疾病：以慢性阻塞性肺疾病（COPD）最为多见，占 80%～90%，其次为支气管哮喘、支气管扩张、重症肺结核、肺尘埃沉着症、结节病、间质性肺炎、过敏性肺泡炎、嗜酸性肉芽肿、药物相关性肺疾病等。

（2）胸廓运动障碍性疾病：较少见，严重的脊椎后凸或侧凸、脊椎结核、类风湿关节炎、胸膜广泛粘连及胸廓成形术后造成的严重胸廓或脊椎畸形，以及神经肌肉疾病如脊髓灰质炎，均可引起胸廓活动受限、肺受压、支气管扭曲或变形，导致肺功能受损。气道引流不畅，肺部反复感染，并发肺气肿或纤维化。

（3）肺血管疾病：慢性血栓栓塞性肺动脉高压、肺小动脉炎、累及肺动脉的过敏性肉芽肿病，以及原因不明的原发性肺动脉高压，均可引起肺血管阻力增加、肺动脉高压和右心室负荷加重，发展成慢性肺心病。

（4）其他：原发性肺泡通气不足及先天性口咽畸形、睡眠呼吸暂停低通气综合征等均可产生低氧血症，引起肺血管收缩，导致肺动脉高压，发展成慢性肺心病。

2. 诱因

呼吸道感染，各种变应原、有害气体、粉尘吸入等。

（四）临床表现

本病发展缓慢，临床上除原有肺、胸疾病的各种症状和体征外，主要是逐步出现肺、心力衰竭及其他器官损害的征象。按其功能的代偿期与失代偿期进行分述。

1. 肺、心功能代偿期

（1）症状：咳嗽、咳痰、气促，活动后可有心悸、呼吸困难、乏力和劳动耐力下降。急性感染可使上述症状加重。少有胸痛或咯血。

(2) 体征：可有不同程度的发绀和肺气肿体征。偶有干、湿啰音，心音遥远，P2＞A2，三尖瓣区可出现收缩期杂音或剑突下心脏搏动增强，提示有右心室肥厚。部分患者因肺气肿使胸膜腔内压升高，阻碍腔静脉回流，可有颈静脉充盈。此期肝界下移是膈下降所致。

2. 肺、心功能失代偿期

(1) 呼吸衰竭：①症状有呼吸困难加重，夜间为甚，常有头痛、失眠、食欲下降，但白天嗜睡，甚至出现表情淡漠、神志恍惚、谵妄等肺性脑病的表现；②体征有明显发绀，球结膜充血、水肿，严重时可有视网膜血管扩张、视盘水肿等颅内压升高的表现。腱反射减弱或消失，出现病理反射。因高碳酸血症可出现周围血管扩张的表现，如皮肤潮红、多汗。

(2) 右心衰竭：①症状有气促更明显，心悸、食欲缺乏、腹胀、恶心等；②体征有发绀更明显，颈静脉曲张，心率增快，可出现心律失常，剑突下可闻及收缩期杂音，甚至出现舒张期杂音。肝大且有压痛，肝颈静脉回流征阳性，下肢水肿，重者可有腹水。少数患者可出现肺水肿及全心衰竭的体征。

3. 并发症

(1) 肺性脑病。

(2) 酸碱失衡及电解质紊乱：可发生各种不同类型的酸碱失衡及电解质紊乱。

(3) 心律失常：多表现为房性期前收缩及阵发性室上性心动过速，其中以紊乱性房性心动过速最具特征性。

(4) 休克：慢性肺心病休克并不多见，一旦发生，预后不良。发生原因有严重感染、失血（多由上消化道出血所致）和严重心力衰竭或心律失常。

(5) 弥散性血管内凝血。

（五）辅助检查

1. X 线检查

除肺、胸基础疾病及急性肺部感染的特征外，尚有肺动脉高压症，右心室增大皆为诊断慢性肺心病的主要依据。个别患者心力衰竭控制后可见心影有所缩小。

2. 心电图检查

主要表现有右心室肥大改变。

3. 超声心动图检查

通过测定右心室流出道，右心室内径、右心室前壁的厚度、右心室内径比值、右肺动脉内径或肺动脉干及右心房增大等指标，可诊断慢性肺心病。

4. 血气分析

慢性肺心病肺功能失代偿期可出现低氧血症或合并高碳酸血症，当 $PaO_2 < 8.0$ kPa（60 mmHg）、$PaCO_2 > 6.7$ kPa（50 mmHg）时，表示有呼吸衰竭。

5. 血液检查

红细胞及血红蛋白可升高。全血黏度及血浆黏度可增加，红细胞电泳时间常延长；合并感染时白细胞总数增高，中性粒细胞增加。部分患者血清学检查可有肾功能或肝功能改变；血清钾、钠、氯、钙、镁均可有变化。

6. 其他

肺功能检查对早期或缓解期慢性肺心病患者有意义。痰细菌学检查对急性加重期慢性肺心病可以指导抗生素的选用。

（六）主要治疗原则

积极控制感染；通畅呼吸道，改善呼吸功能；纠正缺氧和二氧化碳潴留；控制呼吸和心力衰竭；以治肺为主，治心为辅；积极处理并发症。

（七）急性加重期的药物治疗

1. 控制感染

参考痰菌培养及药物敏感试验选择抗生素。在还没有培养结果前，根据感染的环境及痰涂片革兰氏染色选用抗生素。社区获得性感染以革兰氏阳性菌占多数，医院感染则以革兰氏阴性菌为主，或选用二者兼顾的抗生素。常用的有青霉素类、氨基糖苷类、喹诺酮类及头孢菌素类抗感染药物，必须注意可能继发真菌感染。

2. 控制心力衰竭

慢性肺心病心力衰竭的治疗与其他心脏病心力衰竭的治疗有其不同之处，因为慢性肺心病患者一般在积极控制感染、改善呼吸功能后心力衰竭便能得到改善，患者尿量增多，水肿消退，不需加用利尿药。但对治疗无效的重症患者，可适当选用利尿药、正性肌力药或扩血管药物。

（1）利尿药：原则上宜选用作用轻的利尿药，小剂量使用。应用利尿药后可出现低钾、低氯性碱中毒，痰液黏稠不易排痰和血液浓缩，应注意预防。

（2）正性肌力药：慢性肺心病患者由于慢性缺氧及感染，对洋地黄类药物的耐受性很低，疗效较差，且易发生心律失常。正性肌力药的剂量宜小，一般约为常规剂量的1/2或2/3，同时选用作用快、排泄快的洋地黄类药物，用药前应注意纠正缺氧，防治低钾血症，以免发生药物毒性反应。

（3）血管扩张药：钙通道阻滞剂、一氧化氮（NO）、川芎嗪等有一定的降低肺动脉压效果。

3. 控制心律失常

一般经过治疗慢性肺心病的感染、缺氧后，心律失常可自行消失。如果持续存在可根据心律失常的类型选用药物。

4. 抗凝治疗

应用普通肝素或低分子量肝素防止肺微小动脉原位血栓形成。

二、护理评估

（一）一般评估

（1）生命体征（T、P、R、BP）：急性加重期合并肺部感染患者体温可升高；心率加快或有心律不齐；呼吸频率常达每分钟30～40次；脉压增大，或持续低血压提示患者可能并发休克、消化道出血或弥散性血管内凝血。

（2）评估患者神志，有无白天嗜睡，甚至出现表情淡漠、神志恍惚、谵妄等肺性脑病的表现。

（3）评估咳嗽、咳痰、呼吸困难、发绀等，观察痰的量及性状。

（4）评估患者的营养状况，皮肤和黏膜，查看水肿部位及程度。

（二）身体评估

1. 视诊

面部颜色、口唇有无发绀、有无球结膜充血、水肿、皮肤潮红、多汗（二氧化碳潴留、高碳酸血症的体征）；颈静脉充盈情况，有无颈静脉曲张（右心衰竭的主要体征）。

2. 触诊

（1）测量腹围：观察有无腹水征象；观察平卧时背部有无水肿出现（心源性水肿的特点先是出现在身体下垂部位）。

（2）肝脏肿大并有压痛，肝颈静脉回流征阳性。

（3）下肢有无凹陷性水肿情况（从踝内侧开始检查，逐渐向上），根据每天下肢水肿的部位记录情况与尿量情况做动态的综合分析，判断水肿是否减轻，心力衰竭治疗是否有效。

3. 叩诊

心界有无扩大。

4. 听诊

肺部常可闻及湿啰音和哮鸣音；心尖部第一心音减弱，肺动脉瓣第二心音亢进；剑突下可闻及收缩期杂音，甚至出现舒张期杂音（结合患者综合考虑）。

（三）心理-社会评估

患者在疾病治疗过程中的心理反应与需求，家庭及社会支持情况，引导患者正确配合疾病的治疗与护理。

（四）辅助检查结果评估

1. 血气分析

$PaO_2 < 8.0$ kPa（60 mmHg），$PaCO_2 > 6.7$ kPa（50 mmHg）时，提示有呼吸衰竭。根据血 pH 情况，有无酸碱失衡，判断是哪一类型的酸碱失衡。

2. 血常规检查

红细胞及血红蛋白可升高，提示全血黏度及血浆黏度可增加；白细胞总数增高，中性粒细胞增加提示合并感染。

3. 电解质

肺心病急性加重期由于呼吸衰竭、心力衰竭可引起各种电解质紊乱。应用利尿剂后，其中低血钾和失盐性低钠综合征最为多见，所以需要结合出入量与生化检查结果综合做动态的分析。

4. 痰细菌学检查

痰细菌学检查可指导抗生素的选用。

（五）肺心病治疗常用药效果的评估

1. 应用强心剂评估要点

用药前后要评估患者血氧分压情况、电解质情况。注意纠正缺氧，防治低钾血症，以免发生药物毒性反应。

2. 应用利尿药评估要点

（1）准确记录患者出入量（尤其是尿量/24 小时），过度脱水引起血液浓缩、痰液黏稠不易排出等不良反应。

（2）血生化检查的结果：长期使用噻嗪类利尿药有可能导致水、电解质紊乱，产生低钠、低氯和低钾血症。

三、主要护理诊断/问题

（一）气体交换受损

与肺血管阻力增高引起肺淤血、肺血管收缩导致肺血流量减少有关。

（二）清理呼吸道无效

与呼吸道感染、痰多黏稠有关。

（三）活动无耐力

与心肺功能减退有关。

（四）体液过多

与心排血量减少、肾血流灌注量减少有关。

（五）潜在并发症

肺性脑病。

四、护理措施

（一）急性期卧床休息

呼吸循环衰竭时应绝对卧床休息，呼吸困难时取半坐卧位或高枕卧位；下肢水肿者应抬高下肢，恢复期适度活动，以能耐受为度。

（二）饮食

进食高热量、高蛋白、丰富维生素、易消化、无刺激的饮食，重者给予半流质或鼻饲饮食，水肿者，宜限制水和钠盐的摄入。

（三）给氧

持续低流量摄氧，使用呼吸机的患者按机械通气护理常规护理。

（四）保持呼吸道通畅

医护人员需指导和鼓励患者进行有效的咳嗽及排痰。

（五）严密观察生命体征、神志等病情变化

患者烦躁不安时，警惕呼吸衰竭，电解质紊乱，未建立人工气道者慎用镇静药，以免诱发和加重肺性脑病。给予床栏，防坠床。

（六）水肿患者的护理

做好皮肤护理，预防皮肤完整性受损。

（七）心血管并发症护理

心力衰竭、呼吸衰竭、消化道出血者分别按其相应护理常规护理。

（八）给予心理疏导和支持

帮助患者克服多疑，敏感，依赖等心理。

（九）健康教育

1. 疾病预防指导

由于慢性肺心病是各种原发肺胸疾病晚期的并发症，应对高危人群宣传教育，劝导戒烟，积极防治慢性阻塞性肺疾病等慢性支气管肺疾病，以降低发病率。指导腹式和缩唇式呼吸训练，改善通气。

2. 疾病知识指导

使患者和家属了解疾病发生、发展过程，减少反复发作的次数。积极防治原发病，避免和防治可能导致病情急性加重的诱因，坚持家庭氧疗等。加强饮食营养，以保证机体康复的需要。病情缓解期应根据肺、心功能及体力情况进行适当的体育锻炼，如散步、练气功、打太极拳、腹式呼吸、缩唇呼吸等，改善呼吸

功能，提高机体免疫功能。

3. 就诊指标

（1）体温升高。

（2）呼吸困难加重。

（3）咳嗽剧烈、咳痰不畅。

（4）尿量减少、水肿明显。

（5）患者神志淡漠、嗜睡、躁动、口唇发绀加重等。

五、护理效果评估

（1）患者神志清楚、情绪稳定。

（2）患者自觉症状好转（咳嗽、咳痰、呼吸困难减轻、发绀好转）。

（3）患者体温正常、心率由快变慢，血压平稳。

（4）患者尿量增加、体重减轻、水肿减轻。

（5）患者血气分析、血常规检查、电解质检查均恢复至缓解期水平。

第二节 ▎ 感染性心内膜炎

感染性心内膜炎为心脏内膜表面的微生物感染，伴赘生物形成。赘生物为大小不等、形状不一的血小板和纤维素团块，内含大量微生物和少量炎性细胞。瓣膜为最常受累部位，但感染也可发生在间隔缺损部位、腱索或心壁内膜。根据病程分为急性和亚急性：①急性感染性心内膜炎的特征为中毒症状明显；病程进展迅速，数天至数周引起瓣膜破坏；感染迁移多见；病原体主要为金黄色葡萄球菌。②亚急性感染性心内膜炎的特征为中毒症状轻；病程数周至数月；感染迁移少见；病原体以草绿色链球菌多见，其次为肠球菌。

感染性心内膜炎又可分为自体瓣膜、人工瓣膜和静脉药瘾者的心内膜炎。

一、自体瓣膜心内膜炎

（一）病因及发病机制

1. 病因

链球菌和葡萄球菌分别占自体心内膜炎病原微生物的 65% 和 25%。急性自体瓣膜心内膜炎主要由金黄色葡萄球菌引起，少数由肺炎球菌、淋球菌、A 族链球菌和流感嗜血杆菌等所致。亚急性自体瓣膜心内膜炎最常见的致病菌是草绿色链球菌，其次为 D 族链球菌，表皮葡萄球菌，其他细菌较少见。

2. 发病机制

（1）亚急性患者至少占 2/3，发病与下列因素有关。

① 血流动力学因素：亚急性者主要发生于器质性心脏病，首先为心脏瓣膜病，尤其是二尖瓣和主动脉瓣；其次为先天性心血管病，如室间隔缺损、动脉导管未闭、法洛四联症和主动脉瓣缩窄。赘生物常位于血流从高压腔经病变瓣口或先天缺损至低压腔产生高速射流和湍流的下游，可能与这些部位的压力下降和内膜灌注减少，有利于微生物沉积和生长有关。高速射流冲击心脏或大血管内膜处致局部损伤易于感染。

② 非细菌性血栓性心内膜炎病变：当心内膜的内皮受损暴露其下结缔组织的胶原纤维时，血小板在该处聚集，形成血小板微血栓和纤维蛋白沉着，成为结节样无菌性赘生物，称非细菌性血栓性心内膜病变，是细菌定居瓣膜表面的重要因素。

③ 短暂性菌血症：各种感染或细菌寄居的皮肤黏膜的创伤常导致暂时性菌血症，循环中的细菌若定居在无菌性赘生物上，即可发生感染性心内膜炎。

④ 细菌感染无菌赘生物：取决于发生菌血症之频度和循环

中细菌的数量、细菌黏附于无菌性赘生物的能力。草绿色链球菌从口腔进入血流的机会频繁，黏附力强，因而成为亚急性感染性心内膜炎的最常见致病菌。

细菌定居后，迅速繁殖，促使血小板进一步聚集和纤维蛋白沉积，感染赘生物增大。当赘生物破裂时，细菌又被释放进入血流。

（2）急性自体瓣膜心内膜炎发病机制尚不清楚，主要累及正常瓣膜，主动脉瓣常受累。病原菌来自皮肤、肌肉、骨骼或肺等部位的活动感染灶。循环中细菌量大，细菌毒力强，具有高度侵袭性和黏附于内膜的能力。

（二）临床表现

1. 症状

从暂时的菌血症至出现症状的时间长短不一，多在 2 周以内。

（1）亚急性感染性心内膜炎起病隐匿，可有全身不适、乏力、食欲缺乏、面色苍白、体重减轻等非特异性症状，头痛、背痛和肌肉关节痛常见。发热是最常见的症状，多呈弛张热型，午后和夜间较高，伴寒战和盗汗。

（2）急性感染性心内膜炎以败血症为主要临床表现。起病急骤，进展迅速，患者出现高热、寒战、呼吸急促，伴有头痛、背痛、胸痛和四肢肌肉关节疼痛，突发心力衰竭者较为常见。

2. 体征

（1）心脏杂音：80%～85%的患者可闻及心脏杂音，杂音性质的改变为本病特征性表现，急性者要比亚急性者更易出现杂音强度和性质的变化，可由基础心脏病和/或心内膜炎导致瓣膜损害所致，如赘生物的生长与破裂、脱落有关。腱索断裂或瓣叶穿孔是迅速出现新杂音的重要因素。

（2）周围体征：多为非特异性，近年来已不多见。①瘀点，可出现于任何部位，以锁骨以上皮肤、口腔黏膜和睑结膜常见；②指和趾甲下线状出血；③Osler 结节，为指和趾垫出现的豌豆大的红或紫色痛性结节，略高出皮肤，亚急性者较常见；④Roth 斑，为视网膜的卵圆性出血斑块，其中心呈白色，亚急性者多见；⑤Janeway 损害，是位于手掌或足底直径 1～4 mm 无压痛出血红斑，急性者常见。

（3）动脉栓塞：多见于病程后期，但约 1/3 的患者是首发症状。赘生物引起动脉栓塞占 20%～40%，栓塞可发生在机体的任何部位。脑、心脏、脾、肾、肠系膜、四肢和肺为临床常见的动脉栓塞部位。脑栓塞可出现神志和精神改变、视野缺损、失语、吞咽困难、瞳孔大小不对称、偏瘫、抽搐或昏迷等表现。肾栓塞常出现腰痛、血尿等，严重者可有肾功能不全。脾栓塞时，患者出现左上腹剧痛，呼吸或体位改变时加重。肺栓塞常发生突然胸痛、气急、发绀、咯血。

（4）其他：贫血，较常见，主要由于感染导致骨髓抑制而引起，多为轻、中度，晚期患者可重度贫血。15%～50%病程超过 6 周的患者可有脾大；部分患者可见杵状指（趾）。

（三）并发症

（1）心脏并发症：心力衰竭为最常见并发症，其次为心肌炎。

（2）动脉栓塞和血管损害多见于病程后期，急性较亚急性者多见，部分患者中也可为首发症状。

① 脑：约 1/3 患者有神经系统受累，表现为脑栓塞、脑细菌性动脉瘤、脑出血（细菌性动脉瘤破裂引起）和弥漫性脑膜炎。患者出现神志和精神改变、失语、视野缺损、轻偏瘫、抽搐或昏迷等表现。

② 肾：大多数患者有肾脏损害，包括肾动脉栓塞和肾梗死、肾小球肾炎和肾脓肿。迁移性脓肿多见于急性患者。肾栓塞常出

现血尿、腰痛等，严重者可有肾功能不全。

③脾：发生脾栓塞，患者出现左上腹剧痛，呼吸或体位改变时加重。

④肺：肺栓塞常出现突然胸闷、气急、胸痛、发绀、咯血等。

⑤动脉：肠系膜动脉损害可出现急腹症症状；肢体动脉损害出现受累肢体变白或发绀、发冷、疼痛、跛行，甚至动脉搏动消失。

⑥其他：可有细菌性动脉瘤，引起细菌性动脉瘤占3%～5%。迁移性脓肿多见于急性期患者。

二、人工瓣膜心内膜炎

发生于人工瓣膜置换术后60天以内者为早期人工瓣膜心内膜炎，60天以后发生者为晚期人工瓣膜心内膜炎。早期者常为急性暴发性起病，约1/2的致病菌为葡萄球菌，表皮葡萄球菌多于金黄色葡萄球菌；其次为革兰氏阴性杆菌和真菌。晚期者以亚急性表现常见，致病菌以链球菌最常见，其次为葡萄球菌。除赘生物形成外，常致人工瓣膜部分破裂、瓣周漏、瓣环周围组织和心肌脓肿，最常累及主动脉瓣。术后发热、出现心杂音、脾大或周围栓塞，血培养同一种细菌阳性结果至少2次，可诊断本病。预后不良，难以治愈。

三、静脉药瘾者心内膜炎

静脉药瘾者心内膜炎多见于年轻男性。致病菌最常来源于皮肤，药物污染所致者较少见，金黄色葡萄球菌为主要致病菌，其次为链球菌、革兰氏阴性杆菌和真菌。大多累及正常心瓣膜，三尖瓣受累占50%以上，其次为主动脉瓣和二尖瓣。急性发病者多见，常伴有迁移性感染灶。亚急性表现多见于有感染性心内膜炎史者。年轻伴右心金黄色葡萄球菌感染者病死率在5%以下，而左心革兰氏阴性杆菌和真菌感染者预后不良。

四、护理

（一）护理目标

患者体温恢复正常，心功能改善，活动耐力增加；营养改善，抵抗力增强；焦虑减轻，未发生并发症或发生后被及时控制。

（二）护理措施

1. 一般护理

（1）休息与活动：急性感染性心内膜炎患者应卧床休息，限制活动，保持环境安静，空气新鲜，减少探视。亚急性者，可适当活动，但应避免剧烈运动及情绪激动。

（2）饮食：给予清淡、高热量、高蛋白、高维生素、低胆固醇、易消化的半流质或软食，补充营养和水分。有心力衰竭者，适当限制钠盐的摄入。注意变换饮食口味，鼓励患者多饮水，做好口腔护理，以增进食欲。

2. 病情观察

（1）观察体温及皮肤黏膜变化：每 4～6 小时测量体温 1 次，准确绘制体温曲线，以反映体温动态变化，判断病情进展及治疗效果。评估患者有无皮肤瘀点、指（趾）甲下线状出血、Osler 结节等皮肤黏膜病损。

（2）栓塞的观察：注意观察脑、肾、肺、脾和肢体动脉等栓塞的表现，脑栓塞出现神志和精神改变、失语、偏瘫或抽搐等；肾栓塞出现腰痛、血尿等；肺栓塞发生突然胸痛、呼吸困难、发绀和咯血等；脾栓塞出现左上腹剧痛；肢体动脉栓塞表现为肢体变白或发绀、皮肤温度降低、动脉搏动减弱或消失等。有变化及时报告医师并协助处理。

3. 发热护理

高热患者应卧床休息，注意病室的温度和湿度适宜。给予冰袋物理降温或温水擦浴等，准确记录体温变化。出汗较多时可在衣服和皮肤之间垫上柔软毛巾，便于潮湿后及时更换，增强舒适感，并防止因频繁更衣而导致患者受凉。保证被服干燥清洁，以增加舒适感。

4. 用药护理

抗微生物药物治疗是最重要的治疗措施。遵医嘱给予抗生素治疗，观察用药效果。坚持大剂量全疗程长时间的抗生素治疗，严格按照时间点用药，以确保维持有效的血药浓度。注意保护静脉，可使用静脉留置针，避免多次穿刺而增加患者的痛苦。注意观察药物的不良反应。

5. 正确采集血培养标本

告诉患者暂时停用抗生素和反复多次采血培养的必要性，以取得患者的理解与配合。本病的菌血症为持续性，无须在体温升高时采血。每次采血量 10～20 mL 作需氧和厌氧菌培养，至少应培养 3 周。

（1）未经治疗的亚急性患者，应在第一天每间隔 1 小时采血 1 次，共 3 次。如次日未见细菌生长，重复采血 3 次后，开始抗生素治疗。

（2）用过抗生素者，停药 2～7 天后采血。

（3）急性患者应在入院后立即安排采血，在 3 小时内每隔 1 小时采血 1 次，共取 3 次血标本后，按医嘱开始治疗。

6. 心理护理

由于发热、感染不易控制，疗程长，甚至出现并发症，患者常出现情绪低落、恐惧心理，应加强与患者的沟通，耐心解释治疗目的与意义，安慰、鼓励患者，给予心理支持，使其积极配合治疗。

7. 健康指导

告诉患者及家属有关本病的知识，坚持足够疗程的抗生素治疗的重要意义。患者在施行口腔手术、泌尿、生殖和消化道的侵入性检查或外科手术治疗前应预防性使用抗生素。嘱患者注意防寒保暖，保持口腔和皮肤清洁，少去公共场所，减少病原体入侵的机会。教会患者自我监测体温变化、有无栓塞表现，定期门诊随访。教育家属应给予患者以生活照顾，精神支持，鼓励患者积极治疗。

（三）护理评价

通过治疗和护理患者体温基本恢复正常，心功能得到改善，提高了活动耐力；营养状况改善，抵抗力增强；焦虑减轻，未发生并发症或发生后得到及时控制。

第三节 ▌ 病毒性心肌炎

病毒性心肌炎是指由嗜心肌性病毒感染所致，以非特异性间质性心肌炎为主要病变的疾病，可呈局限性或弥漫性改变。

一、病因和发病机制

确切的发病机制尚不清楚，可能与病毒感染和自身免疫反应有关。最常见的病毒是柯萨奇 B 组 2～5 型和 A 组 9 型病毒，其次是埃可病毒、腺病毒、流感病毒等。

二、临床表现

半数以上患者在发病前 1～3 周有病毒感染的临床表现，如发热、头痛、全身倦怠感等上呼吸道感染症状，或有恶心、呕吐、腹痛、腹泻等消化道症状。然后出现心血管系统症状，如心悸、气短、胸闷、胸痛等。重症患者可出现心力衰竭、休克、晕厥、阿-斯综合征、猝死等。

三、辅助检查

（一）实验室检查

（1）血常规：白细胞计数轻度升高，血沉加快。

（2）血清心肌酶：急性期肌酸激酶（CK）、肌酸激酶同工酶（CK-MB）、心肌肌钙蛋白 T（cTnT）、心肌肌钙蛋白 I（cTnI）、天门冬酸氨基转移酶（AST）等增高。其中 cTnT、cTnI 的敏感性及特异性最强，并且检测时间窗也最宽（可达 2 周）。

（3）血清病毒中和抗体及血凝抑制抗体升高，＞4 倍或 1 次＞1：640 即为阳性标准。

（4）从患者咽部、粪便、血液标本中可做病毒分离。

（二）心电图检查

各种类型的心律失常、非特异性的 ST-T 改变。

（三）X 线检查

正常或不同程度心脏扩大、心脏搏动减弱，心力衰竭时有肺淤血、肺水肿征。

（四）超声心动图检查

心脏扩大，室壁运动减弱，若伴有心包炎，可见心包积液征、心收缩功能降低。

四、治疗要点

病毒性心肌炎无特效治疗，治疗目的在于减轻心脏负荷，控制心律失常和防治心力衰竭。

（一）休息

休息是治疗急性病毒性心肌炎最重要的措施，急性期应卧床休息，尤其是心脏扩大或心力衰竭者，至少应休息 3 个月，待心界恢复正常或不再缩小，体温正常方可活动。

（二）改善心肌代谢，促进心肌恢复治疗

（1）静脉滴注维生素 C（5～10 g）＋5％葡萄糖（500～1000 mL），每天 1 次，2 周为 1 个疗程。

（2）极化液（ATP、辅酶 A、维生素 C）静脉滴注，加强心肌营养。

（3）辅酶 Q_{10} 每次 10 mg，每天 3 次，口服；曲美他嗪每次 20 mg，每天 3 次，口服。

（三）抗病毒治疗

干扰素（10～30）$\times 10^5$ U，每天 1 次肌内注射，2 周为 1 个疗程；黄芪注射液可能有抗病毒、调节免疫功能，可口服或静脉滴注。

（四）抗生素应用

治疗初期应常规应用青霉素（40～80）$\times 10^5$ U/d 或克林霉素 1.2 g/d，静脉滴注 1 周。

（五）并发症治疗

并发心力衰竭、心律失常者按相应常规治疗。但在急性心肌炎时洋地黄制剂用量宜偏小，因此时易引起洋地黄中毒。

（六）激素应用

病程早期不主张应用糖皮质激素，但在重症患者，如伴难治性心力衰竭或三度房室传导阻滞者可少量、短期内试用。

病毒性心肌炎大多数预后良好，重症者死于心力衰竭，严重心律失常；少数患者转为慢性，或发展为扩张型心肌病。

五、护理措施

（一）病情观察

监测患者脉搏、心律的变化情况，及时发现患者是否发生心力衰竭、严重心律失常等危重情况。

（二）充分休息

对病毒性心肌炎患者来说，休息是减轻心脏负荷的最好方法。症状明显、血清心肌酶增高或出现严重心律失常的患者应卧床 3 个月以上，心脏增大者最好卧床半年至 1 年，待症状、体征、心脏大小、心电图恢复正常后，逐渐增加活动量。

（三）饮食

给予高热量、高蛋白、高维生素、丰富矿物质饮食，增加营养，满足机体消耗并促进心肌细胞恢复。

（四）心理支持

病毒性心肌炎患者中青壮年占一定比例，且在疾病急性期心悸等症状明显，影响患者的日常生活和工作，使患者产生焦急、烦躁等情绪。故应向患者讲明本病的演变过程及预后，使患者安心休养。

第四节　心源性休克

心源性休克是指由于严重的心脏泵功能衰竭或心功能不全导致心排血量减少，各重要器官和周围组织灌注不足而发生的一系列代谢和功能障碍综合征。

一、临床表现

多数心源性休克患者，在出现休克之前有相应心脏病史和原发病的各种表现，如急性肌梗死患者可表现严重心肌缺血症状，心电图可能提示急性冠状动脉供血不足，尤其是广泛前壁心肌梗死；急性心肌炎者则可有相应感染史，并有发热、心悸、气短及全身症状，心电图可有严重心律失常；心脏手术后所致的心源性休克，多发生于手术 1 周内。

心源性休克目前国内外比较一致的诊断标准如下。

（1）收缩压低于 12.0 kPa（90 mmHg）或原有基础血压降低 4.0 kPa（30 mmHg），非原发性高血压患者一般收缩压小于 10.7 kPa（80 mmHg）。

（2）循环血量减少的征象：①尿量减少，常少于 20 mL/h；②神志障碍、意识模糊、嗜睡、昏迷等；③周围血管收缩，伴四肢厥冷、冷汗，皮肤湿凉、脉搏细弱快速、颜面苍白或发绀等末梢循环衰竭征象。

（3）纠正引起低血压和低心排血量的心外因素（低血容量、心律失常、低氧血症、酸中毒等）后，休克依然存在。

二、诊断

（1）有急性心肌梗死、急性心肌炎、原发或继发性心肌病、严重的恶性心律失常、具有心肌毒性的药物中毒、急性心脏压塞及心脏手术等病史。

（2）早期患者烦躁不安、面色苍白，诉口干、出汗，但神志尚清；后逐渐表情淡漠、意识模糊、神志不清直至昏迷。

（3）体检心率逐渐增快，常＞120 次。收缩压＜10.7 kPa（80 mmHg），脉压＜2.7 kPa（20 mmHg），后逐渐降低，严重时血压测不出。脉搏细弱，四肢厥冷，肢端发绀，皮肤出现花斑样改变。心音低纯，严重者呈单音律。尿量＜17 mL/h，甚至无尿。休克晚期出现广泛性皮肤、黏膜及内脏出血，即弥散性血管内凝血的表现，以及多器官衰竭。

（4）血流动力学监测提示心脏指数降低、左心室舒张末压升高等相应的血流动力学异常。

三、检查

（1）血气分析。

（2）弥散性血管内凝血的有关检查。血小板计数及功能检测，出凝血时间，凝血酶原时间，凝血因子Ⅰ，各种凝血因子和纤维蛋白降解产物（FDP）。

（3）必要时做微循环灌注情况检查。

（4）血流动力学监测。

（5）胸部 X 线片、心电图，必要时做动态心电图检查，条件允许时行床旁超声心动图检查。

四、治疗

（一）一般治疗

（1）绝对卧床休息，有效止痛，由急性心肌梗死所致者吗啡 $3\sim5$ mg 或哌替啶 50 mg，静脉注射或皮下注射，同时予地西泮、苯巴比妥（鲁米那）。

（2）建立有效的静脉通道，必要时行深静脉插管。留置导尿管监测尿量。持续心电、血压、血氧饱和度监测。

（3）氧疗：持续吸氧，氧流量一般为 $4\sim6$ L/min，必要时气管插管或气管切开，人工呼吸机辅助呼吸。

（二）补充血容量

首选右旋糖酐-40 $250\sim500$ mL 静脉滴注或 0.9%氯化钠液、平衡液 500 mL 静脉滴注，最好在血流动力学监护下补液，前 20 分钟内快速补液 100 mL，如中心静脉压上升不超过 0.2 kPa（1.5 mmHg），可继续补液直至休克改善，或输液总量达 $500\sim750$ mL。无血流动力学监护条件者可参照以下指标进行判断：诉口渴，外周静脉充盈不良，尿量＜30 mL/h，尿比重＞1.02，中心静脉压＜0.8 kPa（6 mmHg），则表明血容量不足。

（三）血管活性药物的应用

首选多巴胺或与间羟胺（阿拉明）联用，从 $2\sim5$ μg/（kg·min）开始渐增剂量，在此基础上根据血流动力学资料选择血管扩张药。①肺充血而心排血量正常，肺毛细血管楔压＞2.4 kPa（18 mmHg）。而心脏指数＞2.2 L/（min·m²）时，宜选用静脉扩张药，如硝酸甘油15～30 μg/min静脉滴注或泵入，并可适当利药。②心排血量低并且周围灌注不足，但无肺充血，即心脏指数＜2.2 L/（min·m²），肺毛细血管楔压＜2.4 kPa（18 mmHg）而肢端湿冷时，宜选用动脉扩张药，如酚妥拉明100～300 μg/min静脉滴注或泵入，必要时增至1000～2000 μg/min。③心排血量低且有肺充血及外周血管痉挛，即心脏指数＜2.2 L/（min·m²），肺毛细血管楔压＜2.4 kPa（18 mmHg）而肢端湿冷时，宜选用硝普钠，10 μg/min开始，每5分钟增加5～10 μg/min，常用量为40～160 μg/min，也有高达430 μg/min才有效。

（四）正性肌力药物的应用

1. 洋地黄制剂

一般在急性心肌梗死的24小时内，尤其是6小时内应尽量避免使用洋地黄制剂，在经上述处理休克无改善时可酌情使用毛花苷C 0.2～0.4 mg，静脉注射。

2. 拟交感胺类药物

对心排血量低，肺毛细血管嵌顿压不高，体循环阻力正常或低下，合并低血压时选用多巴胺，用量同前；而心排血量低，肺毛细血管嵌顿压高，体循环血管阻力和动脉压在正常范围者，宜选用多巴酚丁胺5～10 μg/（kg·min），也可选用多培沙明0.25～1.0 μg/（kg·min）。

3. 双异吡啶类药物

常用氨力农0.5～2 mg/kg，稀释后静脉注射或静脉滴注，或米力农2～8 mg，静脉滴注。

（五）其他治疗

1. 纠正酸中毒

常用5%碳酸氢钠或摩尔乳酸钠，根据血气分析结果计算补碱量。

2. 激素应用

早期（休克 4～6 小时）可尽早使用糖皮质激素，如地塞米松 10～20 mg 或氢化可的松 100～200 mg，必要时每 4～6 小时重复 1 次，共用 1～3 天，病情改善后迅速停药。

3. 纳洛酮

首剂 0.4～0.8 mg，静脉注射，必要时在 2～4 小时后重复 0.4 mg，继以 1.2 mg 置于 500 mL 液体内静脉滴注。

4. 机械性辅助循环

经上述处理后休克无法纠正者，可考虑主动脉内气囊反搏（IABP）、体外反搏、左心室辅助泵等机械性辅助循环。

5. 原发病治疗

如急性心肌梗死患者应尽早进行再灌注治疗，溶栓失败或有禁忌证者应在 IABP 支持下进行急诊冠状动脉成形术；急性心包压塞者应立即心包穿刺减压；乳头肌断裂或室间隔穿孔者应尽早进行外科修补等。

6. 心肌保护

1,6-二磷酸果糖 5～10 g/d，或磷酸肌酸 2～4 g/d，酌情使用血管紧张素转换酶抑制剂等。

（六）防治并发症

1. 呼吸衰竭

呼吸衰竭包括持续氧疗，必要时呼气末正压给氧，适当应用呼吸兴奋剂，如尼可刹米 0.375 g 或洛贝林（山梗菜碱）3～6 mg 静脉注射；保持呼吸道通畅，定期吸痰，加强抗感染等。

2. 急性肾衰竭

注意纠正水、电解质紊乱及酸碱失衡，及时补充血容量，酌情使用利尿剂如呋塞米 20～40 mg 静脉注射。必要时可进行血液透析、血液滤过或腹膜透析。

3. 保护脑功能

酌情使用脱水药及糖皮质激素，合理使用兴奋药及镇静药，适当补充促进脑细胞代谢药，如脑活素、胞磷胆碱、三磷酸腺苷等。

4. 防治弥散性血管内凝血

休克早期应积极应用右旋糖酐-40、阿司匹林、双嘧达莫等抗血小板及改善微循环药物，有弥散性血管内凝血早期指征时应尽早使用肝素抗凝，首次剂量（3～6）×10^3 U 静脉注射，后续以（0.5～1）×10^3 U/h 静脉滴注，监测凝血时间调整用量，后期适当补充消耗的凝血因子，对有栓塞表现者可酌情使用溶栓药如小剂量尿激酶［（25～30）×10^4 U］或链激酶。

五、护理

（一）急救护理

（1）护理人员熟练掌握常用仪器、抢救器材及药品。

（2）各种抢救用物定点放置，定人保管，定量供应，定时核对，定期消毒，使其保持完好备用状态。

（3）患者一旦发生晕厥，应立即就地抢救并通知医师。

（4）应及时给予吸氧，建立静脉通道。

（5）按医嘱准、稳、快地使用各类药物。

（6）若患者出现心搏骤停，立即进行心、肺、脑复苏。

（二）护理要点

1. 给氧用面罩或鼻导管给氧

面罩要严密，鼻导管吸氧时，导管插入要适宜，调节氧流量4～6 L/min，每天更换鼻导管一次，以保持导管通畅。如发生急性肺水肿时，立即给患者端坐位，两腿下垂，以减少静脉回流，同时加用30％乙醇吸氧，降低肺泡表面张力，特别是患者咳大量粉红色泡沫样痰时，应及时用吸引器吸引，保持呼吸道通畅，以免发生窒息。

2. 建立静脉输液通道

迅速建立静脉通道。护士应建立 1～2 条静脉通道。在输液时，输液速度应控制，应当根据心率、血压等情况，随时调整输液速度，特别是当液体内有血管活性药物时，更应注意输液通畅，避免管道滑脱、输液外渗。

3. 尿量观察

单位时间内尿量的观察，对休克病情变化及治疗是十分敏感和有意义的指标。如果患者 6 小时无尿或每小时为 20～30 mL，说明肾小球滤过量不足，如无肾实质变说明血容量不足。相反，每小时尿量大于 30 mL，表示微循环功能良好，肾血灌注好，是休克缓解的可靠指标。如果血压回升，而尿量仍很少，考虑发生急性肾衰竭，应及时处理。

4. 血压、脉搏、末梢循环的观察

血压变化直接标志着休克的病情变化及预后，因此，在发病几小时内应严密观察血压，15～30 分钟一次，待病情稳定后 1～2 小时观察一次。若收缩压下降到 10.7 kPa（80 mmHg）以下，脉压小于 2.7 kPa（20 mmHg）或患者原有高血压，血压的数值较原血压下降 2.7～4.0 kPa（20～30 mmHg），要立即通知医师迅速给予处理。

脉搏的快慢取决于心率，其节律是否整齐，也与心搏节律有关，脉搏强弱与心肌收缩力及排血量有关。所以休克时脉搏在某种程度上反映心功能，同时，临床上脉搏的变化，往往早于血压变化。

心源性休克由于心排血量减少，末梢循环灌注量减少，血流留滞，末梢发生发绀，尤其以口唇、黏膜及甲床最明显，四肢也因血运障碍而冰冷，皮肤潮湿。这时，即使血压不低，也应按休克处理。当休克逐步好转时，末梢循环得到改善，发绀减轻，四肢转温。所以末梢的变化也是休克病情变化的一个标志。

5. 心电监护的护理

患者入院后立即建立心电监护，通过心电监护可及时发现致命的室速或室颤。当患者入院后一般监测 24～48 小时，有条件者可至休克缓解或心律失常纠正。常用标准Ⅱ导进行监测，必要时描记心电记录。在监测过程中，要严密观察心律、心率的变化，对于频发室性期前收缩（每分钟 5 个以上）、多源性室性期前收缩，室性期前收缩呈二联律、三联律，室性心动过速，R-on-T、R-on-P（室性期前收缩落在前一个 P 波或 T 波上）立即报告医师，积极配合抢救，准备各种抗心律失常药，随时做好除颤和起搏的准备，分秒必争，以挽救患者的生命。

此外，还必须做好患者的保温工作，防止呼吸道并发症和预防压疮等方面的基础护理工作。

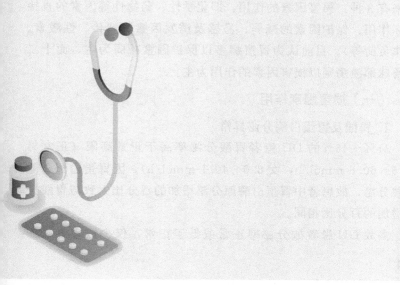

第三章

消化内科护理

第一节 ▌ 消化性溃疡

消化性溃疡是一种常见的胃肠道疾病，简称溃疡病，通常指发生在胃或十二指肠球部的溃疡，并分别称为胃溃疡或十二指肠溃疡。事实上，本病可以发生在与酸性胃液相接触的其他胃肠道部位，包括食管下端、胃肠吻合术后的吻合口及其附近的肠袢，以及含有异位胃黏膜的 Meckel 憩室。

消化性溃疡是一组常见病、多发病，人群中患病率为 5%～10%，严重危害人们的健康。本病可见于任何年龄，以 20～50 岁为多，占 80%，10 岁以下或 60 岁以上者较少。胃溃疡（GU）常见于中年和老年人，男性多于女性，二者之比约为 3：1。十二指肠球部溃疡（DU）多于胃溃疡，患病率是胃溃疡的 5 倍。

一、病因及发病机制

消化性溃疡病因和发病机制尚不十分明确，学说甚多，归纳起来有 3 种：损害因素的作用，即化学性、药物性等因素的直接破坏作用；保护因素的减弱；易感及诱发因素（遗传、性激素、工作负荷等）。目前认为胃溃疡多以保护因素减弱为主，而十二指肠球部溃疡则以损害因素的作用为主。

（一）损害因素作用

1. 胃酸及胃蛋白酶分泌异常

31%～46% 的 DU 患者胃酸分泌率高于正常高限（正常男 11.6～60.6 mmol/h，女 8.0～40.1 mmol/h）。因胃蛋白酶原随胃酸分泌，故患者中胃蛋白酶原分泌增加的百分比大致与胃酸分泌增加的百分比相同。

多数 GU 患者酸分泌率正常或低于正常，仅少数患者（如卓-艾综合征）酸分泌率高于正常。虽然如此，并不能排除胃酸及胃蛋白酶是某些 GU 的病因。通常认为在胃酸分泌高的溃疡患者中，胃酸和胃蛋白酶是导致发病的重要因素。

基础胃酸分泌增加可由下列因素所致：①胃泌素分泌增加（卓-艾综合征等）。②乙酰胆碱刺激增加（迷走神经功能亢进）。③组织胺刺激增加（系统性肥大细胞病或嗜碱性粒细胞白血病）。

2. 药物性因素

阿司匹林、糖皮质激素、非甾体抗炎药等可直接破坏胃黏膜屏障，被认为与消化性溃疡的发病有关。

3. 胆汁及胰液反流

胆酸、溶血卵磷脂及胰酶是引起一些消化性溃疡的致病因素，尤其见于某些 GU。这些 GU 患者幽门括约肌功能不全，胆汁和/或胰酶反流入胃造成胃炎，继发 GU。

胆汁及胰液损伤胃黏膜的机制可能是改变覆盖上皮细胞表面的黏液，损伤胃黏膜屏障，使黏膜更易受胃酸和胃蛋白酶的损害。

（二）保护因素减弱

1. 黏膜防护异常

胃黏膜屏障由黏膜上皮细胞顶端的一层脂蛋白膜所组成，使黏膜免受胃内容损伤或在损伤后迅速地修复。黏液的分泌减少或结构异常均能使凝胶层黏液抵抗力减弱。胃黏膜血流减少导致细胞损伤与溃疡。胃黏膜缺血是严重内、外科疾病患者发生急性胃黏膜损伤的直接原因。胃小弯处易发溃疡可能与其侧支血管较少有关。黏膜碳酸氢盐和前列腺素分泌减少也可使黏膜防御功能降低。

2. 胃肠道激素

胃肠道黏膜与胰腺的内分泌细胞分泌多种肽类和胺类胃肠道激素（胰泌素、胆囊收缩素、血管活性肠肽、高血糖素、肠抑胃肽、生长抑素、前列腺素等）。它们具有一定的生理作用，主要参与食物消化过程，调节胃酸/胃蛋白酶分泌，并能营养和保护胃肠黏膜，一旦这些激素分泌和调节失衡，即易产生溃疡。

（三）易感及诱发因素

1. 遗传倾向

消化性溃疡有相当高的家族发病率。曾有报告 20％～50％的患者有家族史，而一般人群的发病率仅为 5％～10％。许多临床调查研究表明，DU 患者的血型以"O"型多见，消化性溃疡伴并发症者也以"O"型多见，这与 50％DU 患者和 40％GU 患者不分泌 AB 血型物质有关。DU 与 GU 的遗传易感基因不同。提示 GU 与 DU 是两种不同的疾病。GU 患者的子女患 GU 风险为一般人群的 3 倍，而 DU 患者的子女的风险则并不比一般人群高。曾有报道 62％的儿童 DU 患者有家族史。消化性溃疡的遗传因素还直接表现为某些少见的遗传综合征。

2. 性腺激素因素

国内报道消化性溃疡的男女比（3.9～8.5）∶1，这种差异被认为与性激素作用有关。女性激素对消化道黏膜具有保护作用。生育期妇女罹患消化性溃疡明显少于绝经期后妇女，妊娠期妇女的发病率也明显低于非妊娠期。现认为女性性激素，特别是孕酮，能阻止溃疡病的发生。

3. 心理-社会因素

研究认为，消化性溃疡属于心理生理疾病的范畴，特别是DU 与心理-社会因素的关系尤为密切。与溃疡病的发生有关的心理-社会因素主要有以下几方面。

（1）长期的精神紧张：不良的工作环境和劳动条件，长期的脑力活动造成的精神疲劳，加之睡眠不足，缺乏应有的休息和调节导致精神过度紧张。

（2）强烈的精神刺激：重大的生活事件，生活情景的突然改变，社会环境的变迁，如丧偶、离婚、自然灾害、战争动乱等造成的心理应激。

（3）不良的情绪反应：指不协调的人际关系，工作生活中的挫折，无所依靠而产生的心理上的"失落感"和愤怒、抑郁、忧虑、沮丧等不良情绪。消化系统是情绪反应的敏感器官系统，所以这些心理-社会因素就会在其他一些内外致病因素的综合作用下，促使溃疡病的发生。

4. 个性和行为方式

个性特点和行为方式与本病的发生也有一定关系，它既可作为本病的发病基础，又可改变疾病的过程，影响疾病的转归。溃疡病患者的个性和行为方式有以下几个特点。

（1）竞争性强，雄心勃勃。有的人在事业上虽取得了一定成就，但其精神生活往往过于紧张，即使在休息时，也不能取得良好的精神松弛。

（2）独立和依赖之间的矛盾，生活中希望独立，但行动上又不愿吃苦，因循守旧、被动、顺从、缺乏创造性、依赖性强，因而引起心理冲突。

（3）情绪不稳定，遇到刺激，内心情感反应强烈，易产生挫折感。

（4）惯于自我克制。情绪虽易波动，但往往喜怒不形于色，即使在愤怒时，也常常是"怒而不发"，情绪反应被阻抑，导致更为强烈的自主神经系统功能紊乱。

（5）其他，性格内向、孤僻、过分关注自己、不好交往、自负、焦虑、易抑郁、事无巨细等。

5. 吸烟

吸烟与溃疡发病是否有关，尚不明确。但流行病学研究发现溃疡患者中吸烟比例较对照组高；吸烟量与溃疡病流行率呈正相关；吸烟者死于溃疡病者比不吸烟者多；吸烟者的 DU 较不吸烟者难愈合；吸烟者的 DU 复发率比不吸烟者高。吸烟与 GU 的发病关系则不清楚。

6. 乙醇及咖啡饮料

两者都能刺激胃酸分泌，但缺乏引起胃十二指肠溃疡的确定依据。

二、症状和体征

（一）疼痛

溃疡疼痛的确切机制尚不明确。较早曾提出胃酸刺激是溃疡疼痛的直接原因。因溃疡疼痛发生于进餐后一段时期，此时胃内胃酸浓度达到最高水平。然而，以酸灌注溃疡病患者不能诱发疼痛；"酸理论"也不能解释十二指肠溃疡疼痛。由于溃疡痛与胃内压力的升高同步，故胃壁肌紧张度增高与十二指肠球部痉挛均被认为是溃疡痛的原因。溃疡周围水肿与炎症区域的肌痉挛，或溃疡基底部与胃酸接触可引起持续烧灼样痛。给溃疡病患者服用安慰剂，发现其具有与抗酸剂同样的缓解疼痛疗效，进食在有些患者反而会加重疼痛，因此溃疡疼痛的另一种机制可能与胃、十二指肠运动功能异常有关。

1. 疼痛的性质与强度

溃疡痛常为绞痛、针刺样痛、烧灼样痛和钻痛，也可仅为烧灼样感或类似饥饿性胃收缩感以致难与饥饿感相区别。疼痛的程度因人而异，多数呈钝痛，可忍受，无须立即停止工作。老年人感觉迟钝，疼痛往往较轻。少数则剧痛，需使用止痛剂才可缓解。约10%的患者在病程中不觉疼痛，直至出现并发症时才被诊断，故被称为无痛性溃疡。

2. 疼痛的部位和放射

无并发症的 GU 的疼痛部位常在剑突下或上腹中线偏左；DU 多在剑突下偏右，范围较局限。疼痛常不放射。一旦发生穿透性溃疡或溃疡穿孔，则疼痛向背部、腹部其他部位，甚至向肩部放射。有报道在一些吸烟的溃疡病患者，疼痛可向左下胸放射，类似心绞痛，称为胃心综合征。患者戒烟和溃疡治愈后，左下胸痛即消失。

3. 疼痛的节律性

消化性溃疡病中一项最特别的表现是疼痛的出现与消失呈节律性，这与胃的充盈和排空有关。疼痛常与进食有明显关系。GU 疼痛多在餐后 0.5～2 小时出现，至下餐前消失，即有"进食→疼痛→舒适"的规律。DU 疼痛多在餐后 3～4 小时出现，进食后可缓解，即有"进食→舒适→疼痛"的规律。疼痛还可出现在晚间睡前或半夜痛醒，称为夜间痛。

4. 疼痛的周期性

消化性溃疡的疼痛发作可延续数天或数周后自行缓解，称为溃疡痛小周期。每逢深秋至冬春季节交替时疼痛发作，构成溃疡痛的大周期。溃疡病病程的周期性原因不明，可能与机体全身反应，特别是神经系统兴奋性的改变有关，也与气候变化和饮食失调有关。一般饮食不当，情绪波动，气候突变等可加重疼痛；进食、饮牛奶、休息、局部热敷、服制酸药物可缓解疼痛。

（二）胃肠道症状

1. 恶心、呕吐

溃疡病的呕吐为胃性呕吐，属反射性呕吐。呕吐前常有恶心且与进食有关，但恶心与呕吐并非单纯性胃十二指肠溃疡的症状。消化性溃疡患者发生呕吐很可能伴有胃潴留或与幽门附近溃疡刺激有关。刺激性呕吐于进食后迅速发生，患者在呕吐大量胃内容物后感觉轻松。幽门梗阻胃潴留所致呕吐很可能发生于清晨，呕吐物中含有隔宿的食物，并带有酸馊气味。

2. 嗳气与胃灼热

（1）嗳气可见于溃疡病患者，此症状无特殊意义。多见于年轻的 DU 患者，可伴有幽门痉挛。

（2）胃灼热（也称烧心）是位于心窝部或剑突后的发热感，见于60%～80%溃疡病患者，患者多有高酸分泌。可在消化性溃疡发病之前多年发生。胃灼热与溃疡痛相似，有在饥饿时与夜间发生的特点，且同样具有节律性与周期性。胃灼热发病机制仍有争论，目前多认为是由于反流的酸性胃内容物刺激下段食管的黏膜引起。

3. 其他消化系统症状

消化性溃疡患者食欲一般无明显改变，少数有食欲亢进。由于疼痛常与进食有关，往往不敢多食。有些患者因长期疼痛或并发慢性胃十二指肠炎，胃分泌与运动功能减退，导致食欲减退，这较多见于慢性GU。有些DU患者有周期性唾液分泌增多，可能与迷走神经功能亢进有关。

痉挛性便秘是消化性溃疡常见症状之一，但其原因与溃疡病无关，而与迷走神经功能亢进，严重偏食使纤维食物摄取过少及药物（铝盐、铋盐、钙盐、抗胆碱能药）的不良反应有关。

（三）全身性症状

除胃肠道症状外，患者可有自主神经功能紊乱的症状，如缓脉、多汗等。久病更易出现焦虑、抑郁和失眠等精神症状。疼痛剧烈影响进食者可有消瘦及贫血。

三、并发症

约1/3的消化性溃疡患者病程中出现出血、穿孔或梗阻等并发症。

（一）出血

出血是消化性溃疡最常见的并发症，见于15%～20%的DU和10%～15%GU患者。它标志着溃疡病变处于高度活动期。发生出血的可能性与病期长短无关，1/4～1/3患者发生出血时无溃疡病史。出血多见于寒冷季节。

出血是溃疡腐蚀血管所致。急性出血最常见现象为黑便和呕血。仅 50～75 mL 的少量出血即可表现为黑便。GU 者大量出血时有呕血伴黑便。DU 则多为黑便，量多时反流入胃也可表现为呕血。如大量血流快速通过胃肠道，粪色则为暗红或酱色。大量出血导致急性循环血量下降，出现体位性心动过速、血压脉压减小和直立性低血压，严重者发生休克。

（二）穿孔

溃疡严重，穿破浆膜层可致：十二指肠内容物经过溃疡穿孔进入腹膜腔即游离穿孔；溃疡侵蚀穿透胃、十二指肠壁，但被胰、肝、脾等实质器官所封闭而不形成游离穿孔；溃疡扩展至空腔脏器如胆总管、胰管、胆囊或肠腔形成瘘管。

6%～11% 的 DU 和 2%～5% 的 GU 患者发生游离穿孔，甚至以游离穿孔为起病方式。老年男性及服用非甾体抗炎药者较易发生游离穿孔。十二指肠前壁溃疡容易穿孔，偶有十二指肠后壁溃疡穿孔至小网膜囊引起背痛而非弥漫性腹膜炎症。GU 穿孔多位于小弯处。

游离穿孔的特点为突然出现、发展很快，有持续的剧烈疼痛。痛始于上腹部，很快发展为全腹痛，活动可加剧，患者多取仰卧不动的体位。腹部触诊压痛明显，腹肌广泛板样强直。由于体液向腹膜腔内渗出，常有血压降低、心率加快、血液浓缩及白细胞计数增高，而少有发热。16% 患者血清淀粉酶轻度升高。75% 患者的直立位胸腹部 X 线可见游离气体。经鼻胃管注入400～500 mL 空气或碘造影剂后摄片，更易发现穿孔。

有时，游离穿孔的临床表现可不典型：如穿孔很快闭合，腹腔细菌污染很轻，临床症状可很快自动改善；老年或有神经精神障碍者，腹痛及腹部体征不明显，仅表现为原因不明的休克；体液缓慢渗漏入腹膜腔而集积于右结肠旁沟，临床表现似急性阑尾炎。

溃疡穿孔至胰腺者通常有难治性溃疡疼痛。十二指肠后壁穿透者血清淀粉酶及脂酶水平可升高。偶尔穿孔可引起瘘管，如十二指肠穿孔至胆总管瘘管，胃溃疡穿通至结肠或十二指肠瘘管。

穿孔死亡率为 5%～15%，而靠近贲门的高位胃溃疡的死亡率更高。

（三）幽门梗阻

约 5%DU 和幽门溃疡患者出现幽门梗阻。梗阻由水肿、平滑肌痉挛、纤维化或诸种因素合并所致，梗阻多为溃疡病后期表现。消化性溃疡并发梗阻的死亡率为 7%～26%。

由于梗阻使胃排空延缓，患者常出现恶心、呕吐、上腹部饱满、胀气、食欲减退、早饱、畏食和体重明显下降。上腹痛经呕吐后可暂时缓解。呕吐多在进食后 1 小时或更长时间后出现，吐出量大，为不含胆汁的未消化食物，此种症状可持续数周至数月。体格检查可见血容量不足征象（低血压、心动过速、皮肤黏膜干燥），上腹部蠕动波及胃部振水音。

实验室检查常有血液浓缩、肾前性氮质血症等血容量不足征象及呕吐引起的低钾低氯代谢性碱中毒。若体重丧失明显，可出现低蛋白血症。

（四）癌变

少数 GU 发生癌变。凡 45 岁以上患者，内科积极治疗无效者及营养状态差、贫血、粪便隐血试验持续阳性者均应做钡餐、纤维胃镜检查及活组织病理检查，以尽早发现癌变。

四、检查

（一）血清胃泌素含量

放免法检测胃泌素可检出卓-艾综合征及其他高胃酸分泌性消化性溃疡。未服过大剂量的抗酸药、H_2 受体拮抗药或质子泵抑制剂等药者，如空腹血清胃泌素水平＞200 pg/mL，应测定胃酸分泌量，以明确是否由于恶性贫血、萎缩性胃炎、胃癌或迷走神经切除等因素胃泌素反馈性增高。血清胃泌素含量及基础酸排量均增加仅见于少数疾病。测定静脉注射胰泌素后的血清胃泌素浓度，有助于确诊诊断不明的卓-艾综合征。

（二）胃酸分泌试验方法

胃酸分泌试验方法是在透视下将胃管置入胃内，管端位于胃窦，以吸引器吸取胃液，测定每次吸取的胃液量及酸浓度。健康人胃酸分泌量见表 3-1。GU 的酸排量与正常人相似，而 DU 则空腹和夜间均维持较高水平。胃酸分泌幅度在正常人和消化性溃疡患者之间重叠，GU 与 DU 之间也有重叠，故胃酸分泌检查对溃疡病的定性诊断意义不大。对缺乏胃酸的溃疡病，应疑有癌变；胃酸很高，基础酸排量和最高酸排量明显增高，则提示胃泌素瘤可能。

（三）X 线钡餐检查

X 线钡餐检查是确定诊断的有效方法，尤其对临床表现不典型者。消化性溃疡在 X 线征象上出现形态和功能的改变，即直接征象与间接征象。由钡剂充填溃疡形成龛影为直接征象，是最可靠的诊断依据。溃疡病周围组织的炎性病变与局部痉挛产生钡餐检查时的局部压痛或激惹现象及溃疡愈合形成瘢痕收缩使局部变形均属于间接征象。

表 3-1 健康男女性正常胃酸分泌的高限及低限值

性别	基础 / (mmol/h)	最高 / (mmol/h)	最大 / (mmol/h)	基础/最大 / (mmol/h)
男性（N = 172）高限值	10.5	60.6	47.7	0.31
男性（N = 172）低限值	0	11.6	9.3	0
女性（N = 76）高限值	5.6	40.1	31.2	0.29
女性（N = 76）低限值	0	8.0	5.6	0

（四）纤维胃镜检查

胃镜检查对消化性溃疡的诊断和鉴别诊断有很大价值。该检查可以发现 X 线所难以发现的浅小溃疡，确切地判断溃疡的部位、数目、大小、深浅、形态及病期（活动期、愈合期、瘢痕期），对随访溃疡的过程和判定治疗的效果有价值。胃镜检查还可在直视下作胃黏膜活组织检查等，故对溃疡良性、恶性的鉴别价值较大。

（五）粪便隐血试验

溃疡活动期，溃疡面有微量出血，粪隐血试验大都阳性，治疗 1～2 周后多转为阴性。如持续阳性，则疑有癌变。

（六）幽门螺杆菌（Hp）感染检查

近来 Hp 在消化性溃疡发病中的重要作用备受重视。我国人群中 Hp 感染率为 40%～60%。Hp 在 GU 和 DU 中的检出率更是分别为 70%～80% 和 90%～100%。诊断 Hp 方法有多种：①直接从活检胃黏膜中细菌培养、组织涂片或切片染色查 Hp。②用尿素酶试验、^{14}C 尿素呼吸试验、胃液尿素氮检测等方法测定胃内尿素酶活性。③血清学查抗 Hp 抗体。④聚合酶链式反应技术查 Hp。

五、护理

（一）护理观察

1. 腹痛

观察腹痛的部位、性质、强度，有无放射痛，与进食、服药的关系，腹痛有无周期性。

2. 呕吐

观察呕吐物性质、气味、量、颜色、呕吐次数及与进食关系，注意有无因呕吐而致脱水和低钾、低钠血症及低氯性碱中毒。

3. 呕血和黑粪

观察呕血、便血的量、次数和性质。注意出血前有无恶心、呕吐、上腹不适、血中是否混有食物，以便与咯血相区别。半数以上溃疡出血者有 38.5 ℃以下的低热，持续时间与出血时间一致，可作为出血活动的一个标志，故应每天多次测体温。

4. 穿孔

由于老年人常有其他慢性疾病，穿孔时腹痛、腹肌紧张不明显，可无显著压痛和反跳痛，常易误诊，死亡率高，应予密切观察生命体征和腹部情况。

5. 幽门梗阻观察以下情况可了解胃潴留程度

餐后 4 小时后胃液量（正常＜300 mL），禁食 12 小时后胃液量（正常＜200 mL），空腹胃注入 750 mL 生理盐水 30 分钟后胃液量（正常＜400 mL）。

6. 其他

注意观察有无影响溃疡愈合的焦虑和忧郁、饮食不节、熬夜、过度劳累、服药不正规，服用阿司匹林和肾上腺皮质激素、吸烟等。

（二）常规护理

1. 休息

消化性溃疡属于典型的身心疾病，心理-社会因素对发病起着重要作用。因此，规律的生活和劳逸结合的工作安排，无论在本病的发作期或缓解期都十分重要。休息是消化性溃疡基本和重要的护理。休息包括精神休息和躯体休息。病情轻者可边工作边治疗，较重者应卧床数天至 2 周，继之休息 1～2 个月。平卧休息时胆汁反流明显减少，对胃溃疡患者有利。另外应保证充足的睡眠，服用适量镇静剂。

2. 戒烟、酒及其他嗜好

吸烟者消化性溃疡的发病率较不吸烟者多。吸烟可使溃疡恶化或延迟溃疡愈合。吸烟会削弱十二指肠液中和胃酸的能力，还能引起十二指肠液反流入胃。患者戒烟后溃疡症状明显改善。有研究认为就 DU 患者而言，戒烟比服西咪替丁更重要。

乙醇能损坏胃黏膜屏障引起胃炎而加重症状，延迟愈合。此外，还能减弱胰泌素对胰外分泌腺分泌水和碳酸氢根的作用，降低胰液中和胃酸的能力。临床观察也显示消化性溃疡患者停止饮酒后症状减轻，故应劝患者戒酒。

咖啡等物质能刺激胃酸与胃蛋白酶分泌，还可使胃黏膜充血，加剧溃疡病症状。故应不饮或少饮咖啡、可口可乐、茶、啤酒等。

3. 饮食

饮食护理是消化性溃疡病治疗的重要组成部分。饮食护理的目的是减轻机械性和化学性刺激、缓解和减轻疼痛。合理营养有利改善营养状况、纠正贫血，促进溃疡愈合，避免发生并发症。

（三）饮食护理原则

1. 宜少量多餐，定时，定量进餐

每天 5～7 餐，每餐量不宜过饱，约为正常量的 2/3。因少量多餐可中和胃酸，减少胃酸对溃疡面的刺激，又可供给足够营养。少量多餐在急性消化性溃疡时更为适宜。

2. 宜选食营养价值高、质软而易于消化的食物

如牛奶、鸡蛋、豆浆、鱼、嫩的瘦猪肉等食物，经加工烹调变得细软易消化，对胃肠无刺激。同时注意补充足够的热量及蛋白质和维生素。

3. 蛋白质、脂肪、碳水化合物的供给要求

蛋白质按每天每千克体重 1～1.5 g 供给；脂肪按每天 70～90 g 供给，选择易消化吸收的乳融状脂肪（如奶油、牛奶、蛋黄、黄油、奶酪等），也可用适量的植物油，碳水化合物按每天 300～350 g 供给。选择易消化的糖类如粥、面条、馄饨等，但蔗糖不宜供给过多，否则可使胃酸增加，且易胀气。

4. 避免化学性和机械性刺激的食物

化学刺激性的食物有咖啡、浓茶、可可、巧克力等，这些食物可刺激胃酸分泌增加；机械性刺激的食物有油炸猪排、花生米、粗粮、芹菜、韭菜、黄豆芽等，这些食物可刺激胃黏膜表面血管和溃疡面。总之，溃疡病患者不宜吃过咸、过甜、过酸、过鲜、过冷、过热及过硬的食物。

5. 食物烹调必须切碎制烂

可选用蒸、煮、氽、烧、烩、焖等的烹调方法。不宜采用爆炒、滑溜、干炸、油炸、生拌、烟熏、腌腊等烹调方法。

6. 必须预防便秘

溃疡病饮食中含粗纤维少，食物细软，易引起便秘，宜经常吃些润肠通便的食物如果子冻、果汁、菜汁等，可预防便秘。

溃疡病急性发作或出血刚停止后，进流质饮食，每天 6～7 餐。无消化道出血且疼痛较轻者宜进厚流质或少渣半流，每天 6 餐。病情稳定、自觉症状明显减轻或基本消失者，每天 6 餐细软半流质。基本愈合者每天 3 餐普食加 2 餐点心，不宜进食油煎、炸和粗纤维多的食物。

出现呕血、幽门梗阻严重或急性穿孔均应禁食。

（四）心理护理

在治疗护理过程中应注重教育，应把防病治病的基本知识介绍给患者，如让患者注意避免精神紧张和不良情绪的刺激，注意精神卫生，注意锻炼身体、增强体质、培养良好的生活习惯，生活有规律，注意劳逸结合，节制烟酒，慎用对胃黏膜有损害的药物等，使患者了解本病的规律性，治疗原则和方法，从而坚定战胜疾病的信心，自觉配合治疗和护理。在心理护理过程中，护士应当了解患者在疾病的不同时期所出现的心理反应，如否认、焦虑、抑郁、孤独感、依赖等心理反应，护理上重点要给患者以心理支持，帮助他们克服紧张、焦虑、抑郁等常见的心理问题，帮助他们进行认识重建，即认识个人、认识社会，调整和处理好人与人、个人与社会之间的关系，重新找到自己新的起点，减少疾病造成的痛苦和不安。心理护理中，护士应当实施针对性、个性化的心理护理。如对那些具有明显心理弱点的患者，有易暴怒、抑郁、孤僻及多疑倾向者应及早通过心理指导加强其个性的培养，对那些有明显行为问题者，如酗酒、吸烟、多食、缺少运动及 A 型行为等，应用心理学技术指导其进行矫正；对那些工作和生活环境里存在明显应激源的人，应及时帮助其进行适当的调整，减少不必要的心理刺激。

（五）药物治疗护理

1. 抗酸药

胃酸、胃蛋白酶对消化性溃疡的发病有重要作用。抗酸药能中和胃酸从而缓解疼痛并降低胃蛋白酶的活性。常用的抗酸药分可溶性和不溶性两种。可溶性抗酸药主要为碳酸氢钠，该药止痛效果快，但自肠道吸收迅速，大量及长期应用可引起钠潴留和代谢性碱中毒，且与胃酸相遇可产生 CO_2，引起腹胀和继发胃酸增高，故不宜单独使用，而应小剂量与其他抗酸药混合服用。不溶性抗酸药有氢氧化铝、碳酸铝、氧化铝、三硅酸镁等，作用缓慢而持久，肠道不吸收，可单独或联合用药。各种抗酸药均有其特点，临床上常联合应用，以提高疗效，减少不良反应。抗酸药对缓解溃疡疼痛十分有效，是否能促进溃疡愈合，尚无肯定结论。

使用抗酸药应注意：①在饭后 1~2 小时服，可延长中和作用时间，而不可在餐前或就餐时服药。睡前加服 1 次，可中和夜间所分泌的大量酸。②片剂嚼碎后服用效果较好，因药物颗粒越小溶解越快，中和酸的作用愈大，因此凝胶或溶液的效果最好，粉剂次之，片剂较差。③抗酸药除可引起便秘、腹泻外，尚可引起一些其他不良反应，特别是当患者有肾功能不全或心力衰竭时，如碳酸氢钠可造成钠潴留和碱中毒；碳酸钙剂量过大时，高血钙可刺激 G 细胞分泌大量胃泌素，引起胃酸分泌反跳而加重上腹痛；长期大量服用氢氧化铝后，因铝结合饮食中的磷，使肠道对磷的吸收减少，严重缺磷可引起食欲缺乏、软弱无力等，甚至导致软骨病或骨质疏松。

2. 抗胆碱能药

这类药物可抑制迷走神经功能，因而具有减少胃酸分泌、解除平滑肌和血管痉挛、改善局部营养和延缓胃排空等作用，后者有利于延长抗酸药和食物对胃酸的中和，达到止痛目的。但其延缓胃排空引起胃窦部潴留，可促使胃酸分泌所以认为不宜用于胃溃疡。抗胆碱能药服后 2 小时出现最大药理作用，故常于餐后 6 小时及睡前服用。抗胆碱能药物最大缺点是不但能抑制胃酸分泌，也抑制乙酰胆碱在全身的生理作用，故有口干、视物模糊、心动过速、汗闭、便秘和尿潴留等不良反应，故溃疡出血、幽门梗阻、反流性食管炎、青光眼、前列腺肥大等患者均不宜使用。常用的药物有普鲁苯辛、贝那替嗪、山莨菪碱、阿托品等。

3. H_2 受体拮抗药

组胺通过两种受体而产生效应，其中与胃酸分泌有关的是 H_2 受体。阻滞 H_2 受体能抑制胃酸的分泌。代表药是西咪替丁，它对胃酸的分泌具有强大抑制作用。口服后很快被小肠吸收，在 1～2 小时血液浓度达高峰，可完全抑制由饮食或胃泌素所引起的胃酸分泌 6～7 小时。该药常于进餐时与食物同服。年龄大，伴有肾功能和其他疾病者易发生不良反应。常见的不良反应有头痛、腹泻、嗜睡、疲劳、肌痛、便秘等。其他常用的药物还有雷尼替丁、法莫替丁等。西咪替丁会影响华法林、茶碱或苯妥英的药物代谢，与抗酸药合用时，间隔时间不小于 2 小时。

4. 丙谷胺及其他减少胃酸分泌药

丙谷胺的分子结构与胃泌素的末端相似，能抑制基础酸排量和最大酸排量，竞争性抑制胃泌素受体，并对胃黏膜有保护和促进愈合作用，其抑酸和缓解症状的作用较西咪替丁弱。该药常于饭前 15 分钟服，无明显不良反应。哌仑西平能选择性拮抗乙酰胆碱的促胃分泌效应而不拮抗其他效应，很少有不良反应，宜餐前 90 分钟服用。甲氧氯普胺为胃运动促进剂，能增强胃窦蠕动加速胃排空，减少食糜等对胃窦部的刺激而使胃酸分泌减少，还可减少胆汁反流，减轻胆汁对胃黏膜的损害。一般用药后 60～90 分钟可达作用高峰，故宜在餐前 30 分钟服用，严重的不良反应为锥体外系反应。

5. 细胞保护剂

临床常用的细胞保护剂有多种。甘珀酸能加强胃黏液分泌，强固胃黏膜屏障，促进胃黏膜再生。但具有醛固酮样效应，可引起高血压、水肿、低血钾和水、钠潴留等不良反应，故高血压、心脏病、肾病和肝病患者慎用。服药的最佳时间为餐前 15～30 分钟和睡前服。胶态次枸橼酸铋在酸性胃液中与溃疡坏死组织螯合，形成保护性铋蛋白凝固物，使溃疡面与胃酸、胃蛋白酶隔离。宜在餐前 1 小时和睡前服。严重肾功能不全者忌用，少数人服药后便秘、转氨酶升高。硫糖铝可与胃蛋白酶直接络合或结合，使酶失去活性而发挥作用，宜餐前 30 分钟及睡前服，偶见口干、便秘、恶心等不良反应。米索前列腺醇（喜克溃）抑制胃酸分泌，保护黏膜屏障，主要用于非甾体抗炎药合用者，最常见不良反应是腹泻和腹痛，孕妇忌用。

6. 质子泵抑制剂

奥美拉唑（洛赛克）直接抑制质子泵，有强烈的抑酸能力，疗效明显起效快，不良反应少而轻，无严重不良反应。

（六）急性大量出血的护理

1. 急诊处理

首先按医嘱插入鼻胃管，建立静脉通道，输液开始宜快，可选用等渗盐水、林格液、右旋糖酐或其他血浆代用品，一般不用高渗溶液。观察意识、血压、脉搏、体温、面色、鼻胃管引出胃液量和颜色、皮肤（干、湿、温度）、肠鸣、上腹压痛、出入量。

2. 重症监护

急诊处理后，患者应予重症监护。除密切观察生命体征和出血情况外，应抽血查血红蛋白、血细胞比容（出血 4～6 小时后才开始变化）、血型和交叉反应、凝血酶原时间、部分凝血酶原时间或激活部分凝血酶原时间、血钠（开始代偿性升高，补液后降低）、血钾（大量呕吐后降低。多次输液后可增高）、尿素氮（急性出血后 24～48 小时内升高，一般丢失 1000 mL 血，尿素氮升高为正常值的 2～5 倍）、肌酐（肾灌注不足致肌酐升高）。向患者介绍为了确诊可能需做的钡餐、纤维胃镜、胃液分析等检查的过程，使患者受检时更好地合作。告知患者检查时体位、术前服镇静药可能会产生昏睡感，喉部喷局麻药会引起不适。及时了解胃镜检查结果，如无严重再出血应拔除鼻胃管以减少机械刺激。在恶心反射出现前，仍予禁食。

3. 再出血

首先观察鼻胃管引出血量、颜色、患者生命体征。再次确定鼻胃管位置是否正确、引流瓶处于低位持续吸引、压力为 10.7 kPa（80 mmHg）。如明确再次出血，安慰患者不必紧张，使患者相信医护人员可以很好地处理再次出血。

4. 胃管灌注

为使血管收缩，减少黏膜血流量，达到一过性止血效果，常经胃管灌注冰生理盐水或冷开水。灌注时抬高头位 30°～45°，关闭吸引管。灌注时应加快滴注速度，观察血压、体温、脉搏、寒战。发生寒战可多盖被，给患者解释不必紧张。注意寒战易诱发心律失常。灌注后注意有无输液过多的症状（呼吸困难）和体征（脉搏快，颈静脉曲张，肺部捻发音）。

（七）急性穿孔的护理

任何消化性溃疡均可发生穿孔，穿孔前常无明显诱因，有些可能由服肾上腺皮质激素、阿司匹林、饮酒和过度劳累诱发。上腹部难以忍受的剧痛及恶心呕吐，常是穿孔引起腹膜炎的症状。患者两腿卷曲，腹肌强直伴反跳痛，甚至出现面色苍白、出冷汗、脉搏细速、血压下降、休克。一般在穿孔后 6 小时内及时治疗，疗效较佳，若不及时抢救可危及生命。一经确诊，患者就应绝对卧床休息，禁食并留置胃管抽吸胃内容物进行胃肠减压。补液、应用抗生素控制腹腔感染。密切观察生命体征，及时发现和纠正休克，迅速做好各种术前准备。

（八）幽门梗阻的护理

功能性或器质性幽门梗阻的早期处理基本相同，包括以下几种：①纠正体液和电解质紊乱，严格正确记录每天出入量，抽血测定血清钾、钠、氯及血气分析，了解电解质及酸碱失衡情况，及时补充液体和电解质。②幽门梗阻者每天清晨和睡前用 3% 氯化钠或苏打水洗胃，保留 1 小时后排出。必要时行胃肠减压，连续 72 小时吸引胃内容物，可解除胃扩张和恢复胃张力，抽出胃液也可减轻溃疡周围的炎症和水肿。若对梗阻的性质不明，应做上消化道内镜或钡餐检查，同时也可估计治疗效果。病情好转给予流质饮食，每晚餐后 4 小时洗胃 1 次，测胃内潴留量，准确记录颜色、气味、性质。临床操作过程中常遇胃管不畅的情况，通常原因是胃管扭曲在口腔或咽部；胃管置入深度不够；胃管置入过深至幽门部或十二指肠内；胃管侧孔紧贴胃壁；食物残渣或凝血块阻塞。有报道胃肠减压过程中发生少见的并发症，如下胃管困难致环杓关节脱位，减压器故障大量气体入胃致腹膜炎，蛔虫堵塞致无效减压，胃管结扎致拔管困难等。③能进流质时，同时服用抗酸药、西咪替丁等药物治疗。禁用抗胆碱能药物。

对并发症观察经处理后病情是否好转，若未见改善，应做好手术准备。

第二节　反流性食管炎

反流性食管炎（reflux esophagitis，RE）是指胃、十二指肠内容物反流入食管所引起的食管黏膜炎症、糜烂、溃疡和纤维化等病变，甚至引起咽喉、气道等食管以外的组织损害。其发病男性多于女性，男女比为（2～3）：1，发病率为1.92%。随着年龄的增长，食管下段括约肌收缩力的下降，胃、十二指肠内容物自发性反流，老年人反流性食管炎的发病率有所增加。

一、病因与发病机制

（一）抗反流屏障削弱

食管下括约肌是指食管末端3～4 cm长的环形肌束。正常人静息时压力为1.3～4.0 kPa（10～30 mmHg），为一高压带，防止胃内容物反流入食管。由于年龄的增长，机体老化导致食管下括约肌的收缩力下降引起食物反流。一过性食管下括约肌松弛也是反流性食管炎的主要发病机制。

（二）食管清除作用减弱

正常情况下，一旦发生食物的反流，大部分反流物通过1～2次食管自发和继发性的蠕动性收缩将食管内容物排入胃内，即容量清除，剩余的部分则由唾液缓慢地中和。老年人食管蠕动缓慢和唾液产生减少，影响了食管的清除作用。

（三）食管黏膜屏障作用下降

反流物进入食管后，可以凭借食管上皮表面黏液、不移动水层和表面 HCO_3^-、复层鳞状上皮等构成上皮屏障，以及黏膜下丰富的血液供应构成的后上皮屏障，发挥其抗反流物对食管黏膜损伤的作用。随着机体老化，食管黏膜逐渐萎缩，黏膜屏障作用下降。

二、护理评估

（一）健康史

询问患者的饮食结构及习惯、有无长期服用药物史。

（二）身体评估

1. 反流症状

反酸、反食、反胃（指胃内容物在无恶心和不用力的情况下涌入口腔）、嗳气等，多在餐后明显或加重，平卧或躯体前屈时易出现。

2. 反流物引起的刺激症状

胸骨后或剑突下烧灼感、胸痛、吞咽困难等。常由胸骨下段向上伸延，常在餐后 1 小时出现，平卧、弯腰或腹压增高时可加重。反流物刺激食管痉挛导致胸痛，常发生在胸骨后或剑突下。严重时可为剧烈刺痛，可放射到后背、胸部、肩部、颈部、耳后，有的酷似心绞痛。

3. 其他症状

咽部不适，有异物感、棉团感或堵塞感，可能与酸反流引起食管上段括约肌压力升高有关。

4. 并发症

（1）上消化道出血：因食管黏膜炎症、糜烂及溃疡可以导致上消化道出血。

（2）食管狭窄：食管炎反复发作致使纤维组织增生，最终导致瘢痕性狭窄。

（3）Barrett 食管：在食管黏膜的修复过程中，食管-贲门交界处 2 cm 以上的食管鳞状上皮被特殊的柱状上皮取代，称为 Barrett 食管。Barrett 食管发生溃疡时，又称 Barrett 溃疡。Barrett 食管是食管癌的主要癌前病变，其腺癌的发生率较正常人高

30～50 倍。

（三）辅助检查

1. 内镜检查

内镜检查是反流性食管炎最准确、最可靠的诊断方法，能判断其严重程度和有无并发症，结合活检可与其他疾病相鉴别。

2. 24 小时食管 pH 监测

应用便携式 pH 记录仪在生理状态下对患者进行 24 小时食管 pH 连续监测，可提供食管是否存在过度酸反流的客观依据。在进行该项检查前 3 天，应停用抑酸药与促胃肠动力的药物。

3. 食管吞钡 X 线检查

对不愿意接受或不能耐受内镜检查者行该检查。严重患者可发现阳性 X 线征。

（四）心理-社会状况

反流性食管炎长期持续存在，病情反复、病程迁延，因此患者会出现食欲缺乏，体重下降，导致患者心情烦躁、焦虑；合并消化道出血时会使患者紧张、恐惧。应注意评估患者的情绪状态及对本病的认知程度。

三、常见护理诊断及问题

（一）疼痛

胸痛与胃食管黏膜炎性病变有关。

（二）营养失调

低于机体需要量与害怕进食、消化吸收不良等有关。

（三）有体液不足的危险

体液不足的危险与合并消化道出血引起活动性体液丢失、呕吐及液体摄入量不足有关。

（四）焦虑

焦虑与病情反复、病程迁延有关。

（五）知识缺乏

缺乏反流性食管炎病因和预防知识的了解。

四、诊断要点与治疗原则

（一）诊断要点

临床上有明显的反流症状；内镜下有反流性食管炎的表现，食管过度酸反流的客观依据即可做出诊断。

（二）治疗原则

以药物治疗为主，对药物治疗无效或发生并发症者可做手术治疗。

1. 药物治疗

目前多主张采用递减法，即开始使用质子泵抑制剂加促胃肠动力药，迅速控制症状，待症状控制后再减量维持。

（1）促胃肠动力药：目前主要常用的药物是西沙必利。常用量为每次 5～15 mg，每天 3～4 次，疗程 8～12 周。

（2）抑酸药：①H$_2$ 受体拮抗剂（H$_2$RA），西咪替丁 400 mg、雷尼替丁 150 mg、法莫替丁 20 mg，每天 2 次，疗程 8～12 周。②质子泵抑制剂（PPI），奥美拉唑 20 mg、兰索拉唑 30 mg、泮托拉唑 40 mg、雷贝拉唑 10 mg 和埃索美拉唑 20 mg，每天 1 次，疗程 4～8 周。③抗酸药，仅用于症状轻、间歇发作的患者作为临时缓解症状用。反流性食管炎有并发症或停药后很快复发者，需要长期维持治疗。H$_2$RA、西沙必利、PPI 均可用于维持治疗，其中以 PPI 效果最好。维持治疗的剂量因患者而异，以调整至患者无症状的最低剂量为合适剂量。

2. 手术治疗

手术为不同术式的胃底折叠术。手术指征为：①严格内科治疗无效。②虽经内科治疗有效，但患者不能忍受长期服药。③经反复扩张治疗后仍反复发作的食管狭窄。④确证由反流性食管炎引起的严重呼吸道疾病。

3. 并发症的治疗

（1）食管狭窄：大部分狭窄可行内镜下食管扩张术治疗。扩张后予以长程 PPI 维持治疗可防止狭窄复发。少数严重瘢痕性狭窄需行手术切除。

（2）Barrett 食管：药物治疗是预防 Barrett 食管发生和发展的重要措施，必须使用 PPI 治疗及长期维持。

五、护理措施

（一）一般护理

为减少平卧及夜间反流可将床头抬高 15～20 cm。睡前 2 小时内避免进食，白天进餐后也不宜立即卧床。应避免食用使食管下括约肌压力降低的食物和药物，如高脂肪食物、巧克力、咖啡、浓茶及硝酸甘油、钙通道阻滞剂等。应戒烟及禁酒。减少一切影响腹压增高的因素，如肥胖、便秘、紧束腰带等。

（二）用药护理

遵医嘱给予药物治疗，注意观察药物的疗效及不良反应。

1. H_2 受体拮抗剂

药物应在餐中或餐后即刻服用，若需同时服用抗酸药，则两药应间隔 1 小时以上。若静脉给药应注意控制速度，过快可引起低血压和心律失常。西咪替丁对雄性激素受体有亲和力，可导致男性乳腺发育、勃起功能障碍及性功能紊乱，应做好解释工作。该药物主要通过肾排泄，用药期间应监测肾功能。

2. 质子泵抑制剂

奥美拉唑可引起头晕，应嘱患者用药期间避免开车或做其他必须高度集中注意力的工作。兰索拉唑的不良反应包括荨麻疹、皮疹、瘙痒、头痛、口苦、肝功能异常等，轻度不良反应不影响继续用药，较严重时应及时停药。泮托拉唑的不良反应较少，偶可引起头痛和腹泻。

3. 抗酸药

该药在饭后 1 小时和睡前服用。服用片剂时应嚼服，乳剂给药前应充分摇匀。

抗酸药应避免与奶制品、酸性饮料及食物同时服用。

（三）饮食护理

（1）指导患者有规律地定时进餐，饮食不宜过饱，选择营养丰富、易消化的食物。避免摄入过咸、过甜、过辣的刺激性食物。

（2）制订饮食计划：与患者共同制订饮食计划，指导患者及家属改进烹饪技巧，增加食物的色、香、味，刺激患者食欲。

（3）观察并记录患者每天进餐次数、量、种类，以了解其摄入营养素的情况。

六、健康指导

（一）疾病知识的指导

向患者及家属介绍本病的有关病因，避免诱发因素。保持良好的心理状态，生活要有规律，合理安排工作和休息时间，注意劳逸结合，积极配合治疗。

（二）饮食指导

指导患者加强饮食卫生和饮食营养，养成有规律的饮食习惯；避免过冷、过热、辛辣等刺激性食物及浓茶、咖啡等饮料；嗜酒者应戒酒。

（三）用药指导

根据病因及病情进行指导，嘱患者长期维持治疗，介绍药物的不良反应，如有异常及时复诊。

第三节 ▌ 慢性胃炎

慢性胃炎是指由多种原因引起的胃黏膜慢性炎症。其发病率在各种胃病中居首位，男性多于女性，各个年龄段均可发病，且随年龄增长发病率逐渐增高。慢性胃炎的分类方法很多，2000年全国慢性胃炎研讨会共识意见中采纳了国际上新悉尼系统的分类方法，将慢性胃炎分为浅表性（又称非萎缩性）、萎缩性和特殊类型三大类。慢性浅表性胃炎是指不伴有胃黏膜萎缩性改变的慢性炎症，幽门螺杆菌感染是其主要病因；慢性萎缩性胃炎是指胃黏膜已经发生了萎缩性改变，常伴有肠上皮化生，又分为多灶萎缩性胃炎和自身免疫性胃炎两大类；特殊类型胃炎种类很多，临床上较少见。

一、病因及诊断检查

（一）致病因素

1. 幽门螺杆菌感染

幽门螺杆菌感染是慢性浅表性胃炎最主要的病因。幽门螺杆菌具有鞭毛，其分泌的黏液素可直接侵袭胃黏膜，释放的尿素酶可分解尿素产生 NH_3 中和胃酸，使幽门螺杆菌在胃黏膜定居和繁殖，同时可损伤上皮细胞膜；幽门螺杆菌产生的细胞毒素还可引起炎症反应和菌体壁诱导自身免疫反应的发生，导致胃黏膜慢性炎症。

2. 饮食因素

高盐饮食，长期饮烈酒、浓茶、咖啡，摄取过热、过冷、过于粗糙的食物等，均易引起慢性胃炎。

3. 自身免疫

患者血液中存在自身抗体，如抗壁细胞抗体和抗内因子抗体，可使壁细胞数目减少，胃酸分泌减少或缺失，还可使维生素B_{12}吸收障碍导致恶性贫血。

4. 其他因素

各种原因引起的十二指肠液反流入胃，削弱或破坏胃黏膜的屏障功能；老年胃黏膜退行性变；胃黏膜营养因子缺乏，如促胃液素（胃泌素）缺乏；服用非甾体抗炎药等，均可引起慢性胃炎。

（二）身体状况

慢性胃炎起病缓慢，病程迁延，常反复发作，缺乏特异性症状。由幽门螺杆菌感染引起的慢性胃炎患者多数无症状；部分患者有上腹不适、腹部隐痛、腹胀、食欲缺乏、恶心和呕吐等消化不良的表现；少数患者可有少量上消化道出血；自身免疫性胃炎患者可出现明显厌食、体重减轻和贫血。体格检查可有上腹部轻压痛。

（三）心理-社会状况

病情反复、病程迁延不愈可使患者出现烦躁、焦虑等不良情绪。

（四）实验室及其他检查

1. 胃镜及活组织检查

胃镜及活组织检查是诊断慢性胃炎最可靠的方法。慢性浅表性胃炎可见红斑（点、片状或条状）、黏膜粗糙不平、出血点或出血斑；慢性萎缩性胃炎可见黏膜呈颗粒状、黏膜血管显露、色泽灰暗、皱襞细小。

2. 幽门螺杆菌检测

可通过侵入性（如快速尿素酶试验、组织学检查和幽门螺杆菌培养等）和非侵入性（如^{13}C或^{14}C尿素呼气试验、粪便幽门螺杆菌抗原检测和血清学检查等）方法检测幽门螺杆菌。

3. 胃液分析

自身免疫性胃炎时，胃酸缺乏；多灶萎缩性胃炎时，胃酸分泌正常或偏低。

4. 血清学检查

自身免疫性胃炎时，血清抗壁细胞抗体和抗内因子抗体可呈阳性，血清胃泌素水平明显升高；多灶萎缩性胃炎时，血清胃泌素水平正常或偏低。

二、护理诊断及医护合作性问题

（一）疼痛

腹痛与胃黏膜炎性病变有关。

（二）营养失调

营养失调与厌食、消化吸收不良等有关。

（三）焦虑

焦虑与病情反复、病程迁延有关。

（四）潜在并发症

癌变。

（五）知识缺乏

缺乏慢性胃炎病因和预防知识的了解。

三、治疗及护理措施

（一）治疗要点

治疗原则为积极去除病因，根除幽门螺杆菌感染，对症处理，防治癌前病变。

1. 病因治疗

（1）根除幽门螺杆菌感染：目前多采用的治疗方案是以胶体

铋剂或质子泵抑制药为基础加上 2 种抗生素的三联治疗方案。如常用奥美拉唑或枸橼酸铋钾，与阿莫西林及甲硝唑或克拉霉素 3 种药物联用，2 周为 1 个疗程。治疗失败后再治疗比较困难，可换用 2 种抗生素，或采用胶体铋剂和质子泵抑制药合用的四联疗法。

(2) 其他病因治疗：因非甾体抗炎药引起者，应立即停药并给予制酸药或硫糖铝；因十二指肠液反流引起者，应用硫糖铝或氢氧化铝凝胶吸附胆汁；因胃动力学改变引起者，应给予多潘立酮或莫沙必利等。

2. 对症处理

有胃酸缺乏和贫血者，可用胃蛋白酶合剂等以助消化；对于上腹胀满者，可选用胃动力药、理气类中药；有恶性贫血时可肌内注射维生素 B_{12}。

3. 胃黏膜异型增生的治疗

异型增生是癌前病变，应定期随访，给予高度重视。对不典型增生者可给予维生素 C、维生素 E、β-胡萝卜素、叶酸和微量元素硒预防胃癌的发生；对已经明确的重度异型增生可手术治疗，目前多采用内镜下胃黏膜切除术。

(二) 护理措施

1. 病情观察

主要观察有无上腹不适、腹胀、食欲缺乏等消化不良的表现；观察腹痛的部位、性质，呕吐物与大便的颜色、量及性状；评估实验室及胃镜检查结果。

2. 饮食护理

(1) 营养状况评估：观察并记录患者每天进餐次数、量和品种，以了解机体的营养摄入状况。定期监测体重，监测血红蛋白、血清蛋白等有关营养指标的变化。

(2) 制订饮食计划：①与患者及其家属共同制订饮食计划，

以营养丰富、易消化、少刺激为原则。②胃酸低者可适当食用刺激胃酸分泌或酸性的食物，如浓肉汤、鸡汤、山楂、食醋等；胃酸高者应指导患者避免食用酸性和多脂肪食物，可进食牛奶、菜泥、面包等。③鼓励患者养成良好的饮食习惯，进食应规律，少食多餐，细嚼慢咽。④避免摄入过冷、过热、过咸、过甜、辛辣和粗糙的食物，戒除烟酒。⑤提供舒适的进餐环境，改进烹饪技巧，保持口腔清洁卫生，以促进患者的食欲。

3. 药物治疗的护理

（1）严格遵医嘱用药，注意观察药物的疗效及不良反应。

（2）枸橼酸铋钾：宜在餐前半小时服用，因其在酸性环境中起作用；服药时要用吸管直接吸入，防止将牙齿、舌头染黑；部分患者服药后出现便秘或黑粪，少数患者有恶心、一过性血清转氨酶升高，停药后可自行消失，极少数患者可能出现急性肾衰竭。

（3）抗菌药物：服用阿莫西林前应详细询问患者有无青霉素过敏史，用药过程中要注意观察有无变态反应的发生；服用甲硝唑可引起恶心、呕吐等胃肠道反应及口腔金属味、舌炎、排尿困难等不良反应，宜在餐后半小时服用。

（4）多潘立酮及西沙必利：应在餐前服用，不宜与阿托品等解痉药合用。

4. 心理护理

护理人员应主动安慰、关心患者，向患者说明不良情绪会诱发和加重病情，经过正规的治疗和护理慢性胃炎可以康复。

5. 健康指导

向患者及家属介绍本病的有关知识、预防措施等；指导患者避免诱发因素，保持愉快的心情，生活规律，养成良好的饮食习惯，戒除烟酒；向患者介绍服用药物后可能出现的不良反应，指导患者按医嘱坚持用药，定期复查，如有异常及时复诊。

第四节 ▌ 肝硬化

肝硬化是肝细胞坏死继发广泛纤维化伴结节形成的结果。一种或多种致病因子长期或反复损伤肝实质，致使肝细胞弥漫性变性、坏死和再生，进而引起肝脏结缔组织弥漫性增生和肝细胞再生，最后导致肝小叶结构破坏和重建，肝内血液循环发生障碍。肝功能损害和门静脉高压为本病的主要临床表现，晚期常出现严重的并发症。

肝硬化是世界性疾病，不论种族、国籍、年龄或性别均可罹患。中年人易罹患。

在我国主要为肝炎后肝硬化。血吸虫病性、单纯酒精性、心源性、胆汁性肝硬化均少见。

一、病因

引起肝硬化的病因很多，以病毒性肝炎最为常见。同一患者可由一种、两种或两种以上病因同时或先后作用引起，有些患者则原因不明。

（一）病毒性肝炎

病毒性肝炎经慢性活动性肝炎阶段逐步演变为肝硬化，称为肝炎后肝硬化。乙型肝炎和丙型肝炎常见，甲型病毒性肝炎一般不发展为肝硬化。由急性或亚急性重型肝炎演变的肝硬化称为坏死后肝硬化。

（二）寄生虫感染

感染血吸虫病时，大量血吸虫卵进入肝窦前的门脉小血管内，刺激结缔组织增生引起门静脉高压。肝细胞的坏死和增生一般不明显，没有肝细胞的结节再生。但如伴发慢性乙型肝炎，其结果多为混合结节型肝硬化。

（三）酒精中毒

主要由乙醇的中间代谢产物（乙醛）对肝脏的直接损害引起。长期酗酒引起营养失调，使肝脏对某些毒性物质的抵抗力降低，在发病机制上也起一定作用。

（四）胆汁淤积

肝外胆管阻塞或肝内胆汁淤积持续存在时，高浓度的胆酸和胆红素对肝细胞有损害作用，久之可发展为肝硬化。由于肝外胆管阻塞引起的肝硬化称为继发性胆汁性肝硬化。由原因未明的肝内胆汁淤积引起的肝硬化称为原发性胆汁性肝硬化。

（五）循环障碍

慢性充血性心力衰竭、缩窄性心包炎和各种病因引起肝小静脉阻塞综合征等，导致肝脏充血、肝细胞缺氧，引起小叶中央区肝细胞坏死及纤维组织增生，最终发展为肝硬化。

（六）药物和化学毒物

长期服用某些药物如双醋酚汀、辛可芬、异烟肼、甲基多巴和利福平等，或反复接触化学毒物如四氯化碳、磷、砷、氯仿等均可损伤肝脏，引起中毒性肝炎，最后演变为肝硬化。

（七）遗传和代谢性疾病

血友病、肝豆状核变性、半乳糖血症、糖原贮积等遗传代谢性疾病，也可发展为肝硬化，称为代谢性肝硬化。

（八）慢性肠道感染和营养不良

慢性菌痢、溃疡性结肠炎等常引起消化和吸收障碍，发生营养不良，同时肠内的细菌毒素及蛋白质腐败的分解产物等经门静脉进入肝内，引起肝细胞损害，演变为肝硬化。

（九）隐匿性肝硬化

病因难以肯定的称为隐匿性肝硬化，其中很大部分患者可能与隐匿性无黄疸型肝炎有关。

二、临床表现

肝硬化的病程一般比较缓慢，可能隐伏数年至数十年之久。由于肝脏具有很强的代偿功能，因此，早期临床表现常不明显或缺乏特征性。肝硬化的临床分期为肝功能代偿期和肝功能失代偿期。

（一）肝功能代偿期

一般症状较轻，缺乏特征性。常有乏力、食欲减退、消化不良、恶心、厌油、腹胀、中上腹隐痛或不适及腹泻，部分有踝部水肿、鼻出血、齿龈出血等。上述症状多呈间歇性，常因过度疲劳而发病，经适当休息及治疗可缓解。体征一般不明显，肝脏可轻度肿大，无或有轻度压痛，部分患者可有脾大。肝功能检查结果多在正常范围内或有轻度异常。

（二）肝功能失代偿期

随着疾病的进展，症状逐渐明显，肝脏常逐渐缩小，质变硬。临床表现主要是肝功能减退和门静脉高压。

1. 肝功能减退

（1）营养障碍：表现为消瘦、贫血、乏力、水肿、皮肤干燥而松弛、面色灰暗、黝黑、口角炎、毛发稀疏无光泽等。

（2）消化道症状：早期出现的食欲缺乏、腹胀、恶心、腹泻等消化道症状逐渐明显，稍进油腻肉食即引起腹泻。部分患者还可出现轻度黄疸。

（3）出血倾向：轻者有鼻出血、齿龈出血，重者有胃肠道黏膜弥漫性出血及皮肤紫癜。这与肝脏合成凝血因子减少，脾大及脾功能亢进引起血小板减少有关。毛细血管脆性增加是出血倾向的附加因素。

（4）发热：部分患者可有低热，多为病变活动及肝细胞坏死时释出的物质影响体温调节中枢所致。此类发热用抗生素治疗无效，只有肝病好转时才能消失。如持续发热或高热，则提示合并感染、血栓性门静脉炎、原发性肝癌等。

（5）黄疸：表现为巩膜浅黄、尿色黄。如巩膜甚至全身皮肤黏膜呈深度金黄色，应考虑有肝硬化伴肝内胆汁淤积的可能。

（6）内分泌功能失调的表现：肝对雌激素灭活作用减退导致脸、颈、肩、手背及上胸部的蜘蛛痣和/或毛细血管扩张。肝掌表现为大、小鱼际和指尖斑点状发红，加压后褪色。可出现男性乳房发育、睾丸萎缩、性功能减退，女性月经不调、闭经、不孕等。皮肤色素沉着，面色污黑、晦暗，可能由继发性肾上腺皮质功能减退所致，也可能与肝脏不能代谢黑色素有关。继发性醛固酮、抗利尿激素增加导致水、钠潴留，尿量减少，对水肿与腹水的形成也起重要促进作用。

2. 门静脉高压

在肝硬化发展过程中，肝细胞的坏死、再生结节的形成、结缔组织增生和肝细胞结构的改建，使门静脉小分支闭塞、扭曲，门静脉血流障碍，导致门静脉压力增高。

（1）脾大及脾功能亢进：门静脉压力增高时，脾脏淤血、纤维结缔组织及网状内皮细胞增生，使脾大（多为正常的 2～3 倍，部分可平脐或达脐下）。脾大时常伴有脾功能亢进，表现为末梢血中白细胞和血小板减少，红细胞也可减少。胃底静脉破裂出血时脾缩小，输血、补液后渐增大。关于脾功能亢进的原因，可能由于增生的网状内皮细胞对血细胞的吞噬、破坏作用加强；或由于脾脏产生某些体液因素抑制骨髓造血功能或加速血细胞的破坏。

（2）侧支循环的形成：因门静脉回流受阻，门静脉与腔静脉间的吻合支渐次扩张开放，形成侧支循环。胃冠状静脉与食管静脉丛吻合，形成食管下段和胃底静脉曲张。这些静脉位于黏膜下疏松组织中，常由于腹压突然增高或消化液反流侵蚀及食物的摩擦而破裂出血。脐旁静脉与脐周腹壁静脉沟通，形成脐周腹壁静脉曲张，有时该处可听到连续的静脉杂音。直肠上静脉与直肠中、下静脉吻合扩张形成内痔。门静脉回流受阻时，侧支循环血流方向（图 3-1）。

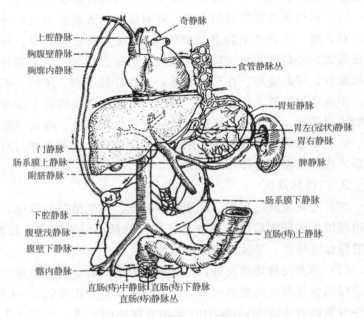

图 3-1 门静脉回流受阻时，侧支循环血流方向

（3）腹水：腹水的产生表明肝硬化病情较重。初起时有腹胀感，体检可发现移动性浊音（腹水量＞500 mL）。大量腹水可使横膈抬高而致呼吸困难和心悸，腹部膨隆，腹壁皮肤绷紧发亮，有移动性浊音和水波感。腹压明显增高时，脐可突出而形成脐疝。在腹水出现的同时，常可发生肠胀气。部分腹水患者伴有胸腔积液，其中以右侧多见，两侧者较少。胸腔积液系腹水通过横膈淋巴管进入胸腔所致。腹水为草黄色漏出液。腹水形成的主要因素：清蛋白合成减少、蛋白质摄入和吸收障碍，当血浆清蛋白<23 g/L时，血浆胶体渗透压降低，促使血浆外渗；门静脉压力增高至2.94～5.88 kPa（正常为0.785～1.18 kPa），腹腔毛细血管的滤过压增高，组织液回吸收减少而漏入腹腔；进入肝静脉血流受阻使肝淋巴液增加与回流障碍，淋巴管内压增高，造成大量淋巴液从肝包膜及肝门淋巴管溢出；肝脏对醛固酮、抗利尿激素灭活作用减退；腹水形成后循环血容量减少，通过肾小球旁器使肾素分泌增加，影响肾素-血管紧张素-醛固酮系统反应，醛固酮分泌增多，导致肾远曲小管水、钠潴留作用加强，腹水进一步加重。

（4）食管和胃底曲张静脉破裂出血：是门静脉高压的主要并发症，死亡率为30%～60%。当门静脉压力超过下腔静脉压力时，曲张静脉就可发生出血。曲张静脉大者比曲张静脉小者更易破裂出血。最常见的表现是呕血。出血可以是大量的，并迅速发生休克；也可自行停止，以后再发。偶尔仅表现为便血或黑便。

3. 肝肾综合征

肝肾综合征（功能性肾衰竭）指严重肝病患者出现肾功能不良，并排除其他引起肾功能不良的原因。肝肾综合征的发病机制尚未明确。肝肾综合征通常见于严重的肝脏疾病患者。主要表现为少尿、蛋白尿、尿钠低（<10 mmol/L），尿与血浆肌酐比值≥30:1，尿与血浆渗透压比值>1。这些尿的改变与急性肾小管坏死不同。肾功能损害的发展不一，一些患者于数天内肾功能完全丧失，另一些患者血清肌酐随肝功能逐渐恶化而缓慢上升达数周之久。

4. 肝性脑病

肝性脑病指肝功能衰竭而导致代谢紊乱、中枢神经系统功能失调的综合征。肝性脑病是晚期肝硬化的最严重表现，也是常见致死原因。临床上以意识障碍和昏迷为主要表现。

肝硬化是肝性脑病的最主要原发病因。常见的诱发因素：上消化道出血，感染，摄入高蛋白饮食、含氮药物，大量利尿或放腹水，大手术，麻醉，安眠药和饮酒等。肝性脑病的发病机制尚未明了。主要有氨和硫醇中毒、假性神经介质、γ-氨基丁酸能神经传导功能亢进等学说。

临床上按意识障碍、神经系统表现和脑电图改变分为四期（表 3-2）。

表 3-2　肝性脑病分期

分　期	精神状况	运动改变
亚临床期	常规检查无变化；完成工作或驾驶能力受损	完成常规精神运动试验或床边实验，如画图或数字连接的能力受损
Ⅰ期（前驱期）	思维紊乱、淡漠、激动、欣快、不安、睡眠紊乱	细震颤，协调动作缓慢，扑翼样震颤
Ⅱ期（昏迷前期）	嗜睡、昏睡、定向障碍、行为失常	扑翼样震颤，发音困难，初级反射出现
Ⅲ期（昏睡期）	思维显著紊乱，言语费解	反射亢进，巴宾斯基征阳性，尿便失禁，肌阵挛，过度换气
Ⅳ期（昏迷期）	昏迷	去大脑体位，短促的眼头反射，疼痛刺激反应早期存在，进展为反应减弱和刺激反应消失

肝性脑病患者呼气中常具有一种类似烂苹果样臭味，这与肝脏不能分解甲硫氨酸中间产物二甲基硫和甲基硫醇有关，肝臭可在昏迷前出现，是一种预后不良的征象。

5. 其他

肝硬化患者常因抵抗力降低，并发各种感染，如支气管炎、肺炎、自发性腹膜炎、结核性腹膜炎、泌尿系统感染等。腹膜炎的发生机制可能是细菌通过血液或淋巴液播散入腹腔，也可穿过肠壁而入腹腔。腹水患者易于发生，死亡率高，早期诊断非常重要。自发性腹膜炎起病较急者常为腹痛和腹胀。起病缓者则多为低热或不规则的发热，伴有腹部隐痛、恶心、呕吐及腹泻。体检可发现腹膜刺激征，腹水性质由漏出液转为渗出液。

长期低钠盐饮食，利尿及大量放腹水易发生低钠血症和低钾血症。长期使用高渗葡萄糖溶液与肾上腺糖皮质激素、呕吐及腹泻也可使钾、氯减少，而产生低钾、低氯血症，并致代谢性碱中毒和肝性脑病。

（三）肝脏体征

肝脏大小不一，早期肝脏肿大，质地中等或中等偏硬，晚期缩小、坚硬、表面呈颗粒状或结节状。一般无压痛，但在肝细胞进行性坏死或并发肝炎或肝周围炎时，则可有触痛与叩击痛。肝脏边缘锐利提示无炎症活动，边缘圆钝表明有炎症、水肿、脂肪浸润或纤维化。肝硬化时右叶下缘不易触及而左叶增大。

三、检查

（一）血常规

白细胞和血小板明显减少。失血、营养障碍、叶酸及维生素B_{12}缺乏导致缺铁性或巨幼红细胞性贫血。

（二）肝功能检查

早期蛋白电泳即显示球蛋白增高，而清蛋白到晚期才降低。絮状及浊度试验在肝功能代偿期可正常或轻度异常，而在失代偿期多为异常。失代偿期转氨酶活力可呈轻、中度升高，一般以谷丙转氨酶（SGPT）活力升高较显著，肝细胞有严重坏死时，则谷草转氨酶（SGOT）活力常高于SGPT。

静脉注射磺溴酞 5 mg/kg 体重 45 分钟后，正常人血内滞留量应低于 5%，肝硬化时多有不同程度的增加。磺溴酞可有变态反应，检查前应做皮内过敏试验。吲哚菁青绿也是一种染料，一般静脉注射 0.5 mg/kg 体重 15 分钟后，正常人血中滞留量＜10%，肝硬化尤其是结节性肝硬化患者的潴留值明显增高，在30% 以上。本试验为诊断肝硬化最好的方法，比溴磺酞试验更敏感，更安全可靠。

肝功能代偿期，血中胆固醇多正常或偏低；失代偿期，血中胆固醇下降，特别是胆固醇酯常低于正常水平。凝血酶原时间测定在代偿期可正常，失代偿期则呈不同程度延长，虽注射维生素K 也不能纠正。

（三）影像学检查

B 超检查可探查肝、脾大小及有无腹水。可显示脾静脉和门静脉增宽，有助于诊断。食管静脉曲张时，吞钡 X 线检查可见蚯蚓或串珠状充盈缺损，纵行黏膜皱襞增宽。胃底静脉曲张时，可见菊花样充盈缺损。放射性核素肝脾扫描可见肝摄取减少、分布不规则，脾摄取增加，脾脏增大可明显显影。

（四）纤维食管镜

纤维食管镜检查可见食管钡餐检查阴性的食管静脉曲张。

（五）肝穿刺活组织检查

肝活组织检查常可明确诊断，但此为创伤性检查，仅在临床诊断确有困难时才选用。

（六）腹腔镜检查

可直接观察肝脏表面、色泽、边缘及脾脏等改变，并可在直视下进行有目的穿刺活组织检查，对鉴别肝硬化、慢性肝炎和原发性肝癌及明确肝硬化的病因很有帮助。

四、基本护理

（一）观察要点

一般症状和体征的观察：观察患者全身情况，有无消瘦、贫血、乏力、面色晦暗黝黑、口角炎、毛发稀疏无光泽等营养障碍表现。观察皮肤黏膜、巩膜有无黄染，尿色有无变化。注意蜘蛛痣、杵状指、色素沉着、肝臭、水肿、男性乳房发育等体征。了解有无肝区疼痛、食欲缺乏、厌油、恶心、呕吐、排便不规则、腹胀等消化道症状。

（二）并发症的观察

1. 门静脉高压

观察腹水、腹胀和其他压迫症状，腹壁静脉曲张、痔出血、贫血及鼻出血、齿龈出血、瘀点、瘀斑、呕血、黑便。

2. 腹水

观察尿量、腹围、体重变化和有无水肿。

3. 肝性脑病

注意意识和精神活动，有无嗜睡、昏睡、昏迷、定向障碍、胡言乱语，有无睡眠节律紊乱和扑翼样震颤。

（三）一般护理

1. 合理的休息

研究证明卧位与站立时肝脏血流量有明显差异，前者比后者多40%以上。因此合理的休息既可减少体能消耗，又能降低肝脏负荷，增加肝脏血流量，防止肝功能进一步受损和促进肝细胞恢复。肝功能代偿期患者应适当减少活动和工作强度，注意休息，避免劳累。若病情不稳定、肝功能试验异常，则应减少活动，充分休息。有发热、黄疸、腹水等表现的失代偿患者，应以卧床休息为主，并保证充足的睡眠。

2. 正确的饮食

饮食营养是改善肝功能的基本措施之一。正确的进食和合理的营养，能促进肝细胞再生，反之则会加重病情，诱发上消化道出血、肝昏迷、腹泻等。肝硬化患者应以高热量、高蛋白、高维生素且易消化的食物为宜。适当限制动物脂肪的摄入。忌食增加肝脏解毒负荷的食物和药物。一般要求每天总热量在 10.46～12.55 kJ（2.5～3.0 kcal）。蛋白质每天 100～150 g，蛋白食物宜多样化、易消化、含有丰富的必需氨基酸。脂肪每天 40～50 g。要有足量的 B 族维生素、维生素 C 等。为预防便秘，可给予含纤维素多的食物。肝功能显著减退的晚期患者或有肝昏迷先兆者给予低蛋白饮食，限制蛋白在 30 g/d 左右。伴有腹水者按病情给予低盐（每天 3～5 g）至无盐饮食。腹水严重时应限制每天的入水量。黄疸患者补充胆盐。禁忌饮酒、咖啡、烟草和高盐食物。避免有刺激性及粗糙坚硬的食物，进食时应细嚼慢咽，以防引起食管或胃底静脉破裂出血。教育患者和家属认识到正确饮食和合理营养的意义，并且理解饮食疗法必须长期持续，要有耐心和毅力，使患者能正确掌握、家属能予以监督。

（四）心理护理

肝硬化患者病程漫长，久治不愈，尤其进入失代偿期后，患者身心遭受很大痛苦，承受的心理压力大，心理变化也大，因此在常规治疗护理中更应强调心理护理，须做好以下几方面：①保持病房的整洁、安静、舒适，从视、听、嗅、触等方面消除不良刺激，使患者对生活起居感到满意。②对病情稳定者，要主动指导患者和家属掌握治疗性自我护理方法，包括通过多种形式宣教有关医疗知识，消除他们的恐惧悲观感，树立信心；帮助分析并发症发生的诱因，增强患者预防能力；对心理状态稳定型患者可客观地介绍病情及检查化验结果，以取得其配合。③对病情反复发作者，要热情帮助其恢复生活自理能力，增加战胜疾病的信心。对忧郁悲观型患者应予极大的同情心，充分理解他们，帮助他们解决困难。对怀疑类型的患者应明确告知诊断无误，客观介绍病情，并使其冷静面对现实。④根据病情需要适当安排娱乐活动。

（五）药物治疗的护理

严重患者特别是老年患者进食少时，可静脉供给能量，以补充机体所需。研究表明，80%～100%的肝硬化患者存在不同程度的蛋白质能量营养不足。因此老年人按每天每千克体重摄入1.0 g蛋白质作为基础要量，附加由疾病相关因素造成的额外丢失。补充蛋白质（氨基酸）时，应提供以必需氨基酸为主的氨基酸溶液。若肝功能损害严重，则以含丰富支链氨基酸（45%）的溶液作为氮源为佳。目前冰冻血浆的使用越来越广泛，使用过程中应注意掌握正确的融化方法和输注不良反应的观察。一般融化后不再复冻。

使用利尿药时，应教会患者正确服用利尿药。通常需向患者讲述常用利尿药的作用及不良反应。指导患者掌握利尿药观察方法，如体重每天减少0.5 kg，尿量每天2000～2500 mL，腹围逐渐缩小。

第五节 病毒性肝炎

一、甲型病毒性肝炎

甲型病毒性肝炎旧称流行性黄疸或传染性肝炎，早在8世纪就有记载。目前全世界有40亿人口受到该病的威胁。其病原学和诊断技术等方面的研究进展较大，并已成功研制出甲型病毒性肝炎病毒减毒活疫苗和灭活疫苗，已有效控制甲型病毒性肝炎的流行。

（一）病因

甲型病毒性肝炎传染源是患者和亚临床感染者。潜伏期后期及黄疸出现前数天传染性最强，黄疸出现后 2 周粪便仍可能排出病毒，但传染性已明显减弱。本病无慢性甲肝病毒（HAV）携带者。

（二）诊断要点

甲型病毒性肝炎主要依据流行病学资料、临床特点、常规实验室检查和特异性血清学诊断。流行病学资料应参考当地甲型病毒性肝炎流行疫情，病前有无肝炎患者密切接触史及个人、集体饮食卫生状况。急性黄疸型患者黄疸期诊断不难。在黄疸前期获得诊断称为早期诊断，此期表现似"感冒"或"急性胃肠炎"，如尿色变为深黄色应疑及本病。急性无黄疸型及亚临床型患者不易早期发现，诊断主要依赖肝功能检查。根据特异性血清学检查可做出病因学诊断。凡慢性肝炎和重型肝炎，一般不考虑甲型病毒性肝炎的诊断。

1. 分型

甲型病毒性肝炎潜伏期为 2～6 周，平均为 4 周，临床分为急性黄疸型（AIH）、急性无黄疸型和亚临床型。

（1）急性黄疸型：①黄疸前期，急性起病，多有畏寒发热，体温 38 ℃左右，全身乏力，食欲缺乏，厌油、恶心、呕吐，上腹部饱胀不适或腹泻。少数患者以上呼吸道感染症状为主要表现，偶见荨麻疹，继之尿色加深。本期一般持续 5～7 天。②黄疸期，热退后出现黄疸，可见皮肤巩膜不同程度黄染。肝区隐痛，肝大，触之有充实感，伴有叩痛和压痛，尿色进一步加深。黄疸出现后全身及消化道症状减轻，否则可能发生重症化，但重症化者罕见。本期持续 2～6 周。③恢复期，黄疸逐渐消退，症状逐渐消失，肝脏逐渐回缩至正常，肝功能逐渐恢复。本期持续

2～4 周。

（2）急性无黄疸型：起病较缓慢，除无黄疸外，其他临床表现与黄疸型相似，症状一般较轻。多在 3 个月内恢复。

（3）亚临床型：部分患者无明显临床症状，但肝功能有轻度异常。

（4）急性淤胆型：本型实为黄疸型肝炎的一种特殊形式，特点是肝内胆汁淤积性黄疸持续较久，消化道症状轻，肝实质损害不明显。而黄疸很深，多有皮肤瘙痒及粪色变浅，预后良好。

2. 实验室检查

（1）常规检查：外周血白细胞总数正常或偏低，淋巴细胞相对增多，偶见异型淋巴细胞，一般不超过 10%，这可能是淋巴细胞受病毒抗原刺激后发生的母细胞转化现象。黄疸前期末尿胆原及尿胆红素开始呈阳性反应，是早期诊断的重要依据。血清丙氨酸氨基转移酶（ALT）于黄疸前期早期开始升高，血清胆红素在黄疸前期末开始升高。血清 ALT 高峰在血清胆红素高峰之前，一般在黄疸消退后一至数周恢复正常。急性黄疸型血浆球蛋白常见轻度升高，随病情好转而逐渐恢复。急性无黄疸型和亚临床型患者肝功能改变以单项 ALT 轻中度升高为特点。急性淤胆型患者血清胆红素显著升高而 ALT 仅轻度升高，两者形成明显反差，同时伴有血清 ALP 及 GGT 明显升高。

（2）特异性血清学检查：特异性血清学检查是确诊甲型病毒性肝炎的主要指标。血清 IgM 型甲型病毒性肝炎病毒抗体（抗-HAV-IgM）于发病数天即可检出，黄疸期达到高峰，一般持续 2～4 个月，以后逐渐下降乃至消失。目前临床上主要用酶联免疫吸附法（ELISA）检查血清抗-HAV-IgM，以作为早期诊断甲型病毒性肝炎的特异性指标。血清抗-HAV-IgM 出现于病程恢复期，较持久，甚至终身阳性，是获得免疫力的标志，一般用于流行病学调查。新近报道应用线性多抗原肽包被进行 ELISA 检测 HAV 感染，其敏感性和特异性分别高于 90% 和 95%。

（三）鉴别要点

本病需与药物性肝炎、传染性单核细胞增多症、钩端螺旋体病、急性结石性胆管炎、原发性胆汁性肝硬化、妊娠期肝内胆汁淤积症、胆总管梗阻、妊娠急性脂肪肝等鉴别。其他如血吸虫病、肝吸虫病、肝结核、脂肪肝、肝淤血及原发性肝癌等均可有肝大或 ALT 升高，鉴别诊断时应加以考虑。与乙型、丙型、丁型及戊型病毒型肝炎急性期鉴别除参考流行病学特点及输血史等资料外，主要依据血清抗-HAV-IgM 的检测。

（四）规范化治疗

急性期应强调卧床休息，给予清淡而营养丰富的饮食，外加充足的 B 族维生素及维生素 C。进食过少及呕吐者，应每天静脉滴注 10％葡萄糖 1000～1500 mL，酌情加入能量合剂及氯化钾。热重者可服用茵陈蒿汤、栀子柏皮汤加减；湿重者可服用茵陈胃苓汤加减；湿热并重者宜用茵陈蒿汤和胃苓汤合方加减；肝气郁结者可用逍遥散；脾虚湿困者可用平胃散。

二、乙型病毒性肝炎

慢性乙型病毒性肝炎是由乙型肝炎病毒感染致肝脏发生炎症及肝细胞坏死，持续 6 个月以上而病毒仍未被清除的疾病。我国是慢性乙型病毒性肝炎的高发区，人群中约有 9.09％为乙型肝炎病毒携带者。该病呈慢性进行性发展，间有反复急性发作，可演变为肝硬化、肝癌或肝衰竭等，严重危害人民健康，故对该病的早发现、早诊断、早治疗很重要。

（一）病因

1. 传染源

传染源主要是有 HBV DNA 复制的急、慢性患者和无症状 HBV 携带者。

2. 传播途径

主要通过血清及日常密切接触而传播。血液传播途径除输血及血制品外，可通过注射，刺伤，共用牙刷、剃刀及外科器械等方式传播，经微量血液也可传播。由于患者唾液、精液、初乳、汗液、血性分泌物均可检出 HBsAg，故密切的生活接触可能是重要传播途径。所谓"密切生活接触"可能是由于微小创伤所致的一种特殊经血传播形式，而非消化道或呼吸道传播。另一种重要的传播方式是母-婴传播（垂直传播）。生于 HBsAg/HBeAg 阳性母亲的婴儿，HBV 感染率高达 95％，大部分在分娩过程中感染，低于 20％ 可能为宫内感染。因此，医源性或非医源性经血液传播，是本病的传播途径。

3. 易感人群

感染后患者对同一 HBsAg 亚型 HBV 可获得持久免疫力。但对其他亚型免疫力不完全，偶可再感染其他亚型，故极少数患者血清抗-HBs（某一亚型感染后）和 HBsAg（另一亚型再感染）可同时阳性。

（二）诊断要点

急性肝炎病程超过半年，或原有乙型病毒性肝炎或 HBsAg 携带史，本次又因同一病原再次出现肝炎症状、体征及肝功能异常者可以诊断为慢性乙型病毒性肝炎。发病日期不明或虽无肝炎病史，但肝组织病理学检查符合慢性乙型病毒性肝炎，或根据症状、体征、化验及 B 超检查综合分析，也可做出相应诊断。

1. 分型

据 HBeAg 可分为两型。

（1）HBeAg 阳性慢性乙型病毒性肝炎：血清 HBsAg、HBV DNA 和 HBeAg 阳性，抗-HBe 阴性，血清 ALT 持续或反复升高，或肝组织学检查有肝炎病变。

（2）HBeAg 阴性慢性乙型病毒性肝炎：血清 HBsAg 和

HBV DNA 阳性，HBeAg 持续阴性，抗-HBe 阳性或阴性，血清 ALT 持续或反复异常，或肝组织学检查有肝炎病变。

2. 分度

根据生化学试验及其他临床和辅助检查结果，可进一步分三度。

(1) 轻度：临床症状、体征轻微或缺如，肝功能指标仅 1～2 项轻度异常。

(2) 中度：症状、体征、实验室检查居于轻度和重度之间。

(3) 重度：有明显或持续的肝炎症状，如乏力、食欲缺乏、尿黄、便溏等，伴有肝病面容、肝掌、蜘蛛痣、脾大，并排除其他原因，且无门静脉高压者。实验室检查血清 ALT 和/或 AST 反复或持续升高，清蛋白降低或 A/G 比值异常，球蛋白明显升高。除前述条件外，凡清蛋白不超过 32 g/L，胆红素大于 5 倍正常值上限，凝血酶原活动度为 40%～60%，胆碱酯酶低于 2500 U/L，4 项检测中有 1 项达上述程度者即可诊断为重度慢性肝炎。

3. B 超检查结果可供慢性乙型病毒性肝炎诊断参考

(1) 轻度：B 超检查肝脾无明显异常改变。

(2) 中度：B 超检查可见肝内回声增粗，肝脏和/或脾脏轻度肿大，肝内管道（主要指肝静脉）走行多清晰，门静脉和脾静脉内径无增宽。

(3) 重度：B 超检查可见肝内回声明显增粗，分布不均匀；肝表面欠光滑，边缘变钝；肝内管道走行欠清晰或轻度狭窄、扭曲；门静脉和脾静脉内径增宽；脾大；胆囊有时可见"双层征"。

4. 组织病理学诊断

组织病理学诊断包括病因（根据血清或肝组织的肝炎病毒学检测结果确定病因）、病变程度及分级分期结果。

（三）鉴别要点

本病应与慢性丙型病毒性肝炎、嗜肝病毒感染所致肝损害、酒精性及非酒精性肝炎、药物性肝炎、自身免疫性肝炎、肝硬化、肝癌等鉴别。

（四）规范化治疗

1. 治疗目标

最大限度地长期抑制或消除乙肝病毒，减轻肝细胞炎症坏死及肝纤维化，延缓和阻止疾病进展，减少和防止肝脏失代偿、肝硬化、肝癌及其并发症的发生，从而提高生活质量和延长存活时间。主要包括抗病毒、免疫调节、抗炎保肝、抗纤维化和对症治疗，其中抗病毒治疗是关键，只要有适应证，且条件允许。就应进行规范的抗病毒治疗。

2. 适应证

适应证如下：①HBV DNA$\geqslant 2 \times 10^4$ U/mL（HBeAg 阴性者为不低于 2×10^3 U/mL）。②ALT$\geqslant 2 \times$ULN；如用干扰素治疗，ALT 应不高于 $10 \times$ULN，血总胆红素水平应低于 $2 \times$ULN。③如 ALT$< 2 \times$ULN，但肝组织学显示 Knodell HAI$\geqslant 4$，或$\geqslant G_2$。

具有①并有②或③的患者应进行抗病毒治疗；对达不到上述治疗标准者，应监测病情变化，如持续 HBV DNA 阳性，且 ALT 异常，也应考虑抗病毒治疗。ULN 为正常参考值上限。

3. HBeAg 阳性慢性乙型肝炎患者

对于 HBV DNA 定量不低于 2×10^4 U/mL，ALT 水平不低于 $2 \times$ULN 者，或 ALT$< 2 \times$ULN，但肝组织学显示 Knodell HAI$\geqslant 4$，或$\geqslant G_2$ 炎症坏死者，应进行抗病毒治疗。可根据具体情况和患者的意愿，选用 IFN-α，ALT 水平应低于 $10 \times$ULN，或核苷（酸）类似物治疗。对 HBV DNA 阳性但低于 2×10^4 U/mL 者，经监测病情 3 个月，HBV DNA 仍未转阴，且 ALT 异常，则应抗病毒治疗。

（1）普通 IFN-α：5 MU（可根据患者的耐受情况适当调整

剂量），每周 3 次或隔天 1 次，皮下或肌内注射，一般疗程为 6 个月。如有应答，为提高疗效也可延长疗程至 1 年或更长。应注意剂量及疗程的个体化。如治疗 6 个月无应答者，可改用其他抗病毒药物。

（2）聚乙二醇干扰素 α-2a：180 μg，每周 1 次，皮下注射，疗程 1 年。剂量应根据患者耐受性等因素决定。

（3）拉米夫定：100 mg，每天 1 次，口服。治疗 1 年时，如 HBV DNA 检测不到（PCR 法）或低于检测下限、ALT 复常、HBeAg 转阴但未出现抗-HBe 者，建议继续用药直至 HBeAg 血清学转归，经监测 2 次（每次至少间隔 6 个月）仍保持不变者可以停药，但停药后需密切监测肝脏生化学和病毒学指标。

（4）阿德福韦酯：10 mg，每天 1 次，口服。疗程可参照拉米夫定。

（5）恩替卡韦：0.5 mg（对拉米夫定耐药患者 1 mg），每天 1 次，口服。疗程可参照拉米夫定。

4. HBeAg 阴性慢性乙型肝炎患者

HBV DNA 定量不低于 2×10^3 U/mL，ALT 水平不低于 $2 \times$ ULN 者，或 ALT < 2 ULN，但肝组织学检查显示 Knodell HAI ≥ 4，或 G_2 炎症坏死者，应进行抗病毒治疗。由于难以确定治疗终点，因此，应治疗至检测不出 HBV DNA（PCR 法），ALT 复常。此类患者复发率高，疗程宜长，至少为 1 年。

因需要较长期治疗，最好选用 IFN-α（ALT 水平应低于 10 × ULN）或阿德福韦酯或恩替卡韦等耐药发生率低的核苷（酸）类似物治疗。对达不到上述推荐治疗标准者，则应监测病情变化，如持续 HBV DNA 阳性，且 ALT 异常，也应考虑抗病毒治疗。

（1）普通 IFN-α：5 MU，每周 3 次或隔天 1 次，皮下或肌内注射，疗程至少 1 年。

（2）聚乙二醇干扰素 α-2a：180 μg，每周 1 次，皮下注射，疗程至少 1 年。

（3）阿德福韦酯：10 mg，每天 1 次，口服，疗程至少 1 年。当检测 3 次（每次至少间隔 6 个月）HBV DNA 不到（PCR 法）或低于检测下限和 ALT 正常时可以停药。

（4）拉米夫定：100 mg，每天 1 次，口服，疗程至少 1 年。治疗终点同阿德福韦酯。

（5）恩替卡韦：0.5 mg（对拉米夫定耐药患者 1 mg），每天 1 次，口服。疗程可参照阿德福韦酯。

5. 应用化疗和免疫抑制剂治疗的患者

对于因其他疾病而接受化疗、免疫抑制剂（特别是肾上腺糖皮质激素）治疗的 HBsAg 阳性者，即使 HBV DNA 阴性和 ALT 正常，也应在治疗前 1 周开始服用拉米夫定，每天 100 mg，化疗和免疫抑制剂治疗停止后，应根据患者病情决定拉米夫定停药时间。对拉米夫定耐药者，可改用其他已批准的能治疗耐药变异的核苷（酸）类似物。核苷（酸）类似物停用后可出现复发，甚至病情恶化，应高度注意。

6. 其他特殊情况的处理

（1）经过规范的普通 IFN-α 治疗无应答患者，再次应用普通 IFN-α 治疗的疗效很低。可试用聚乙二醇干扰素 α-2a 或核苷（酸）类似物治疗。

（2）强化治疗指在治疗初始阶段每天应用普通 IFN-α，连续 2～3 周后改为隔天 1 次或每周 3 次的治疗。目前对此疗法意见不一，因此不予推荐。

（3）应用核苷（酸）类似物发生耐药突变后的治疗，拉米夫定治疗期间可发生耐药突变，出现"反弹"，建议加用其他已批准的能治疗耐药变异的核苷（酸）类似物，并重叠 1～3 个月或根据 HBV DNA 检测阴性后撤换拉米夫定，也可使用 IFN-α（建议重叠用药 1～3 个月）。

（4）停用核苷（酸）类似物后复发者的治疗，如停药前无拉米夫定耐药，可再用拉米夫定治疗，或其他核苷（酸）类似物治疗。如无禁忌证，也可用 IFN-α 治疗。

7. 儿童患者间隔

12 岁以上慢性乙型病毒性肝炎患儿，其普通 IFN-α 治疗的适应证、疗效及安全性与成人相似，剂量为 $3\sim6\ \mu U/m^2$，最大剂量不超过 $10\ \mu U/m^2$。在知情同意的基础上，也可按成人的剂量和疗程用拉米夫定治疗。

三、丙型病毒性肝炎

慢性丙型病毒性肝炎是一种主要经血液传播的疾病，是由丙型肝炎病毒（HCV）感染导致的慢性传染病。慢性 HCV 感染可导致肝脏慢性炎症坏死，部分患者可发展为肝硬化甚至肝细胞癌（HCC），严重危害人民健康，已成为严重的社会和公共卫生问题。

（一）病因

1. 传染源

主要为急、慢性患者和慢性 HCV 携带者。

2. 传播途径

与乙型肝炎相同，主要有以下 3 种。

（1）通过输血或血制品传播：由于 HCV 感染者病毒血症水平低，所以输血和血制品（输 HCV 数量较多）是最主要的传播途径。经初步调查，输血后非甲非乙型肝炎患者血清丙型肝炎抗体（抗-HCV）阳性率高达 80%，已成为大多数（80%～90%）输血后肝炎的原因。但供血员血清抗-HCV 阳性率较低，欧美各国为 0.35%～1.40%，故目前公认，反复输入多个供血员血液或血制品者更易发生丙型肝炎，输血 3 次以上者感染 HCV 的危险性增高 2～6 倍。国内曾因单采血浆回输血细胞时污染，造成丙型肝炎暴发流行，经 2 年以上随访，血清抗-HCV 阳性率达到

100%。国外综合资料表明，抗-HCV 阳性率在输血后非甲非乙型肝炎患者为 85%，血源性凝血因子治疗的血友病患者为 60%～70%，静脉药瘾患者为 50%～70%。

（2）通过非输血途径传播：丙型肝炎也多见于非输血人群，主要通过反复注射、针刺、含 HCV 血液反复污染皮肤黏膜隐性伤口及性接触等其他密切接触方式而传播。这是世界各国广泛存在的散发性丙型肝炎的传播途径。

（3）母婴传播：要准确评估 HCV 垂直传播很困难，因为在新生儿中所检测到的抗-HCV 实际可能来源于母体（被动传递）。检测 HCV RNA 提示，HGV 有可能由母体传播给新生儿。

3. 易感人群

对 HCV 无免疫力者普遍易感。在西方国家，除反复输血者外，静脉药瘾者、同性恋等混乱性接触者及血液透析患者丙型肝炎发病率较高。本病可发生于任何年龄，一般儿童和青少年 HCV 感染率较低，中青年次之。男性 HCV 感染率大于女性。HCV 多见于 16 岁以上人群。HCV 感染恢复后血清抗体水平低，免疫保护能力弱，有再次感染 HCV 的可能性。

（二）诊断要点

1. 诊断依据

HCV 感染超过 6 个月，或发病日期不明、无肝炎史，但肝脏组织病理学检查符合慢性肝炎，或根据症状、体征、实验室及影像学检查结果综合分析，做出诊断。

2. 病变程度判定

慢性肝炎按炎症活动度（G）可分为轻、中、重 3 度，并应标明分期（S）。

（1）轻度慢性肝炎（包括原慢性迁延性肝炎及轻型慢性活动性肝炎）：$G_{1～2}$，$S_{0～2}$。①肝细胞变性，点、灶状坏死或凋亡小体；②汇管区有（无）炎症细胞浸润、扩大，有或无局限性碎屑坏死（界面肝炎）；③小叶结构完整。

（2）中度慢性肝炎（相当于原中型慢性活动性肝炎）：G_3，$S_{1\sim3}$。①汇管区炎症明显，伴中度碎屑坏死；②小叶内炎症严重，融合坏死或伴少数桥接坏死；③纤维间隔形成，小叶结构大部分保存。

（3）重度慢性肝炎（相当于原重型慢性活动性肝炎）：G_4，$S_{2\sim4}$。①汇管区炎症严重或伴重度碎屑坏死；②桥接坏死累及多数小叶；③大量纤维间隔，小叶结构紊乱，或形成早期肝硬化。

3. 组织病理学诊断

组织病理学诊断包括病因（根据血清或肝组织的肝炎病毒学检测结果确定病因）、病变程度及分级分期结果，如病毒性肝炎，丙型，慢性，中度，G_3/S_4。

（三）鉴别要点

本病应与慢性乙型病毒性肝炎、药物性肝炎、酒精性肝炎、非酒精性肝炎、自身免疫性肝炎、病毒感染所致肝损害、肝硬化、肝癌等鉴别。

（四）规范化治疗

1. 抗病毒治疗的目的

清除或持续抑制体内的 HCV，以改善或减轻肝损害，阻止进展为肝硬化、肝衰竭或 HCC，并提高患者的生活质量。治疗前应进行 HCV RNA 基因分型（1 型和非 1 型）和血中 HCV RNA 定量，以决定抗病毒治疗的疗程和利巴韦林的剂量。

2. HCV RNA 基因为 1 型和/或 HCV RNA 定量不低于 4×10^5 U/mL 者

可选用下列方案之一。

（1）聚乙二醇干扰素 α 联合利巴韦林治疗方案：聚乙二醇干扰素 α-2a 180 μg，每周 1 次，皮下注射，联合口服利巴韦林 1000 mg/d，至 12 周时检测 HCV RNA。①如 HCV RNA 下降幅度少于 2 个对数级，则考虑停药。②如 HCV RNA 定性检测为阴转，或低于定量法的最低检测限。继续治疗至 48 周。③如 HCV RNA 未转阴，但下降超过 2 个对数级，则继续治疗到 24 周。如 24 周时 HCV RNA 转阴，可继续治疗到 48 周；如果 24 周时仍未转阴，则停药观察。

（2）普通 IFN-α 联合利巴韦林治疗方案：IFN-α 3～5 MU，隔天 1 次，肌内或皮下注射，联合口服利巴韦林 1000 mg/d，建议治疗 48 周。

（3）不能耐受利巴韦林不良反应者的治疗方案：可单用普通 IFN-α 复合 IFN 或 PEG-IFN，方法同上。

3. HCV RNA 基因为非 1 型和/或 HCV RNA 定量小于 4×10^5 U/mL 者

可采用以下治疗方案之一。

（1）聚乙二醇干扰素 α 联合利巴韦林治疗方案：聚乙二醇干扰素 α-2a 180 μg，每周 1 次，皮下注射，联合应用利巴韦林 800 mg/d，治疗 24 周。

（2）普通 IFN-α 联合利巴韦林治疗方案：IFN-α 3 mU，每周 3 次，肌内或皮下注射，联合应用利巴韦林 800～1000 mg/d，治疗 24～48 周。

（3）不能耐受利巴韦林不良反应者的治疗方案：可单用普通 IFN-α 或聚乙二醇干扰素 α。

四、丁型病毒性肝炎

丁型病毒性肝炎是由于丁型肝炎病毒（HDV）与 HBV 共同感染引起的以肝细胞损害为主的传染病，呈世界性分布，易使肝炎慢性化和重型化。

（一）病因

HDV 感染呈全球性分布。意大利是 HDV 感染的发现地。

地中海沿岸、中东地区、非洲和南美洲亚马孙河流域是 HDV 感染的高流行区。HDV 感染在地方性高发区的持久流行，是由 HDV 在 HBsAg 携带者之间不断传播所致。除南欧为地方性高流行区之外，其他发达国家 HDV 感染率一般只占 HBsAg 携带者的 5％以下。发展中国家 HBsAg 携带者较高，有引起 HDV 感染传播的基础。我国各地 HBsAg 阳性者中 HDV 感染率为 0～32％，北方偏低，南方较高。活动性乙型慢性肝炎和重型肝炎患者 HDV 感染率明显高于无症状慢性 HBsAg 携带者。

1. 传染源

主要是急、慢性丁型肝炎患者和 HDV 携带者。

2. 传播途径

输血或血制品是传播 HDV 的最重要途径之一。其他包括经注射和针刺传播，日常生活密切接触传播，以及围产期传播等。我国 HDV 传播方式以生活密切接触为主。

3. 易感人群

HDV 感染分两种类型：①HDV/HBV 同时感染，感染对象是正常人群或未接受 HBV 感染的人群。②HDV/HBV 重叠感染，感染对象是已受 HBV 感染的人群，包括无症状慢性 HBsAg 携带者和乙型肝炎患者，他们体内含有 HBV 及 HBsAg，一旦感染 HDV，极有利于 HDV 的复制，所以这一类人群对 HDV 的易感性更强。

（二）诊断要点

我国是 HBV 感染高发区，应随时警惕 HDV 感染。HDV 与 HBV 同时感染所致急性丁型肝炎，仅凭临床资料不能确定病因。凡无症状慢性 HBsAg 携带者突然出现急性肝炎样症状、重型肝炎样表现或迅速向慢性肝炎发展者，以及慢性乙型肝炎病情突然恶化而陷入肝衰竭者，均应想到 HDV 重叠感染，及时进行特异性检查，以明确病因。

1. 临床表现

HDV 感染一般只与 HBV 感染同时发生或继发于 HBV 感染者中，故其临床表现部分取决于 HBV 感染状态。

（1）HDV 与 HBV 同时感染（急性丁型肝炎）：潜伏期为 6～12 周，其临床表现与急性自限性乙型肝炎类似，多数为急性黄疸型肝炎。在病程中可先后发生两次肝功能损害，即血清胆红素和转氨酶出现两个高峰。整个病程较短，HDV 感染常随 HBV 感染终止而终止，预后良好，很少向重型肝炎、慢性肝炎或无症状慢性 HDV 携带者发展。

（2）HDV 与 HBV 重叠感染：潜伏期为 3～4 周。其临床表现轻重悬殊，复杂多样。①急性肝炎样丁型肝炎：在无症状慢性 HBsAg 携带者基础上重叠感染 HDV 后，最常见的临床表现形式是急性肝炎样发作，有时病情较重，血清转氨酶持续升高达数月之久，或血清胆红素及转氨酶升高呈双峰曲线。在 HDV 感染期间，血清 HBsAg 水平常下降，甚至转阴，有时可使 HBsAg 携带状态结束。②慢性丁型肝炎：无症状慢性 HBsAg 携带者重叠感染 HDV 后，更容易发展成慢性肝炎。慢性化后发展为肝硬化的进程较快。早期认为丁型肝炎不易转化为肝癌，近年来在病理诊断为原发性肝癌的患者中，HDV 标志阳性者 11%～22%，故丁型肝炎与原发性肝癌的关系不容忽视。

（3）重型丁型肝炎：在无症状慢性 HBsAg 携带者基础上重叠感染 HDV 时，颇易发展成急性或亚急性重型肝炎。在"暴发性肝炎"中，HDV 感染标志阳性率 21%～60%，认为 HDV 感染是促成大块肝坏死的一个重要因素。按国内诊断标准，"暴发性肝炎"应包括急性和亚急性重型肝炎。HDV 重叠感染易使原有慢性乙型肝炎病情加重。如有些慢性乙型肝炎患者，病情本来相对稳定或进展缓慢，血清 HDV 标志转阳，临床状况可突然恶化，继而发生肝衰竭，甚至死亡，颇似慢性重型肝炎，这种情况国内相当多见。

2. 实验室检查

近年丁型肝炎的特异诊断方法日臻完善，从受检者血清中检测到 HDAg 或 HDV RNA，或从血清中检测抗-HDV，均为确诊依据。

（三）鉴别要点

应注意与慢性重型乙型病毒型肝炎相鉴别。

（四）规范化治疗

丁型病毒性肝炎以护肝对症治疗为主。近年来研究表明，IFN-α 可能抑制 HDV RNA 复制，经治疗后，可使部分患者血清 HDV RNA 转阴，所用剂量宜大，疗程宜长。目前 IFN-α 是唯一可供选择的治疗慢性丁型肝炎的药物，但其疗效有限。IFN-α 900 万 U。每周 3 次，或者每天 500 万 U，疗程 1 年，能使 40%～70% 的患者血清中 HDV RNA 消失，但是抑制 HDV 复制的作用很短暂，停止治疗后 60%～97% 的患者复发。

五、戊型病毒性肝炎

戊型病毒型肝炎原称肠道传播的非甲非乙型肝炎或流行性非甲非乙型肝炎，其流行病学特点及临床表现颇像甲型病毒性肝炎，但两者的病因完全不同。

（一）病因

戊型肝炎流行最早发现于印度，开始疑为甲型病毒性肝炎，但回顾性血清学分析，证明既非甲型病毒性肝炎，也非乙型肝炎。本病流行地域广泛，在发展中国家以流行为主，发达国家以散发为主。其流行特点与甲型病毒性肝炎相似，传染源是戊型肝炎患者和阴性感染患者，经粪-口传播。潜伏期末和急性期初传染性最强。流行规律大体分两种：一种为长期流行，常持续数月，可长达 20 个月，多由水源不断污染所致；另一种为短期流行，约 1 周即止，多为水源一次性污染引起。

与甲型病毒性肝炎相比，本病发病年龄偏大。孕妇易感性较高。

（二）诊断要点

流行病学资料、临床特点和常规实验室检查仅作临床诊断参考，特异血清病原学检查是确诊依据，同时排除 HAV、HBV、HCV 感染。

1. 临床表现

本病潜伏期 15～75 天，平均为 6 周。绝大多数为急性患者，包括急性黄疸型和急性无黄疸型肝炎，两者比例约为 1：13。临床表现与甲型病毒性肝炎相似，但其黄疸前期较长，症状较重。除淤胆型患者外，黄疸常于一周内消退。戊型肝炎胆汁淤积症状（如灰浅色大便、全身瘙痒等）较甲型病毒性肝炎为重，大约 20％的急性戊型肝炎患者会发展成淤胆型肝炎。部分患者有关节疼痛。

2. 实验室检查

用戊型肝炎患者急性期血清 IgM 型抗体建立 ELISA 法，可用于检测拟诊患者粪便内的 HEAg，此抗原在黄疸出现第 14～18 天的粪便中较易检出，但阳性率不高。用荧光素标记戊型肝炎恢复期血清 IgG，以实验动物 HEAg 阳性肝组织作抗原片，进行荧光抗体阻断实验，可用于检测血清戊型肝炎抗体（抗-HEV），阳性率 50％～100％。但本法不适用于临床常规检查。

用重组抗原或合成肽原建立 ELISA 法检测血清抗-HEV，已在国内普遍开展，敏感性和特异性均较满意。用本法检测血清抗-HEV-IgM，对诊断戊型肝炎更有价值。

（三）鉴别要点

应注意与 HAV、HBV、HCV 相鉴别。

（四）规范化治疗

急性期应强调卧床休息，给予清淡而营养丰富的饮食，外加充足的 B 族维生素及维生素 C。

HEV ORF2 结构蛋白可用于研制有效疫苗，并能对 HEV 株提供交叉保护。HEV ORF2 蛋白具有较好的免疫原性，用其免疫猕猴能避免动物发生戊型肝炎和 HEV 感染。该疫苗正在研制，安全性和有效性正在评估。

六、护理措施

(1) 甲、戊型肝炎进行消化道隔离；急性乙型肝炎进行血液（体液）隔离至 HBsAg 转阴；慢性乙型和丙型肝炎患者应分别按病毒携带者管理。

(2) 向患者及家属说明休息是肝炎治疗的重要措施。重型肝炎、急性肝炎、慢性活动期应卧床休息；慢性肝炎病情好转后，体力活动以不感疲劳为度。

(3) 急性期患者宜进食清淡、易消化的饮食，蛋白质以营养价值高的动物蛋白为主，蛋白质 $1.0\sim1.5$ g/（kg·d）；慢性肝炎患者宜高蛋白、高热量、高维生素易消化饮食，蛋白质 $1.5\sim2.0$ g/（kg·d）；重症肝炎患者宜低脂、低盐、易消化饮食，有肝性脑病先兆者应限制蛋白质摄入，蛋白质摄入小于 0.5 g/（kg·d）；合并腹水、少尿者，钠摄入限制在 0.5 g/d。

(4) 各型肝炎患者均应戒烟和禁饮酒。

(5) 皮肤瘙痒者及时修剪指甲，避免搔抓，防止皮肤破损。

(6) 应向患者解释注射干扰素后可出现发热、头痛、全身酸痛等"流感样综合征"，体温常随药物剂量增大而增高，不良反应随治疗次数增加而逐渐减轻。发热时多饮水、休息，必要时按医嘱对症处理。

(7) 密切观察有无皮肤瘀点瘀斑、牙龈出血、便血等出血倾向；观察有无性格改变、计算力减退、嗜睡、烦躁等肝性脑病的早期表现。如有异常及时报告医师。

（8）让患者家属了解肝病患者易生气、易急躁的特点，对患者要多加宽容理解；护理人员多与患者热情、友好交谈沟通，缓解患者焦虑、悲观、抑郁等心理问题；向患者说明保持豁达、乐观的心情对于肝脏疾病的重要性。

七、应急措施

（一）消化道出血

（1）立即取平卧位，头偏向一侧，保持呼吸道通畅，防止窒息。

（2）通知医师，建立静脉液路。

（3）合血、吸氧、备好急救药品及器械，准确记录出血量。

（4）监测生命体征的变化，观察有无四肢湿冷、面色苍白等休克体征的出现，如有异常，及时报告医师并配合抢救。

（二）肝性脑病

（1）如有烦躁，做好保护性措施，必要时给予约束，防止患者自伤或伤及他人。

（2）昏迷者，取平卧位，头偏向一侧，保持呼吸道通畅。

（3）吸氧，密切观察神志和生命体征的变化，定时翻身。

（4）遵医嘱给予准确及时的治疗。

八、健康教育

（1）宣传各类型病毒性肝炎的发病及传播知识，重视预防接种的重要性。

（2）对于急性肝炎患者要强调彻底治疗的重要性及早期隔离的必要性。

（3）慢性患者、病毒携带者及家属采取适当的家庭隔离措施，对家中密切接触者鼓励尽早进行预防接种。

（4）应用抗病毒药物者必须在医师的指导、监督下进行，不得擅自加量或停药，并定期检查肝功能和血常规。

（5）慢性肝炎患者出院后避免过度劳累、酗酒、不合理用药等，避免反复发作，并定期监测肝功能。

（6）对于乙肝病毒携带者禁止献血和从事饮食、水管、托幼等工作。

第六节 炎症性肠病

炎症性肠病是一种病因不明的肠道慢性非特异性炎症性疾病。包括溃疡性结肠炎（ulcerative colitis，UC）和克罗恩病（Crohn's disease，CD）。一般认为，UC 和 CD 是同一疾病的不同亚类，组织损伤的基本病理过程相似，但可能由于致病因素不同，发病的具体环节不同，最终导致组织损害的表现不同。

一、溃疡性结肠炎

UC 是一种病因不明的直肠和结肠慢性非特异性炎症性疾病。病变主要位于大肠的黏膜与黏膜下层。主要症状有腹泻、黏液脓血便和腹痛，病程漫长，病情轻重不一，常反复发作。本病多见于 20～40 岁，男女发病率无明显差别。

（一）病理

病变主要位于直肠和乙状结肠，可延伸到降结肠，甚至整个结肠。病变一般仅限于黏膜和黏膜下层，少数重症者可累及肌层。活动期黏膜呈弥漫性炎症反应，可见水肿、充血与灶性出血，黏膜脆弱，触之易出血。由于黏膜与黏膜下层有炎性细胞浸润，大量中性粒细胞在肠腺隐窝底部聚集，形成小的隐窝脓肿。

当隐窝脓肿融合破溃，黏膜即出现广泛的浅小溃疡，并可逐渐融合成不规则的大片溃疡。结肠炎症在反复发作的慢性过程中，大量新生肉芽组织增生，常出现炎性息肉。黏膜因不断破坏和修复，丧失其正常结构，并且由于溃疡愈合形成瘢痕，黏膜肌层与肌层增厚，使结肠变形缩短，结肠袋消失，甚至出现肠腔狭窄。少数患者有结肠癌变，以恶性程度较高的未分化型多见。

（二）临床分型

临床上根据本病的病程、程度、范围和病期进行综合分型。

1. 根据病程经过分型

（1）初发型：无既往史的首次发作。

（2）慢性复发型：最多见，发作期与缓解期交替。

（3）慢性持续型：病变范围广，症状持续半年以上。

（4）急性暴发型：少见，病情严重，全身毒血症状明显，易发生大出血和其他并发症。

上述后三型可相互转化。

2. 根据病情程度分型

（1）轻型：多见，腹泻每天 4 次以下，便血轻或无，无发热、脉速，贫血轻或无，血沉正常。

（2）重型：腹泻频繁并有明显黏液脓血便，有发热、脉速等全身症状，血沉加快、血红蛋白下降。

（3）中型：介于轻型和重型之间。

3. 根据病变范围分型

可分为直肠炎、直肠乙状结肠炎、左半结肠炎、全结肠炎及区域性结肠炎。

4. 根据病期分型

可分为活动期和缓解期。

（三）临床表现

起病多数缓慢，少数急性起病，偶见急性暴发起病。病程长，呈慢性经过，常有发作期与缓解期交替，少数症状持续并逐渐加重。

1. 症状

（1）消化系统表现：主要表现为腹泻与腹痛。①腹泻为最主要的症状，黏液脓血便是本病活动期的重要表现。腹泻主要与炎症导致大肠黏膜对水钠吸收障碍及结肠运动功能失常有关。粪便中的黏液或黏液脓血，为炎症渗出和黏膜糜烂及溃疡所致。排便次数和便血程度可反映病情程度，轻者每天排便 2～4 次，粪便呈糊状，可混有黏液、脓血，便血轻或无，重者腹泻每天可达 10 次，大量脓血，甚至呈血水样粪便。病变限于直肠和乙状结肠的患者，偶有腹泻与便秘交替的现象，此与病变直肠排空功能障碍有关。②腹痛，轻者或缓解期患者多无腹痛或仅有腹部不适，活动期有轻或中度腹痛，为左下腹的阵痛，也可涉及全腹。有疼痛-便意-便后缓解的规律，大多伴有里急后重，为直肠炎症刺激所致。若并发中毒性巨结肠或腹膜炎，则腹痛持续且剧烈。③其他症状可有腹胀、食欲缺乏、恶心、呕吐等。

（2）全身表现：中、重型患者活动期有低热或中等度发热，高热多提示有并发症或急性暴发型。重症患者可出现衰弱、消瘦、贫血、低清蛋白血症、水和电解质平衡紊乱等表现。

（3）肠外表现：本病可伴有一系列肠外表现，包括口腔黏膜溃疡、结节性红斑、外周关节炎、坏疽性脓皮病、虹膜睫状体炎等。

2. 体征

患者呈慢性病容，精神状态差，重者呈消瘦贫血貌。轻者仅有左下腹轻压痛，有时可触及痉挛的降结肠和乙状结肠。重症者常有明显腹部压痛和鼓肠。若有反跳痛、腹肌紧张、肠鸣音减弱等应注意中毒性巨结肠和肠穿孔等并发症。

（四）护理

1. 护理目标

患者大便次数减少，粪质正常；腹痛缓解，营养改善，体重恢复，未发生并发症，焦虑减轻。

2. 护理措施

（1）一般护理：①休息与活动，在急性发作期或病情严重时均应卧床休息，缓解期适当休息，注意劳逸结合。②合理饮食，指导患者食用质软、易消化、少纤维素又富含营养、有足够热量的食物，以利于吸收、减轻对肠黏膜的刺激并供给足够的热量，以维持机体代谢的需要。避免食用冷饮、水果、多纤维的蔬菜及其他刺激性食物，忌食牛乳和乳制品。急性发作期患者，应进流质或半流质饮食，病情严重者应禁食，按医嘱给予静脉高营养，以改善全身状况。应注意给患者提供良好的进餐环境，避免不良刺激，以增进患者食欲。

（2）病情观察：观察患者腹泻的次数、性质，腹泻伴随症状，如发热、腹痛等，监测粪便检查结果。严密观察腹痛的性质、部位及生命体征的变化，以了解病情的进展情况，如腹痛性质突然改变，应注意是否发生大出血、肠梗阻、中毒性巨结肠、肠穿孔等并发症。观察患者进食情况，定期测量患者的体重，监测血红蛋白、血清电解质和清蛋白的变化，了解营养状况的变化。

（3）用药护理：遵医嘱给予柳氮磺吡啶（SASP）、糖皮质激素、免疫抑制剂等治疗，以控制病情，使腹痛缓解。注意药物的疗效及不良反应，如应用 SASP 时，患者可出现恶心、呕吐、皮疹、粒细胞减少及再生障碍性贫血等。应嘱患者餐后服药，服药期间定期复查血常规。应用糖皮质激素者，要注意激素不良反应，不可随意停药，防止反跳现象，应用硫唑嘌呤或巯嘌呤时患者可出现骨髓抑制的表现，应注意监测白细胞计数。

（4）心理护理：安慰鼓励患者，向患者解释病情，使患者以平和的心态应对疾病，自觉地配合治疗。

（5）健康指导：①心理指导，由于病情反复发作，迁延不愈，常给患者带来痛苦，尤其是排便次数的增加，给患者的精神和日常生活带来很多困扰，易产生自卑、忧虑，甚至恐惧心理。应鼓励患者以平和的心态应对疾病，积极配合治疗。②指导患者合理饮食及活动：指导患者食用质软、易消化、少纤维素又富含营养、有足够热量的食物，避免食用冷饮、水果、多纤维的蔬菜及其他刺激性食物，忌食牛乳和乳制品。在急性发作期或病情严重时均应卧床休息，缓解期适当休息，注意劳逸结合。③用药指导，嘱患者坚持治疗，不要随意更换药物或停药。教会患者识别药物的不良反应，出现异常症状要及时就诊，以免耽搁病情。

3. 护理评价

患者腹泻、腹痛缓解，营养改善，体重恢复。

二、克罗恩病（CD）

CD是一种病因尚不十分清楚的胃肠道慢性炎性肉芽肿性疾病。病变多见于末段回肠和邻近结肠，但从口腔至肛门各段消化道均可受累，呈节段性或跳跃式分布。临床上以腹痛、腹泻、体重下降、瘘管形成和肠梗阻等为特点，可伴有发热等全身表现及关节、皮肤、眼、口腔黏膜等肠外损害。本病有终身复发倾向，重症患者迁延不愈，预后不良。

（一）病理

病变表现为同时累及回肠末段与邻近右侧结肠者，只涉及小肠者，局限在结肠者。病变可涉及口腔、食管、胃、十二指肠，但少见。

大体形态上，克罗恩病特点如下：①病变呈节段性或跳跃性，而不呈连续性。②黏膜溃疡早期呈鹅口疮样溃疡，随后溃疡增大、融合，形成纵行溃疡和裂隙溃疡，将黏膜分割呈鹅卵石样外观。③病变累及肠壁全层，肠壁增厚变硬，肠腔狭窄。

组织学上，克罗恩病的特点如下：①非干酪性肉芽肿，由类上皮细胞和多核巨细胞构成，可发生在肠壁各层和局部淋巴结。

②裂隙溃疡，呈缝隙状，可深达黏膜下层甚至肌层。③肠壁各层炎症，伴固有膜底部和黏膜下层淋巴细胞聚集、黏膜下层增宽、淋巴管扩张及神经节炎等。肠壁全层病变致肠腔狭窄，可发生肠梗阻。溃疡穿孔引起局部脓肿，或穿透至其他肠段、器官、腹壁，形成内瘘或外瘘。肠壁浆膜纤维素渗出、慢性穿孔均可引起肠粘连。

（二）临床分型

区别本病不同临床情况，有助全面估计病情和预后，制订治疗方案。

1. 临床类型

依疾病行为分型，可分为狭窄型（以肠腔狭窄所致的临床表现为主）、穿通型（有瘘管形成）和非狭窄非穿通型（炎症型）。各型可有交叉或互相转化。

2. 病变部位

参考影像和内镜结果确定，可分为小肠型、结肠型、回结肠型。如消化道其他部分受累也应注明。

3. 严重程度

根据主要临床表现的程度及并发症计算 CD 活动指数（CDAI），用于疾病活动期与缓解期区分、病情严重程度估计（轻、中、重度）和疗效评定。

（三）临床表现

起病大多隐匿、缓渐，从发病早期症状出现至确诊往往需数月至数年。病程呈慢性，长短不等的活动期与缓解期交替，有终身复发倾向。少数急性起病，可表现为急腹症，酷似急性阑尾炎或急性肠梗阻。腹痛、腹泻和体重下降三大症状是本病的主要临床表现。但本病的临床表现复杂多变，这与临床类型、病变部位、病期及并发症有关。

1. 消化系统表现

（1）腹痛：为最常见症状。多位于右下腹或脐周，间歇性发作，常为痉挛性阵痛伴腹鸣。常于进餐后加重，排便或肛门排气后缓解。腹痛的发生可能与进餐引起胃肠反射或肠内容物通过炎症、狭窄肠段，引起局部肠痉挛有关。体检常有腹部压痛，部位多在右下腹。腹痛也可由部分或完全性肠梗阻引起，此时伴有肠梗阻症状。出现持续性腹痛和明显压痛，提示炎症波及腹膜或腹腔内脓肿形成。全腹剧痛和腹肌紧张，提示病变肠段急性穿孔。

（2）腹泻：也为本病常见症状，主要由病变肠段炎症渗出、蠕动增加及继发性吸收不良引起。腹泻先是间歇发作，病程后期可转为持续性。粪便多为糊状，一般无脓血和黏液。病变涉及下段结肠或肛门直肠者，可有黏液血便及里急后重。

（3）腹部包块：见于 10%～20% 患者，由于肠粘连、肠壁增厚、肠系膜淋巴结肿大、内瘘或局部脓肿形成所致。多位于右下腹与脐周。固定的腹块提示有粘连，多已有内瘘形成。

（4）瘘管形成：是克罗恩病的特征性临床表现，因透壁性炎性病变穿透肠壁全层至肠外组织或器官而成。瘘分内瘘和外瘘，前者可通向其他肠段、肠系膜、膀胱、输尿管、阴道、腹膜后等处，后者通向腹壁或肛周皮肤。肠段之间内瘘形成可致腹泻加重及营养不良。肠瘘通向的组织与器官因粪便污染可致继发性感染。外瘘或通向膀胱、阴道的内瘘均可见粪便与气体排出。

（5）肛门周围病变：包括肛门周围瘘管、脓肿形成及肛裂等病变，见于部分患者，有结肠受累者较多见。有时这些病变可为本病的首发或突出的临床表现。

2. 全身表现

（1）发热：为常见的全身表现之一，与肠道炎症活动及继发感染有关。间歇性低热或中度热常见，少数呈弛张高热伴毒血症。少数患者以发热为主要症状，甚至较长时间不明原因发热之后才出现消化道症状。

（2）营养障碍：由慢性腹泻、食欲减退及慢性消耗等因素所致。主要表现为体重下降，可有贫血、低蛋白血症和维生素缺乏等表现。青春期前患者常有生长发育迟滞。

3. 肠外表现

本病肠外表现与溃疡性结肠炎的肠外表现相似，但发生率较高，据我国统计报道以口腔黏膜溃疡、皮肤结节性红斑、关节炎及眼病为常见。

（四）护理

1. 护理目标

患者腹泻、腹痛缓解，营养改善，体重恢复，无并发症。

2. 护理措施

（1）一般护理：①休息与活动，在急性发作期或病情严重时均应卧床休息，缓解期适当休息，注意劳逸结合。必须戒烟。②合理饮食，一般给高营养低渣饮食，适当给予叶酸、维生素 B_{12} 等多种维生素。重症患者酌用要素饮食或全胃肠外营养，除营养支持外还有助诱导缓解。

（2）病情观察：观察患者腹泻的次数、性质，腹泻伴随症状，如发热、腹痛等，监测粪便检查结果。严密观察腹痛的性质、部位及生命体征的变化，测量患者的体重，监测血红蛋白、血清电解质和清蛋白的变化，了解营养状况的变化。

（3）用药护理：遵医嘱腹痛、腹泻可使用抗胆碱能药物或止泻药，合并感染者静脉途径给予广谱抗生素。给予柳氮磺吡啶（SASP）、糖皮质激素、免疫抑制剂等治疗，以控制病情，使腹痛缓解。注意避免药物的不良反应，如应嘱患者餐后服药，服药期间定期复查血常规，不可随意停药，防止反跳现象等。

（4）心理护理：向患者解释病情，使患者树立战胜疾病信心，自觉地配合治疗。

（5）健康指导：①疾病知识指导，指导患者合理休息与活动，戒烟，食用质软、易消化、少纤维素又富含营养、有足够热量的食物，避免食用冷饮、水果、多纤维的蔬菜及其他刺激性食物，忌食牛乳和乳制品。②安慰鼓励患者，使患者树立信心，积极地配合治疗。③用药指导，嘱患者坚持服药并了解药物的不良反应，病情有异常变化要及时就诊。

3. 护理评价

患者腹泻、腹痛缓解，无发热、营养不良，体重增加。

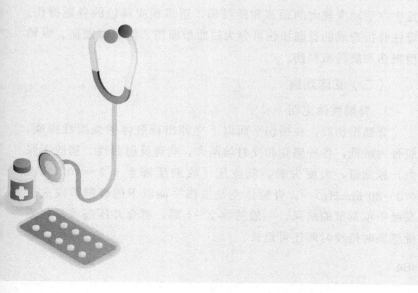

第四章

神经外科护理

第一节 ▌ 脊髓损伤

脊髓损伤为脊柱骨折或骨折脱位的严重并发症。损伤高度以下的脊神经所支配的身体部位的功能会丧失。直接与间接的外力对脊柱的重击是造成脊髓损伤的主要原因，常见的原因有交通事故、枪伤、刀伤、自高处跌落，或是被掉落的东西击中脊椎，以及现在流行的一些水上运动，诸如划水、冲浪板、跳水等，也都可能造成脊髓损伤。

一、护理评估

（一）病因分析

脊髓损伤是一种致残率高、后果严重的疾病，直接或间接暴力作用于脊柱和脊髓皆可造成脊髓损伤，间接暴力损伤比较常见，脊髓损伤的节段常发生于暴力作用的远隔部位，如从高处坠落，两足或臀部着地，或暴力作用于头顶、肩背部，而脊椎骨折发生在活动度较大的颈部和腰骶部，造成相应部位的脊髓损伤。脊柱骨折造成的脊髓损伤可分为屈曲型损伤、伸展型损伤、纵轴型损伤和旋转型损伤。

（二）临床观察

1. 脊髓性休克期

脊髓损伤后，在损伤平面以下立即出现肢体的弛缓性瘫痪，肌张力减低，各种感觉和反射均消失，病理反射阴性，膀胱无张力，尿潴留，大便失禁，低血压 [收缩压降至 $9.3\sim10.7$ kPa（$70\sim80$ mmHg）]。脊髓休克是损伤平面以下的脊髓节段失去高级中枢调节的结果，一般持续 $2\sim4$ 周，再合并压疮或泌尿系统感染时持续时间还可延长。

2. 完全性的脊髓损伤

在损伤平面以下，各种感觉均消失，肢体弛缓性瘫痪，深浅反射均消失，括约肌功能也消失，经 2～4 周脊髓休克过后，损伤平面以下肌张力增高，腱反射亢进，病理反射阳性，出现总体反射，即受刺激时，髋、膝关节屈曲，两下肢内收，腹肌收缩，反射性排尿和阴茎勃起等，但运动、感觉和括约肌功能无恢复。

3. 不完全性的脊髓损伤

在脊髓休克消失后，可见部分感觉、运动和括约肌功能恢复，但肌张力仍高，腱反射亢进，病理反射可为阳性。

4. 脊髓瘫痪

（1）上颈段脊髓损伤：膈肌和肋间肌瘫痪，呼吸困难，四肢瘫痪，死亡率很高。

（2）下颈髓段损伤：两上肢的颈髓受损节段神经支配区，呈下运动神经元损害的表现，该节段支配的肌肉萎缩，呈条状感觉减退区，二头肌或三头肌反射减退；上肢可有下神经元和上神经元两种损害症状同时存在，而两下肢为上运动神经元损害，表现为痉挛性截瘫。

（3）胸段脊髓损伤：有清楚的感觉障碍平面，脊髓休克消失后，损伤平面以下、两下肢呈痉挛性瘫痪。

（4）胸腰段脊髓损伤：感觉障碍平面在腹股沟韧带上方或下方，如为第 11～12 胸椎骨折，脊髓为腰段损伤，两下肢主要呈痉挛性瘫痪；第 1～2 腰椎骨折，脊髓骶节段和马尾神经上部损伤，两下肢主要呈弛缓性瘫痪，并由于直肠膀胱中枢受损，尿失禁，不能建立膀胱反射性，直肠括约肌松弛，大便也失禁。

（5）马尾神经损伤：第 3～5 腰椎骨折，马尾神经损伤大多为不全性，两下肢大腿以下呈弛缓性瘫痪，尿便失禁。

（三）辅助诊断

1. 创伤局部检查

了解损伤的原因，分析致伤方式，检查局部有无肿胀、压痛，有无脊柱后突畸形，棘突间隙是否增宽等。

2. 神经系统检查

急诊患者反复多次检查，及时发现病情变化。

（1）感觉检查：以手接触患者损伤平面以下的皮肤，如患者有感觉，为不完全性脊髓损伤，然后分别检查触觉、痛觉、温冷觉和深部感觉，划出感觉障碍的上缘，并定时复查其上缘的变化。

（2）运动检查：了解患者肢体有无随意运动，记录肌力的等级，并重复检查，了解肌力变化的情况。

（3）反射检查：脊髓横断性损伤，休克期内所有深浅反射均消失，经 2～4 周休克消失后，腱反射亢进，病理反射阳性。

（4）括约肌功能检查：了解尿潴留和尿失禁，必要时做膀胱测压。肛门指诊，检查括约肌能否收缩或呈弛缓状态。

3. X 线检查

检查脊柱损伤的水平和脱位情况，较大骨折位置及子弹或弹片在椎管内滞留位置及有无骨折，并根据脊椎骨受损位置估计脊椎受损的程度。

4. CT 检查

可显示骨折部位，有无椎管内血肿。

5. MRI 检查

MRI 检查是目前检查脊髓最理想的手段，不仅能直接观察到脊髓有否损伤，还能够判定其损伤的程度、类型及治疗后的估计。同时可清晰地看到椎间盘及脊椎损伤压迫脊髓的情况。

二、常见护理问题

（一）肢体麻痹及下半身瘫痪

因脊髓完全受损的部位不同，故肢体麻痹的范围也不同。

（1）第 4 颈椎以上损伤，会引起完全麻痹，即躯干和四肢麻痹。

（2）第 1 胸椎以上损伤，会引起不完全麻痹，上肢神经支配完全，但躯干稳定力较差，下肢完全麻痹。

（3）第 6 胸椎以下受伤，会造成下半身瘫痪。

（二）营养摄入困难

（1）在脊髓受损后 48 小时之内，消化功能可能会减弱。

（2）脊髓损伤后，患者可能会出现消化功能障碍，以致患者对食物的摄取缺乏耐力，易引起恶心、呕吐，且摄入的食物也不易消化吸收。

（三）排泄问题

1. 排尿功能障碍

（1）尿潴留：在脊髓休克期膀胱括约肌功能消失，膀胱无收缩功能。

（2）尿失禁：脊髓休克过后，损伤平面以下肌张力增高，膀胱中枢受损不能建立反射性膀胱，尿失禁。

2. 排便功能障碍

由于脊髓受损，直肠失去反射，以致大便排出失去控制或不由自主地排出大便，而造成大便失禁。

（四）焦虑不安

患者在受伤后，突然变成下半身麻痹或四肢瘫痪，患者会出现伤心、失望及抑郁等心理反应，而不能面对现实，或对医疗失去信心。

三、护理目标

（1）护士能及时观察患者呼吸、循环功能变化并给予急救护理。

（2）患者知道摆放肢体良肢位的重要性。

（3）患者有足够的营养供应。

（4）患者能规律排尿。

（5）减轻焦虑。

（6）预防并发症。

四、护理措施

（一）做好现场急救护理

对患者迅速及较准确地做出判断，有无合并伤及重要脏器损伤，并根据其疼痛、畸形部位和功能障碍情况，判断有无脊髓损伤及其性质、部位。对颈段脊髓损伤者，首要是稳定生命体征。高位脊髓损伤患者，多有呼吸浅、呼吸困难，应配合医师立即气管切开，气管内插管。插管时特别注意，有颈椎骨折时，头部制动，绝对不能使头颈部多动；气管插管时，宜采用鼻咽插管，借助纤维喉镜插管。

（二）正确运送患者，保持脊柱平直

现场搬运患者时至少要三人蹲在患者一侧，协调一致平起，防止脊柱扭转屈曲，平放在硬板单架上。对有颈椎骨折者，有一人在头顶部，双手托下颌及枕部，保持轻度向头顶牵引，颈部中立位，旁置沙袋以防扭转。胸腰段骨折者在胸腰部垫一软垫，切不可一人抱腋下，另一人抱腿屈曲搬动，而致脊髓损伤加重。

（三）定时翻身，给予适当的卧位

（1）脊髓损伤患者给其提供硬板床，加用预防压疮的气垫床。

（2）翻身时应采用轴线翻身，保持脊柱呈直线，两人动作一致，防止再次脊髓损伤。每隔两小时翻身 1 次。

（3）仰卧位：患者仰卧位时髋关节伸展并轻度外展。膝伸展，但不能过伸。踝关节背屈，脚趾伸展。在两腿之间可放一枕头，可保持髋关节轻度外展。肩应内收，中立位或前伸，勿后

缩。肘关节伸展，腕背屈约 45°。手指轻度屈曲，拇指对掌。患者双上肢放在身体两侧的枕头上，肩下垫枕头要足够高，确保两肩部后缩，也可将两枕头垫在前臂或手下，使手的位置高于肩部，可以预防重力性肿胀。

（4）侧卧位：髋膝关节屈曲，两腿之间垫上软枕，使上面的腿轻轻压在下面的枕头上。踝背屈，脚趾伸展。下面的肩呈屈曲位，上肢放于垫在头下和胸背部的两个枕头之间，以减少肩部受压。肘伸展，前臂旋后。上面的上肢也是旋后位，胸壁和上肢之间垫一枕头。

（四）供给营养

（1）在脊髓损伤初期，先给患者静脉输液，并插入鼻胃管以防腹胀。

（2）观察患者肠蠕动情况，当肠蠕动恢复后，可经口摄入饮食。

（3）给予高蛋白、高维生素、高纤维素的食物，以及足够的水分。

（4）若患者长期卧床不动，应限制含钙食物的摄取，以防泌尿系统结石。

（5）若患者有恶心、呕吐，应注意防止患者发生吸入性肺炎。

（五）大小便的护理

（1）脊髓损伤后最初几天即脊髓休克期，膀胱呈弛缓性麻痹，患者出现急性尿潴留，应立即留置导尿管引流膀胱的尿液，导尿采用密闭式引流，使用抗反流尿袋。随时保持会阴部的清洁，每天消毒尿道口，定期更换导尿管，以防细菌感染。

（2）患者出现便失禁及时处理，并保持肛周皮肤清洁、干燥无破损，在肛周涂皮肤保护剂。患者出现麻痹性肠梗阻或腹胀时，给予患者脐周顺时针按摩。可遵医嘱给予肛管排气或胃肠减压，必要时给予缓泻药，使用热水袋热敷脐部。

（3）饮食中少食或不食产气过多的食物，如甜食、豆类食品等。指导患者食用含纤维素多的食物。鼓励患者多饮用热果汁。

（4）训练患者排便、排尿功能恢复。对痉挛性神经性膀胱患者的训练是：定时饮用一定数量的水，使膀胱充盈，定时开放导尿管，引流膀胱内尿液。也可定期刺激膀胱收缩排出尿液，如轻敲患者的下腹部（耻骨上方）、用手刺激大腿内侧，以刺激膀胱收缩。间歇性导尿，即 4 小时导尿 1 次，这种方法可以使膀胱有一定的充盈，形成对排尿反应的生理刺激，这种冲动传到脊髓的膀胱中枢，可促进逼尿肌的恢复。

训练患者排便，应先确定患者患病前的排便习惯，并维持适当的高纤维素饮食与水分的摄取，以患者的习惯，选择一天中的一餐后，进行排便训练，因患者饭后有胃结肠反射，可在患者臀下垫便盆，教导患者有效地以腹部压力来引发排便，如无效，则可戴手套，伸入患者肛门口刺激排便，或再加甘油灌肠，每天固定时间训练。

（六）做好基础护理

患者脊髓受损后可出现四肢瘫或截瘫，生活自理能力缺陷，其一切生活料理均由护理人员来完成。每天定时翻身，变换体位，观察皮肤，保护皮肤完整性。保持床单位的平整。

（七）做好呼吸道管理

（1）$C_{1\sim4}$ 受损者，膈神经、横膈及肋间肌的活动均丧失，并且无法深呼吸及咳嗽，为了维持生命，需行气管切开，并使用呼吸机辅助呼吸。及时吸痰保持呼吸道通畅。

（2）在损伤后 48 小时应密切观察患者呼吸形态的变化，呼吸的频率和节律。

（3）监测血氧饱和度及动脉血气分析的变化，以了解其缺氧的情况是否加重。

（4）在病情允许的范围内协助患者翻身，并指导患者深呼吸与咳嗽，以预防肺不张及坠积性肺炎等并发症。

（八）观察神经功能的变化

（1）观察脊髓受压的征象，在受伤的 24～36 小时，每隔 2～4 小时就要检查患者四肢的肌力、肌张力、痛触觉等，以后每班至少检查 1 次。并及时记录患者感觉平面、肌张力、痛温触觉恢复的情况。

（2）检查发现患者有任何变化时，应立即通知医师，以便及时进行手术减压。

（九）脊髓手术护理

1. 术前护理

（1）观察脊髓受压的情况，特别注意维持患者的呼吸。

（2）观察患者脊柱的功能，以及活动与感觉功能的丧失或恢复情况。

（3）做好患者心理护理，解除患者的恐惧、忧虑和不安的心理。

（4）遵医嘱进行术前准备，灌肠排出肠内粪便。可减少手术后的肿胀和压迫。

2. 术后护理

（1）术后搬运患者时，应保持患者背部平直，避免不必要的震动、旋转、摩擦和任意暴露患者；如为颈椎手术，则应注意颈部的固定，戴颈托。

（2）颈部手术后，应该去掉枕头平卧。必要时使用沙袋固定头部，保持颈椎平直。

（3）观察患者的一般情况，如皮肤的颜色、意识状况、定向力、生命体征及监测四肢运动、肌力和感觉。

（4）颈椎手术时，由于颈部被固定，不能弯曲。常使口腔的分泌物不易咳出，应及时吸痰保持呼吸道的通畅。

（5）观察伤口敷料是否干燥，有无出血、有无液体自伤口处渗出，观察术后应用止痛泵的效果。

（十）颅骨牵引患者护理

（1）随时观察患者有无局部肿胀或出血的情况。

（2）由于颅骨牵引，时间过长枕部及肩胛骨易发生压疮，可根据情况应用减压贴。

（3）定期检查牵引的位置、功效是否正确，如有松动，及时报告医师。

（4）牵引时使用便器要小心，不可由于使用便器不当造成牵引位置、角度及功效发生改变。

（十一）预防并发症护理

脊髓损伤后常发生的并发症是压疮、泌尿系统感染和结石、肺部感染、深静脉血栓形成和肢体挛缩。

1. 压疮

定时评估患者皮肤情况采用诺顿评分，护士按照评分表中五项内容分别打分并相加总分＜14分，可认为患者是发生压疮的高危人群，必须进行严格的压疮预防。可应用气垫床，定时翻身缓解患者的持续受压，对于危险区域的皮肤应用减压贴、透明贴、皮肤保护剂（赛肤润），保持床单位平整、清洁，每班加强检查。

2. 肺部护理

鼓励患者咳嗽，压住胸壁或腹壁辅助咳嗽。不能自行咳痰者进行气管内吸痰。变换体位，进行体位引流，雾化吸入。颈段脊髓损伤者，必要时行气管切开，辅助呼吸。

3. 防深静脉血栓形成

深静脉血栓形成常发生在伤后10～40天，主要原因是血流缓慢。临床表现为下肢肿胀、胀痛、皮肤发红，也可有肢体温度降低。防治的方法有患肢被动活动，穿预防深静脉血栓的弹力袜。定期测下肢周径，发现肿胀，立即制动。静脉应用抗凝药，也可行彩色多普勒检查，证实为血栓者可行溶栓治疗，可用尿激酶等。

4. 预防痉挛护理

痉挛是中枢神经系统损害后出现的以肌肉张力异常增高为表现的综合征，痉挛可出现在肢体整体或局部，也可出现在胸、背、腹部肌肉。有些痉挛对患者是有利的，比如股四头肌痉挛有助于患者的站立和行走，下肢肌痉挛有助于防止直立性低血压，四肢痉挛有助于防止深静脉血栓形成。但严重的肌痉挛会给患者带来很大的痛苦，妨碍自主运动的恢复，成为功能恢复的主要障碍。痉挛在截瘫患者常表现为以伸肌张力异常增高的痉挛模式，持续的髋膝踝的伸展，最后出现跟腱缩短，踝关节旋前畸形及内收肌紧张。患者从急性期开始采用抗痉挛的良肢体位摆放，下肢伸肌张力增高将下肢摆放为屈曲位。对肢体进行主动运动和被动运动。①主动运动：做痉挛肌的拮抗肌适度的主动运动，对肌痉挛有交替性抑制作用。②被动运动与按摩：进行肌肉按摩，或温和地被动牵张痉挛肌，可降低肌张力，有利于系统康复训练。冷疗或热疗可使肌痉挛一过性放松。水疗温水浸浴有利于缓解肌痉挛。

（十二）康复护理

（1）在康复医师的指导下，给予患者日常生活活动训练，使患者能自行穿脱衣服，进食、盥洗、大小便、沐浴及开关门窗、电灯、水龙头等改善患者自我照顾的能力。

（2）按照运动计划做肢体运动。颈椎以下受伤的患者，运用各种支具下床行走。

（3）指导患者及家属如何把身体自床上移到轮椅或床边的便器上。

（4）教导患者使用辅助的运动器材，如轮椅、助行器、手杖来加强自我照顾能力。

（十三）健康教育

患者和家属对突然遭受到脊髓外伤所带来的四肢瘫或截瘫事实不能接受，患者和家属都比较紧张，因此对患者和家属的健康教育非常重要。

（1）教导患者需保持情绪稳定，向患者简单的解释所有治疗的过程。

（2）鼓励家属参加康复治疗活动。

（3）告知患者注意安全，以防发生意外。

（4）教导运动计划的重要性，并能切实执行。

（5）教导家属能适时给予患者协助及心理支持，并时常给予鼓励。

（6）教导患者及家属，重视日常生活的照顾，预防并发症。

（7）定期返院检查。

五、评价

对脊髓损伤的患者，在提供必要的护理措施之后，应进行下列评价。

（1）患者的脊柱是否保持平直。

（2）患者的呼吸功能和循环功能，是否维持在正常状态。

（3）是否提供足够的营养。

（4）是否为患者摆放良肢位，定时为患者翻身。

（5）患者的大小便排泄功能是否已经逐渐恢复正常，是否已经提供必要的协助和训练。

（6）患者是否经常保持皮肤清洁干燥，皮肤是否完整无破损。

（7）患者的运动、感觉、痛温触觉功能是否逐渐恢复。

（8）对脊髓手术的患者，是否提供了完整的术前及术后的护理。

（9）对患者是否进行了健康教育，患者接受的程度如何，是否掌握。

（10）对实施颅骨牵引的患者，是否提供了必要的牵引护理。

（11）在护理患者过程中是否避免了并发症的发生。

（12）患者及家属是否能够接受脊髓损伤这种心理冲击，是否提供了心理护理。

第二节　面肌痉挛

面肌痉挛是指以一侧面神经所支配的肌群不自主地、阵发性、无痛性抽搐为特征的慢性疾病。抽搐多起于眼轮匝肌，从一侧眼轮匝肌很少的收缩开始，缓慢由上向下扩展到半侧面肌，严重可累及颈肩部肌群。抽搐为阵发性、不自主痉挛，不能控制，情绪紧张、过度疲劳可诱发或加重病情。开始抽搐较轻，持续仅几秒，之后抽搐逐渐延长至几分钟，频率增多，严重者致同侧眼不能睁开，口角向同侧㖞斜，严重影响身心健康。女性患者多见，左侧多见，通常在青少年出现，神经外科常用手术方法为微血管减压术。

一、护理措施

（一）术前护理

1. 心理护理

充分休息，减轻心理负担，消除心理焦虑，并向患者介绍疾病知识、治疗方法及术后患者的康复情况，以及术后可能出现的不适和应对办法，使患者对手术做好充分的准备。

2. 饮食护理

营养均衡，可进食高蛋白、低脂肪、易消化食物。

175

3. 术前常规护理

选择性备皮（即术侧耳后向上、向下、向后各备皮约 5 cm，尤其适用于长发女性，可以很好地降低因外貌改变造成的不良心理应激）、配血、灌肠、禁食、禁水。

（二）术后护理

（1）密切观察生命体征、意识、瞳孔变化。

（2）观察有无继发性出血。

（3）保持呼吸道通畅，如有恶心、呕吐，去枕，头偏向一侧，及时清除分泌物，避免吸入性肺炎。

（4）饮食：麻醉清醒 4 小时后且不伴恶心、呕吐，由护士亲自喂第一口水，观察有无呛咳，防止误吸。术后第一天可进流食，逐渐过渡至正常饮食。鼓励营养均衡，并适当摄取汤类食物，多饮水，以缓解低颅内压症状。

（5）体位：去枕平卧 4～6 小时，患者无头晕、恶心、呕吐等不适主诉，在主管医师协助下给患者垫薄软枕或毛巾垫。如术后头晕、恶心等明显低颅内压症状，要遵医嘱去枕平卧 1～2 天。术后 2～3 天可缓慢坐起，如头晕不适，立即平卧，反复锻炼至症状消失，在他人搀扶下可下床活动，注意避免跌倒。

（6）观察有无颅内感染、切口感染。观察伤口敷料，监测体温 4 次/天，了解有无头痛、恶心等不适主诉。

（7）手术效果观察：评估术后抽搐时间、强度、频率。部分患者术后面肌痉挛会立即消失，部分患者需要营养受损的神经，一段时间后可消失。

（8）对患者进行健康宣教，告知完全恢复需要 3 个月时间，加强护患配合。

（9）术后并发症护理：①低颅内压反应，因术中为充分暴露手术视野需放出部分脑脊液，导致颅内压降低。术后根据情况去枕平卧 1～3 天，如恶心、呕吐，头偏向一侧，防止误吸。每天补液 1500～2000 mL，并鼓励患者多进水、汤类食物，促进脑脊液分泌。鼓励床上活动下肢，防止静脉血栓形成。②脑神经受累，因手术中脑神经根受损可致面部感觉麻木，不完全面瘫。不完全面瘫者注意口腔和眼部卫生，眼睑闭合不全者予抗生素软膏涂抹，饭后及时清理口腔，遵医嘱给予营养神经药物，并做好细致解释，健康指导。③听力下降，因术中损失相邻的听神经，导致同侧听力减退或耳聋。密切观察，耐心倾听不适主诉，及时发现异常。遵医嘱使用营养神经药物，并注意避免使用损害听力的药物，保持安静，避免噪声。

（三）健康指导

（1）避免情绪激动，去除不安、恐惧、愤怒、忧虑等不利因素，保持心情舒畅。

（2）饮食清淡，多吃含水分、含纤维素多的食物；多食蔬菜、水果。忌烟、酒及辛辣刺激性强的食物。

（3）定期复查病情。

二、主要护理问题

（1）知识缺乏：与缺乏面肌痉挛相关疾病知识有关。

（2）自我形象紊乱：与不自主抽搐有关。

（3）有出血的可能：与手术有关。

（4）有体液不足的危险：与体液丢失过多有关。

（5）有感染的危险：与手术创伤有关。

第三节 ▎ 颅脑损伤

颅脑损伤是暴力直接或间接作用于头部引起颅骨及脑组织的损伤。可分为开放性颅脑损伤和闭合性颅脑损伤。颅底骨折可出现脑脊液耳漏、鼻漏。脑干损伤时可出现意识障碍、去大脑强直，严重时发生脑疝危及生命。颅脑损伤的临床表现为意识障碍、头痛、恶心、呕吐、癫痫发作、肢体瘫痪、感觉障碍、失语及偏盲等。重度颅脑损伤以紧急抢救、纠正休克、清创、抗感染及手术为主要治疗方法。

一、颅脑损伤的分型

目前国际上通用的是格拉斯哥昏迷量表方法，是 1974 年英国一些学者设计的一种脑外伤昏迷评分法，经改进后被推广，现成为国际上公认评判脑外伤严重程度的准绳，统一了对脑外伤严重程度的目标标准（表 4-1）。根据格拉斯哥昏迷量表对昏迷患者检查睁眼、言语和运动反应进行综合评分。正常总分为 15 分，病情越重，积分越低，最低 3 分。总分越低表明意识障碍越重，伤情越重。总分在 8 分以下表明已达昏迷阶段。

表 4-1　脑外伤严重程度目标标准

项目	记分	项目	记分	项目	记分
睁眼反应		言语反应		运动反应	
正常睁眼	4	回答正确	5	按吩咐动作	6
呼唤睁眼	3	回答错乱	4	刺痛时能定位	5
刺痛时睁眼	2	词句不清	3	刺痛时躲避	4
无反应	1	只能发音	2	刺痛时肢体屈曲	3
		无反应	1	刺痛时肢体伸直	2
				无反应	1

我国的颅脑损伤分型大致划分为轻型、中型、重型（包括特重型）。轻型 13～15 分，意识障碍时间在 30 分钟内；中型 9～12 分，意识模糊至浅昏迷状态，意识障碍时间在 12 小时以内；重型 5～8 分，意识呈昏迷状态，意识障碍时间＞12 小时；特重型 3～5 分，伤后持续深昏迷。

（一）轻型（单纯脑震荡）

（1）原发意识障碍时间在 30 分钟以内。

（2）只有轻度头痛、头晕等自觉症状。

（3）神经系统和脑脊液检查无明显改变。

（4）可无或有颅骨骨折。

（二）中型（轻的脑挫裂伤）

（1）原发意识障碍时间不超过 12 小时。

（2）生命体征可有轻度改变。

（3）有轻度神经系统阳性体征，可有或无颅骨骨折。

（三）重型（广泛脑挫伤和颅内血肿）

（1）昏迷时间在 12 小时以上，意识障碍逐渐加重或有再昏迷的表现。

（2）生命体征有明显变化，即出现急性颅内压增高症状。

（3）有明显神经系统阳性体征。

（4）可有广泛颅骨骨折。

（四）特重型（有严重脑干损伤和脑干衰竭现象者）

（1）伤后持续深昏迷。

（2）生命体征严重紊乱或呼吸已停止者。

（3）出现去大脑强直，双侧瞳孔散大等体征者。

二、重型颅脑损伤的护理

（一）卧位

依患者伤情取不同卧位。

（1）低颅内压患者适合取平卧位，如头高位时则头痛加重。

（2）颅内压增高时，宜取头高位，以利颈静脉回流，减轻颅内压。

（3）脑脊液漏时，取平卧位或头高位。

（4）重伤昏迷患者取平卧、侧卧与侧俯卧位，以利于口腔与呼吸道分泌物向外引流，保持呼吸道通畅。

（5）休克时取平卧或头低卧位，时间不宜过长，避免增加颅内淤血。

（二）营养的维持与补液

重型颅脑损伤的患者由于创伤修复、感染和高热等原因，机体消耗量增加，维持营养及水电解质平衡极为重要。

（1）伤后 2～3 天一般予以禁食，每天静脉输液量 1500～2000 mL，不宜过多或过快，以免加重脑水肿与肺水肿。

（2）应用脱水药甘露醇时应快速输入。

（3）出血性休克的患者宜先输血。严重脑水肿患者先用脱水药后酌情输液，补液须缓慢限制入液量，以免脑水肿加重。

（4）脑损伤患者输浓缩人血清清蛋白与血浆，既能增高血浆蛋白，也有利于减轻脑水肿。

（5）长期昏迷，营养与水分摄入不足，可输氨基酸、脂肪乳剂、间断小量输血。

（6）准确记录出入量。

（7）颅脑损伤可致消化吸收功能减退，肠鸣音恢复后，可用鼻饲给予高蛋白、高热量、高维生素和易于消化的流质，常用混合奶（每 1000 mL 所含热量约 4.6 kJ）或要素饮食用输液泵维持。

（8）患者吞咽反射恢复后，即可试行喂食，开始少量饮水，确定吞咽功能正常后，可喂少量流质饮食，逐渐增加，使胃肠功能逐渐适应，防止发生消化不良或腹泻。

（三）呼吸系统护理

（1）保持呼吸道通畅，防止缺氧、窒息及预防肺部感染。

（2）氧疗：术后（或入监护室后）常规持续吸氧 3～7 天，中等浓度吸氧（氧流量 2～4 L/min）。

（3）观察呼吸音和呼吸频率、节律并准确描述记录。

（4）深昏迷或长期昏迷、舌后坠影响呼吸道通畅者，早期行气管切开术。

（5）做好切开后护理，监护室做好空气消毒隔离，保持一定温度和湿度（温度 22～25 ℃，相对湿度约 60%）。

（6）吸痰要及时，按无菌操作，吸痰要充分和有效，动作要轻，防止损伤支气管黏膜，一次性吸痰管可防止交叉感染。一人一盘，每吸一次戴无菌手套，气管内滴入稀释的糜蛋白酶＋生理盐水＋庆大霉素有利于黏稠痰液的排出。

（7）做好给氧，辅助呼吸：呼吸异常，可给氧或进行辅助呼吸，呼吸频率每分钟少于 9 次或超过 30 次，血气分析氧分压过低，二氧化碳分压过高，呼吸无力，及呼吸不整等都是呼吸异常之征象。通过吸氧及浓度调整，使 PaO_2 维持在 1.3 kPa 以上，$PaCO_2$ 保持在 3.3～4.0 kPa 代谢性酸中毒者静脉补充碳酸氢钠，代谢性碱中毒者可用静脉补生理盐水给予纠正。

（四）颅内伤情监护

重点是防治继发病理变化，在颅内血肿清除后脑水肿是颅脑损伤后最突出的继发变化，伤后 48～72 小时达到高峰，采用甘露醇或呋塞米＋清蛋白，每 6 小时 1 次交替使用。

（1）意识的判断：①清醒，回答问题正确，判断力和定向力正确。②模糊，意识朦胧，可回答简单话但不一定确切，判断力和定向力差，伤员呈嗜睡状。③浅昏迷，意识丧失，对痛刺激尚有反应、角膜、吞咽反射和病理反射均尚存在。④深昏迷，对痛的刺激已无反应，生理反射和病理反射均消失，可出现去脑强直、尿潴留或充溢性失禁。如发现伤员由清醒转为嗜睡或躁动不安，或有进行性意识障碍重时，可考虑有颅内压增高表现，可能有颅内血肿形成，要及时采取措施。应早行 CT 扫描确定是否颅内血肿。对原发损伤的程度和继发性损伤的发生、发展均是最可靠的指标。避免过度刺激和连续护理操作，以免引起颅内压持续升高。

（2）严密观察瞳孔（大小、对称、对光反射）变化，病情变化往往在瞳孔细微变化中发现：如瞳孔对称性缩小并有颈项强直、头剧痛等脑膜刺激征，常为伤后出现的蛛网膜下腔出血，可做腰椎穿刺放出 1～2 mL 脑脊液证实。如双侧瞳孔针尖样缩小、光反应迟钝，伴有中枢性高热，深昏迷则多为脑桥损害。如瞳孔光反应消失、眼球固定，伴深昏迷和颈项强直，多为原发性脑干伤。伤后伤侧瞳孔先短暂缩小继之散大，伴对侧肢体运动障碍，往往提示伤侧颅内血肿。如一侧瞳孔进行性散大，光反射逐渐消失，伴意识障碍加重、生命体征紊乱和对侧肢体瘫痪，是脑疝的典型改变。如瞳孔对称性扩大、对光反射消失则损伤者已濒危。

（3）生命体征对颅内继发伤的反映，以呼吸变化最为敏感和多变。颅脑损伤对呼吸功能的影响主要有以下几方面：①脑损伤直接导致中枢性呼吸障碍。②间接影响呼吸道发生支气管黏膜下水肿出血、意识障碍者，呼吸道分泌物不能主动排出、咳嗽和吞咽功能降低，引起呼吸道梗阻性通气障碍。③可引起肺部充血、淤血、水肿和神经源性肺水肿致换气障碍，伤后脑细胞脆弱，血氧供给不足将加重脑细胞损害，呼吸功能障碍是颅脑外伤最常见的死亡原因，加强呼吸功能的监护对脑保护是至关重要的。

（4）护理操作时避免引起颅内压变化，头部抬高 30°，保持中位，避免前屈、过伸、侧转（均影响脑部静脉回流），避免胸腹腔压升高，如咳嗽、吸痰、抽搐（胸腹腔内压增高可致脑血流量增高）。

（5）掌握和准确执行脱水治疗，颅脑外伤的病员在抢救治疗中，常用的脱水药为甘露醇，该药静脉快速注射后，血中浓度迅速增高，产生一时性血中高渗压，将组织间隙中水分吸入血管中，由于脱水剂在体内不易代谢，仍以原形经肾脏排泄而利尿能使组织脱水。颅脑外伤使用脱水剂后，可明显降低颅内压力，一般注射后 10 分钟可产生利尿作用，2～3 小时血中达到高峰，维持 4～6 小时。甘露醇脱水静脉滴注时要求 15～30 分钟滴完，必要时进行静脉推注，及时准确收集记录尿量。

（五）消化系统护理

重型颅脑损伤对消化系统的影响，一般认为可能有两个方面：一是由于交感神经麻痹使胃肠血管扩张、淤血，同时又由于迷走神经兴奋使胃酸分泌增加，损害胃黏膜屏障，导致黏膜缺血，局部糜烂；二是重型颅脑损伤均有不同程度缺氧，胃肠道黏膜也受累，缺氧水肿，影响胃肠道正常消化功能。对消化道功能监护主要是观察和防治胃肠道出血和腹泻，尤其是亚低温状态下，患者胃肠道蠕动恢复慢。伤后几天内应放置胃管，待肠鸣音恢复后给予胃肠道营养。

重型颅脑损伤，特别是丘脑下部损伤的患者，可并发神经源性应激性胃肠道出血。出血之前患者多有呼吸异常、缺氧或并发肺炎、呃逆，随之出现咖啡色胃液及柏油样便，多次大量柏油便，可导致休克和衰竭。在处理上，要改善缺氧，稳定生命体征，记录出血情况，禁食，药物止血，如给予西咪替丁、酚磺乙胺、氨甲苯酸、云南白药等。必要时胃内注入少量肾上腺素稀释液，对止血有帮助。同时采取抗休克措施、输血或血浆，注意水电解质平衡，对于便秘 3 天以上者可给缓泻药、润肠药或开塞露，必要时戴手套掏出干结大便块。

（六）五官护理

（1）注意保护角膜，由于外伤造成眼睑闭合不全，故要防止角膜干燥坏死。一般可戴眼罩，眼部涂眼药膏，必要时暂时缝合上下眼睑。

（2）脑脊液漏及耳漏，宜将鼻、耳血迹擦净，禁用水冲洗、禁加纱条、棉球填塞。患者取半卧位或平卧位多能自愈。

（3）及时做好口腔护理，清除鼻咽与口腔内分泌物与血液。用3%过氧化氢溶液或生理盐水或0.1%呋喃西林清洗口腔，4次/天。长期应用多种抗生素者，可并发口腔霉菌，发现后宜用制霉菌素液每天清洗3～4次。

（七）皮肤护理

昏迷及长期卧床，尤其是衰竭患者易发生压疮，预防要点如下。

（1）勤翻身，至少2小时/1次翻身，避免皮肤连续受压，采用气垫床、海绵垫床。

（2）保持皮肤清洁干燥，床单平整，大小便浸湿后随时更换。

（3）交接班时，要检查患者皮肤，如发现皮肤发红，只要避免再受压即可消退。

（4）昏迷患者如需应用热水袋，一定按常规温度50 ℃，避免烫伤。

（八）泌尿系统护理

（1）留置导尿管，每天冲洗膀胱1～2次，每周更换导尿管。

（2）注意会阴护理，防止泌尿系统感染，观察尿液有无含血，重型颅脑损伤患者每天记尿量。

（九）血糖监测

高血糖在脑损伤24小时后发生较为常见，可进一步破坏脑细胞功能，因此对高血糖的监测防治是必需的。监测方法为每天采血查血糖，应用床边血糖监测仪和尿糖试纸监测血糖和尿糖4次/天，脑外伤术后预防性应用胰岛素12～24 U静脉滴注，每天1次。

护理要点如下：①正确掌握血糖、尿糖测量方法。②掌握胰岛素静脉滴注的浓度，每500 mL液体中不超过12 U，滴速<60滴/分。

（十）伤口观察与护理

（1）开放伤或开颅术后，观察敷料有无血性浸透情况，及时更换，头下垫无菌巾。

（2）注意是否有脑脊液漏。

（3）避免伤口患侧受压。

（十一）躁动护理

颅脑损伤急性期因颅内出血，血肿形成，颅内压急剧增高，常引起躁动。此外，缺氧、休克兴奋期、尿潴留、膀胱过度膨胀、脑外伤恢复期也可有躁动。对患者躁动应适当将四肢加以约束，防止自伤、防止坠床，分析躁动原因针对原因加以处理。

（十二）高热护理

颅脑损伤患者出现高热时，急性期体温可为 38～39 ℃，经过 5～7 天逐渐下降。

（1）如体温持续不退或下降后又高热，要考虑伤口、颅内、肺部或泌尿系统并发感染。

（2）颅内出血，尤其脑室出血也常引起高热。

（3）因丘脑下部损伤发生的高热可以持续较长时间，体温可高达 41 ℃，部分患者因高热不退而死亡。

高热处理：①一般头部枕冰袋或冰帽，酌用冬眠药。②小儿及老年人应着重预防肺部并发症。③长期高热要注意补液。④冬眠低温是治疗重型颅脑损伤、防治脑水肿的措施，也用于高热时。⑤目前我们采用亚低温，使患者体温降至 34 ℃左右，一般 3～5 天可自然复温。⑥冰袋降温时要外加包布，避免发生局部冻伤。⑦在降温时，观察患者需注意区别药物的作用与伤情变化引起的昏迷。

（十三）癫痫护理

颅骨凹陷骨折、急性脑水肿、蛛网膜下腔出血、颅内血肿、颅内压增高、高热等均可引起癫痫发作，应注意以下几点。

（1）防止误吸与窒息，有专人守护，将患者头转向一侧，上下牙之间加牙垫防舌咬伤。

（2）自动呼吸停止时，应即行辅助呼吸。

（3）大发作频繁，连续不止，称为癫痫持续状态，可造成脑缺氧而加重脑损伤，一旦发现应及时通知医师做有效的处理。

（4）详细记录癫痫发作的形式与频度及用药剂量。

（5）癫痫持续状态用药，常用地西泮、苯妥英钠等。

（6）癫痫发作和发作后不安的患者，要倍加防范，避免坠床而发生意外。

（十四）亚低温治疗的护理

亚低温治疗重型颅脑损伤是近几年临床开展的有效方法。大量动物实验研究和临床应用结果都表明，亚低温对脑缺血和脑外伤具有肯定的治疗效果，但亚低温保护的确切机制尚不十分清楚，可能包括以下几个方面。

（1）降低脑组织氧耗量，减少脑组织乳酸堆积。

（2）保护血-脑屏障，减轻脑水肿。

（3）抑制内源性毒性产物对脑细胞的损害作用。

（4）减少钙离子内流，阻断钙对神经元的毒性作用。

（5）减少脑细胞结构蛋白破坏，促进脑细胞结构和功能修复。

（6）减轻弥漫性轴索损伤，弥漫性轴索损伤是导致颅脑损伤的主要病理基础，尤其是脑干网状上行激活系统轴索损伤是导致长期昏迷的确切因素。

亚低温能显著地控制脑水肿，降低颅内压，减少脑组织细胞耗能，减轻神经毒性产物过度释放等。目前临床常用半导体冰毯制冷与药物降温相结合方法，使患者肛温一般维持在 30～34 ℃，持续 3～10 天。

亚低温治疗状态下护理要点如下。①生命体征监测：亚低温状态下会引起血压降低和心率缓慢，护理工作中应该严密观察伤员心率、心律、血压等，尤其是儿童和老年患者及心脏病、高血压伤员应该重视，采用床边监护仪连续监测。②降温毯置于患者躯干部，背部和臀部皮肤温度较低，血液循环减慢，容易发生压疮，每小时翻身一次，避免长时间压迫，血运减慢而发生压疮。③防治肺部感染。亚低温状态下，伤员自身抵抗力降低，气管切开后较易发生肺部感染。加强翻身拍背、吸痰，呼吸道冲洗时将冲洗液吸净是关键护理措施。

（十五）精神与心理护理

不论伤情轻重，患者都可能对脑损伤存在一定的忧虑，担心今后的工作能否适应、生活是否受影响。护士对患者从机体的代偿功能和可逆性多做解释，给患者安慰和鼓励，以增强自信心。对饮食、看书等不宜过分限制，早期锻炼有利康复。因器质性损伤引起失语、瘫痪者，宜早期进行训练与功能锻炼。

（十六）康复催醒治疗的护理

目前认为颅脑损伤患者伤后持续昏迷1个月以上为长期昏迷。长期昏迷催醒治疗应包括：预防各种并发症、使用催醒药物，减少或停用苯妥英钠和巴比妥类药物，交通性脑积水外科治疗等。

高压氧是目前用于长期昏迷患者催醒的行之有效的方法之一，颅脑损伤昏迷患者一旦伤情平稳，应该尽早接受高压氧治疗，疗程通常为30天左右。对于高热、高血压、心脏病和活动性出血的昏迷患者应该慎用此类治疗以防发生意外。

长期昏迷的正规康复治疗包括早期和后期康复治疗。早期康复治疗是指患者在伤后住院期间由医护人员所进行的康复治疗；后期康复治疗指是患者出院后转至康复中心，在康复体疗、心理等方面的医护人员指导下进行的康复训练和治疗。康复治疗的原则如下。

(1) 从简单基本功能训练开始循序渐进。

(2) 放大效应：如收录机音量适当放大，选用大屏幕电视机、放大康复训练器材和生活用具，选择患者喜爱的音像带等。

(3) 反馈效应：在整个训练康复过程中，医护人员要经常给患者鼓励、称赞和指导性批评。有条件时将患者整个康复治疗过程进行录像定期放给患者看，使其感到康复的过程中，神经功能较前逐渐恢复，增强自信心。

(4) 替代方法：若患者不能行走则教会患者如何使用各种辅助工具行走。

(5) 重复训练，是在相当长的康复训练过程中，既要让患者反复训练以促进运动功能重建，又要不断改进训练方法和器材，才能不使患者产生厌倦情绪。迄今已经有大量随机双盲前瞻性临床观察结果表明，正规康复治疗对重型颅脑损伤患者运动神经功能恢复较未接受正规康复治疗患者明显。早期（<35 天）较晚期（>35 天）开始正规康复治疗的患者神经功能恢复快一倍以上。对正规康复治疗伤后 7 天内开始与 7 天以上开始者进行评分，前者明显高于后者。一般情况下，早期康复治疗疗程 1～3 个月，重型颅脑损伤患者需要 1～2 年。

目前临床治疗颅脑损伤患者智能障碍的主要药物包括三大类：儿茶酚胺类、胆碱能类和智能增强剂。近年来发现神经节苷脂和促甲状腺释放激素对颅脑损伤患者智能的恢复也有促进作用。

颅脑损伤患者伤后智能障碍主要临床表现为记忆力障碍、语言障碍和计数能力障碍。记忆力障碍主要包括视觉记忆力障碍、听觉记忆力障碍、空间记忆力障碍和颞叶定向障碍；语言障碍主要包括阅读理解障碍、失认症、失写症、语言理解障碍、发音和拼音障碍等。近年来采用智能训练和药物结合治疗颅脑损伤患者智能障碍已受到人们重视。智能康复训练加药物治疗有助于颅脑损伤患者的智能恢复。然而，智能康复训练应与体能康复训练同期进行。目前我们的智能康复训练主要包括仪器工具训练、反复操作程度训练及帮助记忆力的技巧训练等。

康复期伤病员需加强心理护理：对于轻型伤员应鼓励尽早自理生活、防止过度依赖医护人员。要鼓励他们树立战胜伤病的信心，清除"脑外伤后综合征"的顾虑。脑外伤后综合征是指脑外伤后患者所出现的临床精神神经症或主诉，主要包括头痛、眩晕、记忆力减退、软弱无力、四肢麻木、恶心、复视和听力障碍等。应该向伤员做适当解释，让伤员知道有些症状属于功能性的，可以恢复。对于遗留神经功能残疾伤员的今后生活工作问题，偏瘫失语的锻炼等问题，应该积极向伤员及家属提出合理建议和正确指导，帮助伤员恢复，鼓励伤员面对现实、树立争取完全康复的信心。

第四节 ▌ 脑疝

当颅腔内某分腔有占位性病变时，该分腔的压力大于邻近分腔，脑组织由高压力区向低压力区移位，导致脑组织、血管及脑神经等重要结构受压或移位，产生相应的临床症状和体征，称为脑疝。

根据移位的脑组织及其通过的硬脑膜间隙和孔道，可将脑疝分为以下常见的三类：①小脑幕切迹疝，又称颞叶疝，为颞叶的海马旁回、钩回通过小脑幕切迹被推移至幕下。②枕骨大孔疝，又称小脑扁桃体疝，为小脑扁桃体及延髓经枕骨大孔被推挤向椎管内。③大脑镰下疝，又称扣带回疝，一侧半球的扣带回经镰下孔被挤入对侧分腔。

脑疝是颅内压增高危象和引起死亡的主要原因，常见的有小脑幕切迹疝和枕骨大孔疝。

一、病因与发病机制

（1）外伤所致各种颅内血肿，如硬膜外血肿、硬膜下血肿及脑内血肿。

（2）颅内脓肿。

（3）颅内肿瘤尤其是颅后窝、中线部位及大脑半球的肿瘤。

（4）颅内寄生虫病及各种肉芽肿性病变。

（5）医源性因素，对于颅内压增高患者，进行不适当的操作，如腰椎穿刺，放出脑脊液过多过快，使各分腔间的压力差增大，可促使脑疝形成。

发生脑疝时，移位的脑组织在小脑幕切迹或枕骨大孔处挤压脑干，使脑干受压移位导致其实质内血管受到牵拉，严重时基底动脉进入脑干的中央支可被拉断而致脑干内部出血，出血常为斑片状，有时出血可沿神经纤维走行方向达内囊水平。同侧大脑脚受到挤压会造成病变对侧偏瘫，同侧动眼神经受到挤压可产生动眼神经麻痹症状。钩回、海马旁回移位可将大脑后动脉挤压于小脑幕切迹缘上致枕叶皮层缺血性坏死。移位的脑组织可致小脑幕切迹裂孔及枕骨大孔堵塞，使脑脊液循环通路受阻，颅内压增高进一步加重，形成恶性循环，使病情迅速恶化。

二、临床表现

（一）小脑幕切迹疝

（1）颅内压增高：剧烈头痛，进行性加重，伴躁动不安、频繁呕吐。

（2）进行性意识障碍：由于阻断了脑干内网状结构上行激活系统的通路，随脑疝的进展，患者出现嗜睡、浅昏迷、深昏迷。

（3）瞳孔改变：脑疝初期由于患侧动眼神经受刺激导致患侧瞳孔变小，对光反射迟钝；随病情进展，患侧动眼神经麻痹，患侧瞳孔逐渐散大，直接和间接对光反射均消失，并伴上睑下垂及眼球外斜；晚期，对侧动眼神经因脑干移位也受到推挤时，则出现双侧瞳孔散大，对光反射消失，患者多处于濒死状态。

（4）运动障碍：钩回直接压迫大脑脚，锥体束受累后，病变对侧肢体肌力减弱或麻痹，病理征阳性。脑疝进展时可致双侧肢体自主活动消失，严重时可出现去皮质强直状，这是脑干严重受损的信号。

（5）生命体征变化：若脑疝不能及时解除，病情进一步发展，则患者出现深昏迷，双侧瞳孔散大固定，血压骤降，脉搏快弱，呼吸浅而不规则，呼吸、心跳相继停止而死亡。

（二）枕骨大孔疝

枕骨大孔疝是小脑扁桃体及延髓经枕骨大孔被挤向椎管中，又称小脑扁桃体疝。由于颅后窝容积较小，对颅内高压的代偿能力也小，病情变化更快。患者常有进行性颅内压增高的临床表现：头痛剧烈，呕吐频繁，颈项强直或强迫头位；生命体征紊乱出现较早，意识障碍、瞳孔改变出现较晚。因脑干缺氧，瞳孔可忽大忽小。由于位于延髓的呼吸中枢受损严重，患者早期即可突发呼吸骤停而死亡。

三、治疗要点

关键在于及时发现和处理。

（一）非手术治疗

患者一旦出现典型的脑疝症状，应立即给予脱水治疗，以缓解病情，争取时间。

（二）手术治疗

确诊后，尽快手术，去除病因，如清除颅内血肿或切除脑肿瘤等；若难以确诊或虽确诊但病变无法切除者，可通过脑脊液分流术、侧脑室外引流术或病变侧颞肌下、枕肌下减压术等降低颅内压。

四、急救护理

（1）快速静脉输入甘露醇、山梨醇、呋塞米等强效脱水药，并观察脱水效果。

（2）保持呼吸道通畅，吸氧。

（3）准备气管插管盘及呼吸机，对呼吸功能障碍者，行人工辅助呼吸。

（4）密切观察呼吸、心跳、瞳孔的变化。

（5）紧急做好术前特殊检查及术前准备。

第五节　脑出血

脑出血是指原发于脑实质内的出血，主要发生于高血压和动脉硬化的患者。脑出血多发生于 55 岁以上的老年人，多数患者有高血压史。常在情绪激动或活动用力时突然发病，出现头痛、呕吐、偏瘫及不同程度昏迷等。

一、护理措施

（一）术前护理

（1）密切监测病情变化，包括意识、瞳孔、生命体征变化及肢体活动情况，定时监测呼吸、体温、脉搏、血压等，发现异常（瞳孔不等大、呼吸不规则、血压高、脉搏缓慢），及时报告医师立即抢救。

（2）绝对卧床休息，取头高位，15°～30°，头置冰袋可控制脑水肿，降低颅内压，利于静脉回流。吸氧可改善脑缺氧，减轻脑水肿。翻身时动作要轻，尽量减少搬动，加床挡以防坠床。

（3）神志清楚的患者谢绝探视，以免情绪激动。

（4）脑出血昏迷的患者 24～48 小时禁食，以防止呕吐物反流致气管造成窒息或吸入性肺炎，以后按医嘱进行鼻饲。

（5）加强排泄护理：若患者有尿潴留或不能自行排尿，应进行导尿，并留置导尿管，定时更换尿袋，注意无菌操作，每天会阴冲洗 1～2 次，便秘时定期给予通便药或食用一些粗纤维的食物，嘱患者排便时勿用力过猛，以防再出血。

（6）遵医嘱静脉快速输注脱水药物，降低颅内压，适当使用降压药，使血压保持在正常水平，防止高血压引起再出血。

（7）预防并发症：①加强皮肤护理，每天擦澡 1～2 次，定时翻身，每 2 小时翻身 1 次，床铺干净平整，对骨隆突处的皮肤要经常检查和按摩，防止发生压力性损伤。②加强呼吸道管理，保持口腔清洁，口腔护理每天 1～2 次；患者有咳痰困难，要勤吸痰，保持呼吸道通畅；若患者呕吐，应使其头偏向一侧，以防发生误吸。③急性期应保持偏瘫肢体的生理功能位。恢复期应鼓励患者早期进行被动活动和按摩，每天 2～3 次，防止瘫痪肢体的挛缩畸形和关节的强直疼痛，以促进神经功能的恢复，对失语的患者应进行语言方面的锻炼。

（二）术后护理

1. 卧位

患者清醒后抬高床头 15°～30°，以利于静脉回流，减轻脑水肿，降低颅内压。

2. 病情观察

严密监测生命体征，特别是意识及瞳孔的变化。术后 24 小时内易再次脑出血，如患者意识障碍继续加重、同时脉搏缓慢、血压升高，要考虑再次脑出血可能，应及时通知医师。

3. 应用脱水剂的注意事项

临床常用的脱水药 20% 甘露醇，滴注时注意速度，一般 20% 甘露醇 250 mL 应在 20～30 分钟输完，防止药液渗漏于血管外，以免造成皮下组织坏死；不可与其他药液混用；血压过低时禁止使用。

4. 血肿腔引流的护理

注意引流液量的变化，若引流量突然增多，应考虑再次脑出血。

5. 保持出入量平衡

术后注意补液速度不宜过快，根据出量补充入量，以免入量过多，加重脑水肿。

6. 功能锻炼

术后患者常出现偏瘫和失语，加强患者的肢体功能锻炼和语言训练。协助患者进行肢体的被动活动，进行肌肉按摩，防止肌肉萎缩。

（三）健康指导

1. 清醒患者

（1）应避免情绪激动，去除不安、恐惧、愤怒、忧虑等不利因素，保持心情舒畅。

（2）饮食清淡，多吃含水分、含纤维素多的食物；多食蔬菜、水果。忌烟、酒及辛辣、刺激性强的食物。

（3）定期测量血压，复查病情，及时治疗可能并存的动脉粥样硬化、高脂血症、冠心病等。

（4）康复活动：①应规律生活，避免劳累、熬夜、暴饮暴食等不利因素，保持心情舒畅，注意劳逸结合。②坚持适当锻炼。康复训练过程艰苦而漫长（一般为1～3年，长者需终身训练），需要信心、耐心、恒心，在康复医师指导下，循序渐进、持之以恒。

2. 昏迷患者

（1）昏迷患者注意保持皮肤清洁、干燥，每天床上擦浴，定时翻身，防止压力性损伤形成。

（2）每天坚持被动活动，保持肢体功能位置。

（3）防止气管切开患者出现呼吸道感染。

（4）不能经口进食者，应注意营养液的温度、保质期及每天的出入量是否平衡。

（5）保持大小便通畅。

（6）定期高压氧治疗。

二、主要护理问题

（1）疼痛：与颅内血肿压迫有关。

（2）生活自理能力缺陷：与长期卧床有关。

（3）脑组织灌注异常：与术后脑水肿有关。

（4）有皮肤完整性受损的危险：与昏迷、术后长期卧床有关。

（5）躯体移动障碍：与出血所致脑损伤有关。

（6）清理呼吸道无效：与长期卧床所致的机体抵抗力下降有关。

（7）有受伤的危险：与术后癫痫发作有关。

第六节　脑动静脉畸形

脑动静脉畸形是指脑血管发育障碍引起的脑局部血管数量和结构异常，并对正常脑血流产生影响。动静脉畸形是一团异常的畸形血管，其间无毛细血管，常有一支或数支增粗的供血动脉，引流动脉明显增粗曲张，管壁增厚，内为鲜红动脉血，似动脉，故称之为静脉的动脉化。动静脉畸形引起的继发性病变有出血、盗血。手术为治疗脑动静脉畸形的根本方法，目的在于减少或消除脑动静脉畸形再出血的机会，减轻盗血现象。手术方法包括血肿清除术、畸形血管切除术、供应动脉结扎术、介入栓塞术。

一、护理措施

（一）术前护理

（1）患者要绝对卧床，并避免情绪激动，防止畸形血管破裂出血。

（2）监测生命体征，注意瞳孔变化，若双侧瞳孔不等大，表明有血管破裂出血的可能。

（3）排泄的管理：向患者宣教合理饮食，嘱其多食富含纤维素的食物，如水果、蔬菜等，以防止便秘。观察患者每天排便情况，必要时给予开塞露或缓泻药。

（4）注意冷暖变化，以防感冒后用力打喷嚏或咳嗽诱发畸形血管破裂出血。

（5）注意安全，防止患者癫痫发作时受伤。

（6）危重患者应做好术前准备。若有出血，应进行急诊手术。

（二）术后护理

（1）严密监测患者生命体征，尤其注意血压变化，如有异常立即通知医师。

（2）给予患者持续低流量氧气吸入，并观察肢体活动及感觉情况。

（3）按时予以脱水及抗癫痫药物，防止患者颅内压增高或癫痫发作。

（4）如有引流，应保持引流通畅，并观察引流量、颜色及性质变化。短时间内若引流出大量血性物质，应及时通知医师。

（5）如果患者癫痫发作，应保持呼吸道通畅，并予以吸痰、氧气吸入，防止坠床等意外伤害，用床挡保护并约束四肢，口腔内置口咽通气导管，配合医师给予镇静及抗癫痫药物。

（6）长期卧床、活动量较少的患者，应注意其肺部情况，及时给予拍背，促进有效咳痰，防止发生肺部感染，还须定期拍胸部 X 线片，根据胸片有重点、有选择性地进行拍背。

（7）术后应鼓励患者进食高蛋白食物，以增加组织的修复能力，保证机体的营养供给。

（8）清醒患者保持头高位（床头抬高 30°），以利血液回流，减轻脑水肿。

（9）准确记录出入量，保证出入量平衡。

（10）对有精神症状的患者，适当给予镇静药，并注意患者有无自伤或伤害他人的行为。

（11）给予患者心理上的支持，使其对疾病的痊愈有信心，从而减轻患者的心理负担。

（三）健康指导

（1）定期测量血压，复查病情，及时治疗可能并存的血管病变。

（2）保持大小便通畅。

二、主要护理问题

（1）脑出血：与手术伤口有关。

（2）脑组织灌注异常：与脑水肿有关。

（3）有受伤的危险：与癫痫发作有关。

（4）疼痛：与手术创伤有关。

（5）睡眠形态紊乱：与疾病产生的不适有关。

（6）便秘：与术后长期卧床有关。

（7）活动无耐力：与术后长期卧床有关。

第七节 ▌ 脑膜瘤

脑膜瘤起源于蛛网膜内皮细胞，脑室内脑膜瘤来自脑室内脉络丛，也可来自硬脑膜成纤维细胞和软脑膜细胞。脑膜瘤是仅次于胶质瘤的颅内肿瘤，是良性肿瘤。发病率为 19.2%，居第二位，女性多于男性，约 2∶1，发病高峰年龄在 45 岁。脑膜瘤在儿童期极少见，仅占儿童期颅内肿瘤的 0.4%～4.6%，16 岁以下发病率不足 1.3%。近年来因 CT 及 MRI 的普遍应用，脑膜瘤发现率增高，特别是老年人群，偶尔会有无症状脑膜瘤和多发性脑膜瘤，可合并胶质瘤、垂体瘤和动脉瘤，但较罕见。

一、专科护理

（一）护理要点

密切观察患者疼痛的性质，在做好心理护理和安全防护的同时，注意观察患者生命体征的变化。

（二）主要护理问题

（1）急性疼痛：与颅内压增高及开颅手术创伤有关。

（2）焦虑：与疾病引起的不适、家庭经济条件及担心预后有关。

（3）有受伤害的危险：与癫痫发作有关。

（4）营养失调：低于机体需要量，与术中机体消耗及手术前后禁食水有关。

（5）有皮肤完整性受损的危险：与患者意识障碍或肢体活动障碍有关。

（6）潜在并发症：颅内感染。

（三）护理措施

1. 一般护理

病室空气流通，光线充足，温湿度适宜，保证安静、有序、整洁、安全的诊疗修养环境。对颅内压增高患者需绝对卧床休息，给予日常生活护理。

2. 对症护理

（1）急性疼痛的护理：对于颅内压增高引起疼痛的患者，在发病早期多为发作性头痛，随着病情的进展，头痛可表现为持续性头痛，且较为剧烈，应给予脱水、激素等治疗使颅内压增高的症状得到改善，从而缓解头痛症状。对于术后疼痛的患者，应协助患者取头高位，耐心倾听患者的感受，指导患者进行深呼吸。

（2）心理护理：护士态度和蔼，具有亲和力，与患者进行有效沟通，增强其安全感和对护理人员的信任感。针对患者及家属提出的问题应运用专业技术知识进行耐心解释，用通俗易懂的语言介绍疾病相关知识、术前术后注意事项，解除其思想顾虑，乐观接受手术。

（3）有受伤害的危险的护理：因肿瘤长期压迫可出现不同程度的肢体麻木、步态不稳、平衡功能障碍、视力下降，甚至癫痫发作，应保证患者安全。加设床挡，防止患者坠床，必要时给予约束带护理；对步态不稳的患者，外出要专人陪伴；对于听力、视力障碍的患者，要加强生活护理，防止因行动不便而发生意外。

（4）营养失调的护理：患者由于颅内压增高及频繁呕吐，采用脱水治疗，可导致营养不良和水电解质紊乱，从而加大手术风险。因此，术前应给予营养丰富、易消化、高蛋白、高热量饮食，或静脉补充营养液，以改善患者的全身营养状况。

（5）有皮肤完整性受损的危险的护理：对因肢体活动障碍而长期卧床患者，应注意定时翻身，预防压疮发生。对伴有癫痫发作的患者，使用约束带护理时应连续评估其被约束部位皮肤状况，如有红肿情况应解除约束，加强专人陪护。

（6）潜在并发症的观察与护理：护士在协助医师为患者头部敷料换药时，应遵循无菌操作原则，观察伤口渗血、出血情况。病室内每天开窗通风，保持病室空气清新。实行探视及陪伴管理制度，勿将学龄前儿童带入病室。

二、健康指导

（一）疾病知识指导

1. 概念

脑膜瘤是起源于脑膜及脑膜间隙的衍生物，多来自蛛网膜细胞及含蛛网膜成分组织。其病因及发病机制不清，可能与内外环境因素有关。脑膜瘤约占颅内肿瘤的 20%，良性居多。生长较为缓慢，病程较长，出现早期症状平均约为 2.5 年，甚至可达十余年。

2. 临床表现

颅内脑膜瘤多位于大脑半球矢状窦旁，邻近的颅骨会有增生或被侵蚀的迹象，因部位不同各具临床特点，但均有颅内压增高及局灶性体征。

（1）颅内压增高症状：颅内压增高表现为持续性、阵发性加剧头痛，晨起加重。疾病早期可有间断阵发性头痛，随病程推移头痛时间可延长，间隔时间缩短或变成持续性头痛；病情严重者呕吐呈喷射状，与饮食关系不大，而与头痛剧烈程度有关。视盘水肿可有典型的眼底所见，但患者多无明显自觉症状。一般只有一过性视物模糊、色觉异常或短暂视力丧失。

（2）局灶性症状：肿瘤压迫位置的不同，产生的局灶性症状有所不同。大脑凸面脑膜瘤、矢状窦旁脑膜瘤、大脑镰旁脑膜瘤经常表现为癫痫发作、偏瘫及精神症状等；颅底脑膜瘤引起三叉神经痛，后期出现视神经萎缩、视野缺损、肢体运动障碍及精神症状；鞍结节脑膜瘤可表现为视力障碍、头痛等症状，下丘脑受累可表现为多饮、多尿、嗜睡等症状；蝶骨嵴脑膜瘤可表现为病变侧眼球突出、眼球活动障碍、头痛、癫痫、失语等。

3. 脑膜瘤的诊断

具有重要参考价值的检查项目包括颅脑平片、CT、MRI 和报告减影血管造影。因其发病缓、病程长，不同部位脑膜瘤可有不同临床表现。如成年人伴有慢性疼痛、精神改变、癫痫、一侧或双侧视力减退甚至失明、共济失调或有局限性颅骨包块时，应考虑脑膜瘤的可能性。眼底检查发现慢性视盘水肿或呈继发性萎缩。

4. 脑膜瘤的处理原则

（1）手术治疗：脑膜瘤首选手术全切除。因大部分脑膜瘤为良性肿瘤，有完整的包膜，大多可完整切除。对于恶性脑膜瘤术后和不能完全切除的脑膜瘤，可进行部分切除配合放射治疗（简称放疗），以延长肿瘤复发的时间。

（2）放疗：对于不能接受手术治疗的患者，可以考虑采用放疗。放疗主要针对次全切除的肿瘤及非典型性、恶性脑膜瘤。

（3）立体定向放射外科治疗：立体定向放射外科治疗技术在两年内对肿瘤的生长控制率非常高，特别是对年龄较大、肿瘤位置较深的患者是一种相对安全和有效的治疗方法。但其相关并发症在一定程度上是不可逆的，主要包括急性放射反应，可表现为头痛、头晕、恶心、呕吐、癫痫发作等；脑神经损伤，可累及动眼神经、视神经、三叉神经等放射性水肿，常表现为头痛、头晕。

5. 预后

绝大多数脑膜瘤为良性，预后较好。脑膜瘤术后 10 年生存率为 $43\%\sim78\%$，但恶性脑膜瘤较易复发，辅助以放疗或伽马刀治疗，预后仍较差。

（二）饮食指导

（1）宜食抗肿瘤食物，如小麦、薏苡仁、荸荠、海蜇、芦笋、海带等。

（2）宜食具有保护脑血管作用的食物，如芹菜、荠菜、茭白、向日葵籽等。

（3）宜食具有防治颅内高压作用的食物，如玉米须、赤豆、核桃仁、紫菜、鲤鱼、鸭肉、海带、蟹等。

（4）宜食具有保护视力的食物，如菊花、荠菜、羊肝、猪肝等。

（5）合理进食，保持良好的饮食习惯。注意低盐饮食，防止由于钠离子在机体潴留而引起血压升高，限制烟酒、辛辣等刺激性食物的摄入。

（6）合并糖尿病患者应选用少油少盐的清淡食品，菜肴烹调多用蒸、煮、凉拌、涮、炖等方式。注意进食规律，定时、定量，两餐之间要间隔 4～5 小时。

（三）预防指导

（1）患者应遵医嘱合理使用抗癫痫药物及降压药物，口服药应按时服用，不可擅自减药、停药。如服用丙戊酸钠缓释片每天用量应根据患者的年龄和体重计算。对孕妇、哺乳期妇女、明显肝功能损害者应禁止使用，严禁击碎服用；糖尿病患者严格按医嘱用药，及时按血糖情况调节胰岛素剂量，用药后按计划进食，避免饮食习惯的较大改变。

（2）注意合理饮食及饮食卫生，避免致癌物质进入体内。进行有规律锻炼，提高免疫系统功能，增强抵抗力，起到预防肿瘤作用。

（四）日常生活指导

（1）指导患者建立合理的生活方式，保证睡眠充足，注重个人卫生，劳逸结合。

（2）积极治疗原发病，保持心态平和、情绪稳定。

三、循证护理

随着医疗技术的不断提高，神经导航下显微手术切除病灶是治疗脑膜瘤的主要方法。由于瘤体生长部位的特殊性，手术及预后均存在风险，因此做好患者围术期的病情观察与护理，以及预防并发症是术后康复的关键。

（一）晨间护理

1. 目的

通过晨间护理观察和了解病情，为诊疗和调整护理计划提供依据；及时发现患者存在的健康问题，做好心理护理和卫生指导；促进身体受压部位的血液循环，预防压疮及肺炎等并发症；保持病床和病室的整洁。

2. 护理措施

对不能离床活动、病情较轻的患者，鼓励其自行洗漱，包括刷牙、梳头；用消毒毛巾湿式扫床；根据清洁程度，更换床单，整理床单位。对于病情较重，不能离床活动的患者，如危重、高热、昏迷、瘫痪，年老体弱者，应协助患者排便，帮助其刷牙、漱口；病情严重者给予口腔护理，洗脸、洗手、梳头，协助翻身并检查全身皮肤有无受压变红；与患者交谈，了解睡眠情况及有无病情变化，鼓励患者增强战胜疾病的信心并给予心理护理；根据室温适当开窗通风。

（二）晚间护理

1. 目的

为患者创造良好的睡眠条件。

2. 护理措施

（1）避免环境不良刺激；注意床铺的平整，棉被厚薄适宜，枕头高低适中；注意调节室温和光线，在室内通风换气后可酌情关闭门窗，放下窗帘；查房时动作轻柔。

（2）协助患者梳头、洗漱及用热水泡脚；睡前协助患者排尿。

（3）采取有效措施，尽量减少因疾病带给患者的痛苦与不适，如解除咳嗽、腹胀、尿潴留等不适，取舒适体位。

第八节 ▌ 脑动脉瘤

脑动脉瘤是局部动静脉异常改变产生的脑动静脉瘤样突起，好发于组成脑底动脉环（Willis 动脉环）的大动脉分支或分叉部。因为这些动脉位于脑底的脑池中，所以动脉瘤破裂出血引起动脉痉挛、栓塞及蛛网膜下腔出血等症状。其主要见于中年人。脑动脉瘤的病因尚未完全明了，但目前多认为与先天性缺陷、动脉粥样硬化、高血压、感染、外伤有关。临床表现为突然头痛、呕吐、意识障碍、癫痫样发作、脑膜刺激征等。以手术治疗为主，常采用动脉瘤栓塞术、开颅动脉瘤夹闭术及穿刺栓塞动脉瘤。

一、护理措施

（一）术前护理

（1）一旦确诊，患者需绝对卧床，暗化病室，减少探视，避免一切外来刺激。情绪激动、躁动不安可使血压上升，增加再出血的可能，适当给予镇静药。

（2）密切观察生命体征及意识变化，每天监测血压 2 次，及早发现出血情况，尽早采取相应的治疗措施。

（3）胃肠道的管理：合理饮食，勿食用易导致便秘的食物；常规给予口服缓泻药，如酚酞、麻仁润肠丸，保持排便通畅，必要时给予低压缓慢灌肠。

（4）尿失禁的患者，应留置导尿管。

（5）患者避免用力打喷嚏或咳嗽，以免增加腹压，反射性的增加颅内压，引起脑动脉瘤破裂。

（6）伴发癫痫者，要注意安全，防止发作时受外伤；保持呼吸道通畅，同时给予吸氧，记录抽搐时间，遵医嘱给予抗癫痫药。

（二）术后护理

（1）监测患者生命体征，特别是意识、瞳孔的变化，尽量使血压维持在一个个体化的稳定水平，避免血压过高引起脑出血或血压过低致脑供血不足。

（2）持续低流量给氧，保持脑细胞的供氧。观察肢体活动及感觉情况，与术前对比有无改变。

（3）遵医嘱给予甘露醇及甲泼尼龙泵入，减轻脑水肿；或泵入尼莫地平，减轻脑血管痉挛。

（4）保持引流通畅，观察引流液的色、量及性质，如短时间内出血过多，应通知医师及时处理。

（5）保持呼吸道通畅，防止肺部感染及压力性损伤的发生。

（6）避免情绪激动及剧烈活动。

（7）手术恢复期应多进高蛋白食物，加强营养，增强机体的抵抗力。

（8）减少刺激，防止癫痫发作，尽量将癫痫发作时的损伤减到最小，装好床挡，备好抢救用品，防止意外发生。

（9）清醒患者床头抬高 30°，利于减轻脑水肿。

（10）准确记录出入量，保证出入量平衡。

（11）减轻患者心理负担，加强沟通。

（三）健康指导

（1）定期测量血压，复查病情，及时治疗可能并存的血管病变。

（2）保持大小便通畅。

（3）其他指导：①应规律生活，避免劳累、熬夜、暴饮暴食等不利因素，保持心情舒畅，注意劳逸结合。②坚持适当锻炼。康复训练过程艰苦而漫长（一般为 1～3 年，长者需终身训练），需要信心、耐心、恒心，在康复医师指导下，循序渐进、持之以恒。

二、主要护理问题

(1) 脑出血：与手术创伤有关。

(2) 脑组织灌注异常：与脑水肿有关。

(3) 有感染的危险：与手术创伤有关。

(4) 睡眠形态紊乱：与疾病创伤有关。

(5) 便秘：与手术后卧床有关。

(6) 疼痛：与手术损伤有关。

(7) 有受伤的危险：与手术可能诱发癫痫有关。

(8) 活动无耐力：与术后卧床时间长有关。

第九节 ▌ 神经胶质瘤

神经胶质瘤是颅内最常见的恶性肿瘤，发生于神经外胚层。神经外胚层发生肿瘤包括两类，分别为神经间质细胞形成的胶质瘤和神经元形成的神经细胞瘤。神经胶质瘤占全部脑肿瘤的33.3%～58.6%，以男性较多见，特别是多形性胶质母细胞瘤、髓母细胞瘤中男性明显多于女性。各类型胶质瘤各有其好发年龄，如星形细胞瘤多见于壮年，多形性胶质母细胞瘤多见于中年，室管膜瘤多见于儿童及青年，髓母细胞瘤大多发生在儿童。

一、专科护理

（一）护理要点

在观察患者病情变化的同时，针对患者情绪状态的变化给予心理护理，对癫痫持续状态的患者给予安全护理，同时对长期卧床的患者应避免压疮的发生。

（二）主要护理问题

（1）有皮肤完整性受损的危险与患者意识障碍或肢体活动障碍长期卧床有关。

（2）慢性疼痛与肿瘤对身体的直接侵犯、压迫神经及心理因素有关。

（3）有受伤害的危险与术前或术后癫痫发作有关。

（4）有窒息的危险与癫痫发作有关。

（5）营养失调：低于机体需要量与患者频繁呕吐及术后患者无法自主进食有关。

（6）活动无耐力与偏瘫、偏身感觉障碍有关。

（7）无望感与身体状况衰退和肿瘤恶化有关。

（三）护理措施

1. 一般护理

将患者安置到相应病床后，责任护士向患者进行自我介绍，并向患者介绍同病室的病友，以增强患者的安全感和对医护人员的信任感。进行入院护理评估，为患者制定个性化的护理方案。

2. 对症护理

（1）有皮肤完整性受损的危险的护理：由于长期卧床，神经胶质瘤患者存在皮肤完整性受损的危险，易发生压疮。护士应使用压疮危险因素评估量表进行评估后，再采取相应的护理措施，从而避免压疮的产生。出现中枢性高热的患者应适时给予温水浴等物理降温干预；营养不良或水代谢紊乱的患者在病情允许的情况下给予高蛋白质和富含维生素的饮食；保持床铺清洁、平整、无褶皱。

（2）慢性疼痛的护理：对疼痛的时间、程度、部位、性质、持续性和间断性、疼痛治疗史等进行详细的评估，做好记录并报告医师。当疼痛位于远端或躯干的某些部位时，应遵医嘱给予止痛药物。注意观察药物的作用和变态反应并慎用止痛药和镇静药，以免掩盖病情。神经外科患者应慎用哌替啶，因其可导致焦虑、癫痫等。引起慢性疼痛的原因不仅包含患者的躯体因素，还有其心理方面的因素，护士应运用技巧分散患者的注意力以减轻疼痛，如放松疗法、想象疗法、音乐疗法等。

（3）有受伤害的危险的护理：术前对有精神症状的患者，适当应用镇静药及抗精神疾病药物，如地西泮、苯巴比妥、水合氯醛等，病床两侧加护栏以防止患者坠床；对躁动的患者要避免不良环境的刺激，保持病室安静，适当陪护，同时加强巡视，防止患者自伤及伤人；对皮层运动区及附近部位的手术及术前有癫痫发作的患者，术后要常规给予抗癫痫药物进行预防用药。

（4）有窒息危险的护理：胶质瘤患者在癫痫发作期间可对呼吸产生抑制，导致脑代谢需求增加，引起脑缺氧。若忽视对癫痫持续状态的处理，可产生窒息或永久性神经功能损害。在癫痫发作时，应迅速让患者仰卧，将压舌板垫在其上下牙齿间以防舌咬伤。将患者头偏向一侧，清理口腔分泌物，保持气道通畅。

（5）营养失调的护理：患者由于颅内压增高及频繁呕吐，可导致营养不良和水电解质失衡，从而降低患者对手术的耐受力，并影响组织的修复，增加手术的危险性。因此，术前应给予营养丰富、易消化的高蛋白、高热量饮食，或静脉补充营养液，以改善患者的全身营养状况。鼓励其多进食富含纤维素的食物，以保持大便通畅，对于术后进食困难或无法自主进食的患者应给予留置胃管，进行鼻饲饮食，合理搭配，制定饮食方案。

（6）活动无耐力的护理：胶质瘤术后患者可能产生偏瘫、偏身感觉障碍等症状，从而导致患者生活自理能力部分缺陷。护士应鼓励患者坚持自我照顾的行为，协助其入浴、如厕、起居、穿衣、饮食等生活护理，指导其进行肢体功能训练，提供良好的康复训练环境及必要的设施。

（7）无望感的护理：对于恶性胶质瘤的患者，随着病程的延长及放疗、化疗，病痛的折磨常让患者产生绝望。护士应对疾病为患者带来的痛苦表示同情和理解，并采用温和的态度和尊重患者的方式为其提供护理，帮助其正确应对。鼓励患者回想过去的成就，从而证明他的能力和价值，增强其战胜疾病的信心。

（四）护理评价

（1）患者未发生压疮。

（2）患者疼痛有所缓解，能够掌握缓解疼痛的方法。

（3）患者在住院期间安全得到保障。

（4）患者癫痫症状得到控制。

（5）患者营养的摄入能够满足机体的需要。

（6）患者肢体能够进行康复训练。

（7）患者情绪稳定，能够配合治疗与护理。

二、健康指导

（一）疾病知识指导

1. 概念

神经胶质瘤又称胶质细胞瘤，简称胶质瘤，是来源于神经上皮的肿瘤，可分为髓母细胞瘤、多形性胶质母细胞瘤、星形细胞瘤、少突胶质瘤、室管膜瘤等。其中，多形性胶质母细胞瘤恶性程度最高，病情进展很快，对放疗、化疗均不敏感；髓母细胞瘤也为高度恶性，好发于 2～10 岁儿童，多位于颅后窝中线部位，常占据第四脑室、阻塞导水管而引发脑积水，对放疗较敏感；少突胶质细胞瘤占神经胶质瘤的 7%，生长速度较慢，分界较清，可手术切除，但术后往往易复发，需要进行放疗及化疗；室管膜瘤约占 12%，术后需放疗及化疗；星形细胞瘤在胶质瘤当中最常见，占 40%，恶性程度比较低，生长速度缓慢，呈实质性者与周围组织分界不清，常不能彻底切除，术后容易复发。

2. 临床表现

可表现为颅内占位性病变引起的颅内压增高症状，如头痛、呕吐、视盘水肿等，或者因为肿瘤生长部位不同而出现局灶性症状，如偏瘫、失语、感觉障碍等。部分肿瘤患者有精神及癫痫症状，表现为性格改变、注意力不集中、记忆力减退、癫痫大发作或局限性发作等。

3. 神经胶质瘤的辅助诊断

主要为颅脑 CT、MRI、EEG 等。

4. 神经胶质瘤的处理原则

由于颅内肿瘤浸润性生长，与脑组织间无明显边界，难以做到手术全部切除，一般给予综合疗法，即手术后配合放疗、化疗、分子靶向治疗及免疫治疗等，通常可延缓肿瘤复发，延长患者生存期。对于复发恶性胶质瘤，局部复发推荐再次手术或者放疗、化疗；如果曾经接受过放疗不适合再放疗者，推荐化疗；化疗失败者，可改变化疗方案；对于弥漫或多灶复发的患者，推荐化疗和/或分子靶向治疗。

（1）手术治疗：胶质瘤患者以手术治疗为主，即在最大限度保存正常神经功能的前提下，最大范围安全切除肿瘤病灶。但对不能实施最大范围安全切除肿瘤的患者，酌情采用肿瘤部分切除术，活检术或立体定向穿刺活检术，以明确肿瘤的组织病理学诊断。胶质瘤手术治疗的目的在于：①明确诊断。②减少肿瘤负荷，改善辅助放疗和化疗的结果。③缓解症状，提高患者的生活质量。④延长患者的生存期。⑤为肿瘤的辅助治疗提供途径。⑥降低进一步发生耐药性突变的概率。

（2）放疗：放射线作用于细胞后会将细胞杀死。高级别胶质瘤属于早期反应组织，对放射敏感性相对较高，同时又由于肿瘤内存在部分乏氧细胞，较适合进行多次分割放疗使得乏氧细胞不断氧化并逐步被杀死。目前美国国立综合癌症网络发布的胶质瘤指南、欧洲恶性胶质瘤指南及国内共识均将恶性胶质瘤经手术切除后 4 周开始放疗作为恶性胶质瘤综合治疗的标准方法。

（3）化疗：利用化疗可以进一步杀死实体肿瘤的残留细胞，

有助于提高患者的无进展生存时间及平均生存时间。

（4）分子靶向治疗：即在细胞分子水平上，针对已经明确的致癌位点（该位点可以是肿瘤细胞内部的一个蛋白分子，也可以是一个基因片段），来设计相应的治疗药物。药物进入体内会特异地选择致癌位点相结合发生作用，使肿瘤细胞特异性死亡，而不会波及肿瘤周围的正常组织细胞的一种治疗方法。

（5）免疫治疗：免疫疗法可以通过激发自身免疫系统来定位和杀灭胶质瘤细胞。目前在胶质瘤免疫治疗方面虽然取得了一些进展，但所有的免疫治疗方案在临床试验中均不能完全清除肿瘤。尽管这种治疗方法有各种不足，但由于免疫治疗可以调动人体自身的免疫系统，产生特异性抗肿瘤免疫反应，其理论上是较理想的胶质瘤治疗方法。

5. 神经胶质瘤的预后

随着影像诊断技术的发展、手术理念和设备的进步、放疗技术的日益更新及化疗药物的不断推出，胶质瘤患者的预后得到了很大的改善。但神经胶质瘤侵袭性很强，目前仍无确切有效的治愈手段，特别是恶性胶质瘤，绝大多数患者预后很差，即使采取外科手术、放疗及化疗等综合疗法，五年生存率约25%。

（二）饮食指导

（1）合理进食，保持良好的饮食习惯。注意低盐饮食，防止由于钠离子在机体潴留而引起血压升高，进而导致颅内压升高。

（2）增加纤维素类食物的摄入，如蔬菜、水果等，减少便秘发生，必要时可口服缓泻药，促进排便。

（3）对胶质瘤术后的患者，除一般饮食外，可多食营养脑神经的食品，如酸枣仁、桑葚、银耳、黑芝麻等。避免食用含有致癌因子的食物，如腌制品、发霉的食物、烧烤、烟熏类食品等。

（三）预防指导

（1）通过向患者提供有关疾病的康复知识，以提高患者自我保健的意识。

（2）为预防胶质瘤患者癫痫发作，应遵医嘱合理使用抗癫痫药物。口服药应按时服用，不可擅自减量、停药。若患者以往没有接受过化疗，可给予替莫唑胺口服，防止肿瘤复发。剂量为 200 mg/（$m^2 \cdot d$），28 天为一个周期，连续服用 5 天；若患者以往接受过其他方案化疗，建议患者起始量为 150 mg/（$m^2 \cdot d$），28 天为一个周期，连续服用 5 天。

（四）日常生活指导

（1）指导患者建立良好的生活习惯，鼓励患者日常活动自理，树立恢复健康的信心。

（2）指导患者要保持心情舒畅，避免不良情绪刺激。家属要关心体贴患者，给予生活照顾和精神支持，避免因精神因素引起病情变化。

三、循证护理

胶质瘤是常见的颅内肿瘤，流行病学调查结果显示，尽管世界各地胶质瘤发病率存在差异，但就整体而言，其发病率约占原发脑肿瘤的一半，且近年来有不断上升的趋势。目前以手术治疗为主，同时配合其他手段如放疗、化疗、免疫治疗等，因此对胶质瘤的围术期的观察与护理及术后并发症的护理显得尤为重要。研究结果显示，对观察组 30 例脑胶质瘤患者进行中西医结合护理，包括鼓励患者饮用蜂蜜水，花生衣煮水，化疗次日饮用当归、何首乌、灵芝炖乌鸡汤，使用耳穴贴等，效果显著。有学者对 60 例脑胶质瘤患者间质内化疗的护理研究中提到化疗前要帮助患者增强战胜疾病的信心，并取得家属的配合，发挥社会支持系统的作用。在对免疫治疗脑胶质瘤患者的研究结果中显示，术后 4～5 天要警惕颅内感染的发生，护士需监测患者的体温变化；在疫苗稀释液回输时，可能发生过敏性休克，因此输注时要有

10～15分钟的观察期，同时要控制滴速，观察期的滴速应为每分钟10～20滴，观察期结束后如无不适可调至每分钟30～40滴，输注完毕后应观察4～6小时后方可离院；免疫治疗过程中要注意观察患者是否有肌无力及关节疼痛发生，如有则应及时停止治疗或调整治疗方案。

　　中枢神经系统损伤的患者基础营养需求原因如下：①代谢率增高。②蛋白质需要量增加。③脂肪需要量增加。

　　中枢神经系统损伤时，患者的代谢反应过度。多数研究者证明，昏迷患者在安静状态下的代谢消耗是正常基础代谢率的120%～250%。此时的机体为满足高代谢的能量需求，葡萄糖异生和肝清蛋白的合成显著增加，蛋白、碳水化合物和脂肪的利用增加。增加蛋白质和脂肪的利用不仅导致营养供给困难，加速禁食患者的营养不良。对于神经系统受损的患者，需要营养成分的比例发生改变，对蛋白和脂肪热量的需要增多，而对碳水化合物的需要相对减少。

第五章

泌尿外科护理

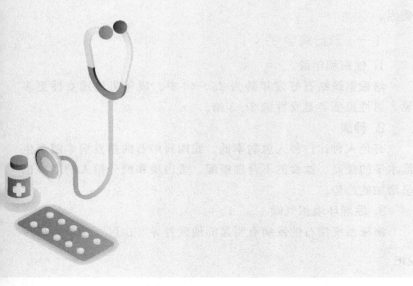

第一节 ▎ 泌尿系统结石

泌尿系统结石是泌尿外科的常见疾病之一，在泌尿外科住院患者中占据首位。欧美国家的流行病学资料显示，5%～6%的人在其一生中至少发生 1 次泌尿系统结石，欧洲泌尿系统结石年新发病率为 100/10 万～400/10 万人。我国年新发病率为 150/10 万～200/10 万人，其中 25% 的患者需住院治疗。近年来，我国泌尿系统结石的发病率有增长趋势，是世界上三大结石高发区之一。泌尿系统结石按病因分为代谢性、感染性、药物性和特发性结石；按晶体成分可分为含钙和不含钙结石；按部位分为上尿路和下尿路结石。

一、病因

影响结石形成的因素很多，如年龄、性别、种族、遗传、环境因素，饮食习惯和职业对结石的形成影响很大，身体的代谢异常、尿路的梗阻、感染、异物和药物的使用是结石形成的常见病因。

（一）流行病学

1. 性别和年龄

泌尿系统结石好发年龄为 25～40 岁。成年男性比女性更多见，男性患病者是女性的 2～3 倍。

2. 种族

有色人种比白种人患病率低。我国肾结石的新发病率随着生活水平的提高、饮食的不合理搭配、蛋白质和糖分摄入的增多也呈增加的趋势。

3. 地理环境和气候

泌尿系统结石的发病有明显的地区差异，山区、沙漠、热带和亚热带地区发病率较高，我国南方比北方更为多见。

4. 饮食和营养

营养成分与饮食结构对泌尿系统结石的形成有重要影响，营养状况好、动物蛋白摄入过多时，易形成肾结石；营养状况差、动物蛋白摄入过少时，容易形成膀胱结石。

5. 职业

从事高温工作、外勤工作、司机等人群较易患有结石。主要是因为工作环境的温度较高，排汗量增加所致。

6. 水分的摄入

流行病学调查发现水质对结石的发病率没有影响。水分摄入过少或损失过多（如出汗）会促进结石的形成。

（二）各种代谢因素

各种代谢因素包括尿液酸碱度、高钙血症、高钙尿症、高草酸尿症、高尿酸尿症、胱氨酸尿症、低枸橼酸尿症和低镁尿症等。

（三）局部因素

局部因素包括泌尿系统梗阻（尿液排出不畅造成尿盐沉积）、感染（细菌改变尿液酸碱度，菌落、脓块、坏死组织形成结石核心）、异物（形成结石核心）等。

（四）药物相关因素

药物引起的肾结石占所有结石的 $1\%\sim2\%$。药物诱发的结石形成的原因有两类：一类为能够诱发结石形成的药物，包括乙酰唑胺、维生素 D、维生素 C 和皮质激素等，这些药物在代谢的过程中导致了其他成分结石的形成；另一类为溶解度低的药物，在尿液浓缩时析出形成结石，药物本身就是结石成分，包括氨苯蝶啶、治疗人类免疫缺陷感染的药物（如硅酸镁和磺胺类药物等）。

二、临床表现

（一）症状

上尿路结石主要症状是与活动有关的疼痛和血尿，也有肾结石长期存在而无明显症状者，特别是较大的鹿角型结石。

（1）疼痛：肾结石可引起肾区疼痛，部分患者平时无明显症状，在活动后出现腰部钝痛；较小的肾结石活动范围较大，进入肾盂输尿管连接部时引起输尿管的剧烈蠕动诱发肾绞痛。此外，输尿管结石也可刺激输尿管引起肾绞痛，并沿输尿管走行放射至同侧腹股沟、大腿内侧，乃至同侧睾丸或阴唇。若结石位于输尿管膀胱壁段或输尿管口，可伴有膀胱刺激症状及尿道和龟头部放射痛。肾绞痛一般于活动后突然出现，结石越小症状越明显，患者表现为疼痛剧烈、难以忍受、出大汗，还可伴有恶心和呕吐。

（2）血尿：表现为肉眼或镜下血尿，一般于活动后出现，与结石对尿路黏膜的损伤有关。镜下血尿更为常见。若结石固定不动时也可无血尿。

（3）恶心、呕吐：肾绞痛时，输尿管管腔压力增高，管壁局部扩张、痉挛和缺血，由于输尿管与肠有共同的神经支配因而可引起恶心与呕吐的症状。

（4）膀胱刺激征：当结石伴有感染，或结石位于输尿管膀胱壁段时，可出现尿频、尿急和尿痛等膀胱刺激征。

（5）并发症的表现：结石继发感染时可患有急性肾盂肾炎或肾积脓，患者有发热、寒战等全身症状。结石引起一侧或双侧泌尿系统梗阻时，可导致一侧肾功能受损、无尿或尿毒症。

（二）体征

肾结石患者肾区可有明显的叩击痛。

三、辅助检查

（一）实验室检查

实验室检查包括血液分析、尿液分析。尿液分析可见到肉眼或镜下血尿，伴有泌尿系统感染时可为脓尿，尿细菌培养可为阳性。血生化检查中尿素氮、血肌酐结果等可大致反映患者的肾功能状况。

（二）结石成分分析

常见结石成分依次为草酸钙类、尿酸类、磷酸钙类、磷酸铵镁和胱氨酸等。

（三）影像学检查

（1）B超：可发现 2 mm 以上结石，了解集尿系统有无积水扩张，可作为泌尿系统结石的常规检查方法。

（2）尿路平片：可以发现 90％左右的 X 线阳性结石，可了解结石的大小、数目、形态和位置。

（3）静脉尿路造影：确定结石位置，并了解尿路的形态及肾功能。

（4）非增强 CT 扫描：敏感性高于尿路平片，其中 CT 值可评估结石的成分。

四、治疗要点

治疗目的是最大限度地去除结石、控制泌尿系统感染和保护肾功能。

（一）肾绞痛的治疗

1. 药物治疗

（1）非甾体抗炎药：常用药物有双氯芬酸钠等。

（2）阿片类镇痛药：常用药物有吗啡、哌替啶、布桂嗪等。

（3）解痉药：M 型胆碱受体阻滞剂（如 654-2）、黄体酮、钙通道阻滞剂（硝苯地平）、α受体阻滞剂。

2. 外科治疗

（1）体外冲击波碎石术。

（2）输尿管内放置支架，还可以配合体外冲击波碎石术治疗。

（3）经输尿管镜碎石取石术。

（4）经皮肾镜碎石取石术。

（5）经皮肾造瘘引流术。

（二）排石治疗

排石治疗包括一般疗法、中药疗法、溶石疗法和中西医结合等方法。

五、护理

（一）肾结石患者的护理

肾结石是指发生于肾盏、肾盂及肾盂与输尿管连接部的结石。肾结石是泌尿系统结石中最常见的疾病，多发生在青壮年，左右侧发病率相近，肾结石通常无症状，当结石在尿路中移动时才引起症状，造成不同程度的血尿或者泌尿系统梗阻，还可以伴有疼痛、泌尿系统感染、败血症、恶心和呕吐，患者可突发严重腰部绞痛或腹痛。肾绞痛是上尿路结石的典型症状，表现为突然发作的脊肋角和腰部的剧烈疼痛，常伴有放射痛，受累部位为同侧下腹部、腹股沟、股内侧。肾绞痛一般为间歇性发作，部分患者疼痛呈持续性，伴阵发性加重。常用的治疗方法包括体外冲击波碎石治疗、经皮肾镜碎石取石术、经输尿管镜碎石取石术、腹腔镜取石等。

1. 术前护理

（1）按泌尿外科一般护理常规护理。

（2）心理护理。

（3）肾绞痛、感染患者遵医嘱对症处理。

（4）鼓励患者多饮水。

（5）手术体位的训练：术中患者取截石位或俯卧位。术前护士指导患者进行手术体位的训练，尤其是俯卧位，一般患者难以耐受，且复杂的结石手术时间长，体位的改变对患者呼吸及循环系统的影响较大，因此应指导患者从俯卧位30分钟开始练习，逐渐延长至45分钟、1小时、2小时等。通过训练使患者能忍受体位的改变，同时使呼吸及循环系统得到一定的适应，减少术中、术后心血管意外发生的概率。

（6）手术前需行尿路平片做术前定位，以明确结石位置，便于手术顺利进行。嘱患者手术当日晨起禁食、禁饮，以避免胀气影响检查结果，定位检查后要求尽量减少活动，防止结石位置发生变化。

2. 术后护理

（1）按泌尿外科术后一般护理常规护理。

（2）严密监测生命体征变化：出血是经皮肾镜碎石取石术最常见、最严重的并发症，如果患者出现血压下降、心率增快、呼吸加快，应高度怀疑有出血的可能。若不及时处理，患者很快会出现休克。

（3）注意观察患者体温变化：术中冲洗易导致尿路细菌或致热原通过肾血管吸收入血引起菌血症，患者术后出现体温升高，甚至可达 39.5℃，警惕患者有无感染性休克或弥散性血管内凝血的表现。若出现上述症状，应及时对症处理。

（4）注意观察腹部症状和体征：定期询问患者有无腹胀、腹痛等症状，腹部查体有无腹部压痛、反跳痛等体征，警惕肾周血肿、尿外渗、腹水或腹膜炎等并发症发生。

（5）管路护理：①固定，术后留置肾造瘘管及导尿管（开放手术还留置有伤口引流管），实行肾造瘘引流管的"双固定"，即将肾造瘘管用透明贴膜固定于患者身上，将引流袋、尿袋分别固定于床单上，做好管路及引流袋的标识。②严密观察，观察肾造瘘管及导尿管引流尿液的颜色、性状和量，准确做好记录。若引流尿液颜色鲜红，量较大，则考虑出血可能，立即通知医师，可采取夹闭肾造瘘管，使血液在肾、输尿管内压力升高，形成压力性止血。③保持管路通畅，让患者自己伸手摸到引流管的走向及固定位置，以利于患者自我管理，避免牵拉、打折。如出现造瘘管周围渗尿，应考虑是否堵塞，可挤压造瘘管，或用注射器抽吸；导尿管被血块堵塞时，以无菌生理盐水少量、多次、反复冲洗。

（6）术后1～2天拔除肾造瘘管，患者可能出现造瘘口漏尿情况，告知患者若敷料被尿液浸湿，通知医师及时换药。

（7）饮食：可以进食后，应以高蛋白、易消化食物为主，注意多饮水，保证尿量2000～3000 mL/d可以预防泌尿系统感染，同时，一些细小的结石碎屑也会随尿液排出。

（8）活动：腰麻术后6小时可以侧卧位休息，双下肢做主动的屈伸活动。全麻术后患者，返回病房后可取半坐卧位。术后第1天，可以下床活动，循序渐进。

（9）术后第1天晨，患者需要复查尿路平片，了解结石清除情况、肾造瘘管及双J管的位置。要求患者禁食、禁饮。

（10）肾造瘘管拔除后，嘱患者向健侧侧卧休息3～4小时，以减轻造瘘口的压力，减少漏尿。肾造瘘管拔除1天后，拔除导尿管。患者可能出现尿频、尿急、尿痛、血尿等症状，一般会自行缓解。患者第一次排尿后需告知医护人员；若2小时内未自行排尿，应通知医师检查膀胱充盈情况，给予处理。

3. 出院指导

（1）坚持饮水，保证尿液2000～3000 mL/d防止尿石结晶形成，减少晶体沉积，延缓结石增长速度。若患者结石合并感染，大量的尿液可促进引流，利于含有细菌的尿液及时排出体外，有利于控制感染。

（2）尿酸结石者应吃低嘌呤饮食，如鸡蛋、牛奶，应多吃水果和蔬菜，碱化尿液。忌食动物内脏，肉类、蟹、菠菜、豆类、菜花、芦笋、香菇等也要尽量少吃。

（3）胱氨酸结石者应限制含蛋氨酸较多的食物，如肉类、蛋类及乳类食品。

（4）草酸钙结石者应食低草酸、低钙的食物，如尽量少食菠菜、海带、香菇、虾米皮等食物。

（5）磷酸钙和磷酸镁铵结石者应食低钙、低磷饮食，少食豆类、奶类、蛋黄食品。

（6）休息2～4周可以正常工作，体力劳动者可根据自己身体情况来决定。出院1～3个月拔除双J管，拔管不影响正常的工作生活。

（7）留置双J管的目的及护理：术后于输尿管内放置双J管，可起到内引流、内支架的作用，避免碎石排出时造成梗阻。留置双J管的时间，通常为1～3个月，此间患者不宜做四肢及腰部同时伸展的动作，不做突然下蹲动作，不从事重体力劳动；预防便秘，减少引起腹压增高的任何因素，防止双J管滑脱或上下移动；定时排空膀胱，不要憋尿，避免尿液反流。大量饮水，每天2000 mL以上。

（8）制订电话随访的时间、方法和内容，建立留置双J管患者出院登记手册，登记患者病情诊断、手术名称、手术时间、出入院时间、出院时带管情况、随访资料、随访结果和患者特殊情况等。及时了解患者的情况，指导患者正确的自我护理。随访时间为每月1次。如需拔除双J管，则在拔管之前随访，提醒患者按时拔管，强调拔管后的注意事项。

（9）出院3～6个月复查泌尿系统B超，以后每年复查1次。

（二）输尿管结石患者的护理

输尿管结石90％以上是在肾内形成而降入输尿管的，原发于输尿管的结石，除非有输尿管梗阻病变，是非常罕见的。所以输尿管结石的病因同肾结石，但结石进入输尿管后逐渐变成枣核状。剧烈绞痛和血尿是输尿管结石的主要症状，除此之外还有恶心、呕吐、尿频、发热、寒战、排石史等。手术治疗主要实施输尿管镜碎石取石术。

1. 术前护理

（1）按泌尿外科一般护理常规护理。

（2）心理护理。

（3）疼痛时，安慰患者，使其稳定情绪，卧床休息，尽可能减少大幅度的运动，指导患者深呼吸以减轻疼痛。

（4）疼痛时使用局部热敷、分散注意力、音乐疗法等减轻疼痛的技巧。

（5）疼痛缓解或排石时适当做一些跳跃或其他有利于排石的运动，以促进结石排出。

（6）观察尿液内有无结石排出，将滤出的碎渣、小结石保留，进行结石成分分析。对于有泌尿系统感染者给予抗炎治疗，观察体温变化，血尿常规检验结果，尿路刺激症状有无缓解等。

（7）应用解痉药物的患者应观察用药后效果。

（8）鼓励患者多饮水。

（9）手术前需行尿路平片检查做术前定位，明确结石位置，便于手术顺利进行。嘱患者手术当日晨起禁食、禁饮，避免胀气影响检查结果，定位后要求尽量减少活动，防止结石位置发生变化。

2. 术后护理

（1）按泌尿外科术后一般护理常规护理。

（2）病情观察：同肾结石。

（3）管路护理：术后留置导尿管及输尿管支架管各一根，将引流袋固定于床单上，做好管路及引流袋的标识。让患者自己伸手摸到引流管的走向及固定位置，以利于患者自我管理，避免牵拉、打折。严密观察导尿管引流尿液的颜色、性状和量，准确做好记录。若引流尿液颜色鲜红，量较大，则考虑出血的可能，应立即通知医师给予处理。导尿管被血块堵塞时，以无菌生理盐水少量、多次反复冲洗。

（4）饮食：可以进食后，应以高蛋白、易消化食物为主，注意多饮水，保证尿量 2000～3000 mL/d 可以预防泌尿系统感染，同时，一些细小的结石碎屑也会随尿液排出。

（5）活动：腰麻术后 6 小时可以侧卧位休息，双下肢做主动的屈伸活动。全麻术后患者，返回病房后可取半坐卧位。术后第 1 天，可以下床活动，活动量应循序渐进。

（6）术后第 1 天晨起，患者需要复查尿路平片，了解结石清除情况、双 J 管的位置。要求患者禁食、禁饮。

3. 出院指导

同肾结石患者的出院指导。

（三）膀胱结石患者的护理

膀胱结石分为原发性和继发性两种，大多数见于男性患者。膀胱结石的发病率有明显的地区、种族和年龄差异。营养不良，尤其是缺乏动物蛋白的摄入，是膀胱结石的主要病因。前列腺肥大、长期卧床如脑卒中或脊髓损伤的患者是膀胱结石的高发人群。临床表现包括尿痛、排尿障碍和血尿。其疼痛表现为下腹部和会阴部钝痛，可为明显或剧烈疼痛，常因活动和剧烈运动的诱发而加剧。手术以膀胱镜碎石为主。

1. 术前护理

（1）按泌尿外科一般护理常规护理。

（2）心理护理。

（3）疼痛的护理：疼痛发作时应注意做好患者的防护。遵医嘱给予镇痛解痉药，密切观察疼痛缓解情况。

2. 术后护理

（1）按泌尿外科术后一般护理常规护理。

（2）病情观察：同肾结石。

（3）管路护理：术后留置导尿管，将引流袋固定于床单上，做好管路及引流袋的标识。让患者自己伸手摸到引流管的走向及固定位置，以利于患者自我管理，避免牵拉、打折。严密观察导尿管引流尿液的颜色、性状和量，准确做好记录。若患者血尿比较严重，应遵医嘱行持续膀胱冲洗，速度以 60 滴/分为宜。导尿管被血块堵塞时，以无菌生理盐水少量、多次、低压反复冲洗。

（4）膀胱痉挛的护理：①冲洗液的温度不宜过低，保持在 20～30 ℃；②遵医嘱给予镇痛药或解痉挛药物；③调整气囊尿管的位置及牵拉的强度和气囊内的液体量，在无活动性出血的情况下，早日解除牵拉和拔除导尿管；④有血块堵塞时及时快速反复冲洗，将血块清除，保持尿路的通畅。

（5）饮食：可以进食后，应以高蛋白、易消化食物为主，注意多饮水，保证尿量 2000～3000 mL/d 可以预防泌尿系统感染，同时，一些细小的结石碎屑也会随尿液排出。

（6）活动：腰麻术后 6 小时可以侧卧位休息，双下肢做主动的屈伸活动。全麻术后患者，返回病房后可取半坐卧位。术后第 1 天，可以下床活动，活动量应循序渐进。

3. 出院指导

（1）加强饮水，保证尿液 2000～3000 mL/d 以防止尿石结晶形成，减少晶体沉积，延缓结石增长速度。若患者结石合并感染，大量的尿液还可促进引流，利于含有细菌的尿液及时排出体外，有利于控制感染。

（2）若泌尿系统梗阻、排尿困难引发膀胱结石的患者，应解除病因，防止结石再生。

（3）根据结石成分，调理饮食：①少食含胆固醇高的动物内脏，如动物肝脏、动物肾脏、动物脑、海虾等。②少食含草酸、钙高的食品，如菠菜、油菜、海带、核桃、甜菜、巧克力、芝麻酱等。

（4）长期卧床患者，应帮助患者多活动，勤翻身，及时排尿，防止尿液浓缩。

（5）按要求定期复查。

第二节 ▌ 泌尿系统损伤

泌尿系统损伤主要是指在外力的作用下造成泌尿系统脏器本身解剖结构被破坏，继而引发出一系列的临床表现。以男性尿道损伤最多见，肾、膀胱次之。输尿管损伤多见于医源性损伤。泌尿系统损伤大多是胸、腹、腰部或骨盆严重损伤的合并伤。因此，当有上述部位损伤时，应注意有无泌尿系统损伤；确诊泌尿系统损伤时，也要注意有无合并其他脏器损伤。

一、肾损伤患者的护理

肾损伤发病率约 5/10 万。72％见于 16～44 岁的男性青壮年，男女比例约 3∶1。在泌尿系统损伤中仅次于尿道损伤，居第二位，占所有外伤的 1％～5％，腹部损伤的 10％。以闭合性损伤多见，1/3 常合并有其他脏器损伤。当肾脏存在积水、结石、囊肿、肿瘤等病理改变时，损伤可能性更大。由于损伤的病因和程度不同，肾损伤出现多种类型，有时多种类型的肾损伤同时存在。现根据其损伤的程度将闭合性损伤分为以下病理类型。①肾挫伤：损伤及局限于部分肾实质，形成肾瘀斑和/或包膜下血肿，肾包膜及肾盏、肾盂黏膜完整，损伤涉及肾集合系统的可有少量血尿。②肾部分裂伤：肾邻近包膜部位裂伤伴有肾包膜破裂，可致肾周血肿。若肾邻近集合系统部位裂伤伴有肾盏、肾盂黏膜破裂，则可有明显血尿。③肾全层裂伤：肾实质深度裂伤，外及肾包膜，内达肾盏、肾盂黏膜，此时常引起广泛的肾周血肿、血尿和尿外渗。肾横断或碎裂时，可导致部分肾组织缺血。

④肾蒂血管损伤：肾蒂血管损伤比较少见。肾蒂或肾段血管的部分或全部撕裂，可引起大出血、休克，常来不及诊治就死亡。由于此类损伤引起肾急剧移位，肾动脉突然被牵拉，致血管内膜断裂，形成血栓，造成肾功能丧失。

（一）病因

1. 开放性损伤

因弹片、枪弹、刀刃等锐器致伤，损伤复杂而严重，常伴有胸、腹部等其他组织器官损伤。

2. 闭合性损伤

因直接暴力（如撞击、跌打、挤压、肋骨或横突骨折等）或间接暴力（如对冲伤、突然暴力扭转等）所致。

3. 医源性损伤

经皮肾穿刺活检、肾造瘘、经皮肾镜碎石术、体外冲击波碎石等医疗操作有可能造成不同程度的肾损伤。

此外，肾本身有病变时，如肾积水、肾肿瘤、肾结核或肾囊性疾病等更易受损伤，有时极轻微的创伤也可造成严重的"自发性"肾破裂。

（二）临床表现

肾损伤的临床表现与损伤类型和程度有关，尤其在合并其他器官损伤时，肾损伤的症状可能不易觉察。其主要症状有休克、血尿、疼痛、腰腹部肿块、发热等。

1. 休克

严重肾裂伤、肾蒂血管损伤或合并其他脏器损伤时，因创伤和失血常发生休克，危及生命。

2. 血尿

肾损伤患者大多有血尿，肾挫伤涉及肾集合系统时可出现镜下血尿或轻度肉眼血尿。若肾集合系统部位裂伤伴有肾盏、肾盂黏膜破裂，则可有明显的血尿。肾全层裂伤则呈大量全程肉眼血尿。有时血尿与损伤程度并不一致，如血块堵塞尿路、肾蒂断裂、肾动脉血栓形成，肾盂、输尿管断裂等情况可能只有轻微血尿或无血尿。

3. 疼痛

肾包膜下血肿、肾周围软组织损伤、出血或尿外渗引起患侧腰、腹部疼痛。血液、尿液渗入腹腔或合并腹内脏器损伤时，出现全腹疼痛和腹膜刺激症状。血块通过输尿管时易发生肾绞痛。

4. 腰腹部肿块

血液、尿液进入肾周围组织可使局部肿胀，形成肿块，有明显触痛和肌强直。开放性肾损伤时应注意伤口位置及深度。

5. 发热

肾损伤所致肾周血肿、尿外渗易继发感染，甚至造成肾周脓肿或化脓性腹膜炎，常伴发热等全身中毒症状。

（三）辅助检查

1. 实验室检查

实验室检查包括血常规检查、尿常规检查。尿中含多量红细胞，严重休克无尿者，往往要在抗休克、血压恢复正常后方能见到血尿；肾动脉栓塞或输尿管离断时可无血尿。血红蛋白和血细胞比容持续降低提示有活动性出血。严重的胸、腹部损伤时，往往容易忽视肾损伤的临床表现，应尽早做尿常规检查，以免延误诊断。

2. 影像学检查

（1）超声：能提示肾损伤的部位和程度，有无包膜下和肾周血肿、尿外渗、其他器官损伤及对侧肾等情况。须注意肾蒂血管情况，如肾动静脉的血流等。

（2）CT：可清晰显示肾实质裂伤程度、尿外渗和血肿范围，以及肾组织有无活力，并可了解与其他脏器的关系。CT血管成像可显示肾动脉和肾实质的损伤情况，也可了解有无肾动-静脉瘘或创伤性肾动脉瘤，若伤侧肾动脉完全梗阻，表示为外伤性血栓形成。

（3）其他检查：MRI 诊断肾损伤的作用与 CT 类似，但对血肿的显示比 CT 更具特征性。除上述检查外，传统的静脉尿路造影、动脉造影等检查也可发现肾有无损伤、肾损伤的范围和程度，但临床上一般不作为首选。

（四）治疗要点

肾损伤的处理与损伤程度有直接关系。轻微肾挫伤一般症状轻微，经短期休息可以康复，大多数患者属于此类损伤。多数肾部分裂伤可行非手术治疗，仅少数需手术治疗。

1. 紧急治疗

有大出血、休克的患者需迅速给予抢救措施，进行输血、补液等抗休克治疗，并严密观察生命体征，同时明确有无合并其他器官损伤，做好手术探查的准备。

2. 非手术治疗

（1）绝对卧床休息 2～4 周，病情稳定、血尿消失后才可以允许患者离床活动。通常损伤后 4～6 周肾部分裂伤才趋于愈合，过早、过多离床活动，有可能再度出血。恢复后 3 个月内不宜参加体力劳动或竞技运动。

（2）密切观察：定时测量血压、脉搏、呼吸、体温，注意腰、腹部肿块范围有无增大。观察尿液颜色深浅的变化。定期检测血红蛋白和血细胞比容。

（3）及时补充血容量和热量，维持水、电解质平衡，保持足够尿量，必要时输血。

（4）早期合理应用抗生素预防感染。

（5）适量使用镇痛、镇静药和止血药物。

3. 手术治疗

（1）开放性肾损伤：几乎所有这类损伤的患者都要实行手术

治疗，特别是枪伤或从前面腹壁进入的锐器伤，需经腹部切口进行手术，包括清创、缝合及引流，并探查腹部脏器有无损伤。

（2）闭合性肾损伤：一旦确定为严重的肾部分裂伤、肾全层裂伤及肾蒂血管损伤须尽早经腹进行手术。若肾损伤患者在非手术治疗期间发生以下情况，则需施行手术治疗：①经积极抗休克后生命体征仍未见改善，提示有内出血。②血尿逐渐加重，血红蛋白和血细胞比容继续降低。③腰、腹部肿块明显增大。④怀疑有腹腔脏器损伤。其手术方法包括血管介入治疗、肾修补术和肾部分切除术、肾切除术、肾血管修补术。

4. 并发症的处理

由于出血、尿外渗及继发性感染等可导致肾损伤并发症。腹膜后尿囊肿或肾周脓肿要切开引流。输尿管狭窄、肾积水需施行成形术或肾切除术。恶性高血压要做血管修复或肾切除术。动-静脉瘘和假性肾动脉瘤应予以修补，如在肾实质内则可行部分肾切除术。持久性血尿可施行选择性肾动脉栓塞术。

（五）护理

1. 术前护理

（1）按泌尿外科一般护理常规护理。

（2）心理护理：很多患者属于意外受伤，且受伤部位为重要脏器，给患者及家属带来了巨大的精神压力，所以应主动给予关心和照顾，向患者及家属讲解相关手术的目的、注意事项，消除患者及家属的担心及疑虑，以积极的态度面对治疗。

（3）嘱患者绝对卧床休息，以免活动后加重出血。

（4）密切观察病情变化，定时测量血压、脉搏、呼吸、体温等生命体征。如患者出现血压下降、脉搏加快、呼吸增快、面色苍白、精神不振、躁动等情况，提示有休克发生，应按休克处理，即迅速建立两条以上静脉通道，补充血容量，保证输血、输液的通畅；早期应用抗生素以预防感染，同时注意保暖、镇静、吸氧；尽量避免搬动患者；根据实验室检查结果，合理安排输液种类，以维持水、电解质及酸碱平衡。

（5）肾损伤应注意观察腰腹部情况：腹膜刺激症状是肾损伤的渗血、渗尿刺激后腹膜所致，其加重与好转可反应病情的变化，应注意观察腹膜刺激症状，有无压痛、肌痉挛；注意观察腰腹部肿物的范围，以了解出血的情况。

（6）泌尿系统损伤常伴有其他脏器损伤，应严密观察患者症状与体征的变化，随时做好抢救准备。

2. 术后护理

（1）按泌尿外科术后一般护理常规护理。

（2）病情观察：准确、定时测量血压、心率、呼吸及血氧饱和度并正确记录，随时注意患者病情的变化。如果患者出现血压下降、心率增快、血氧饱和度下降的情况，及时通知医师，防止出血的发生。注意观察伤口敷料有无渗血、渗液，若有及时通知医师给予换药。

（3）维持水、电解质、酸碱平衡及有效循环血量：建立静脉通道，遵医嘱及时输液，必要时输血，以维持有效循环血量。输血过程中密切观察患者有无变态反应、输血反应的发生。根据实验室检查结果，合理安排输液种类，及时输入液体和电解质，以维持水、电解质及酸碱平衡。

（4）休息与活动：全麻清醒、血压平稳后改半卧位，术后需卧床休息 2~4 周。卧床期间患者可以进行循序渐进的床上活动，比如做四肢主动的屈伸活动，以预防静脉血栓的发生；指导患者适时变换体位，常规放置防压疮气垫，必要时骶尾部贴防压疮敷料，以预防压疮的发生。

（5）预防感染：保持尿道口清洁，导尿管通畅，保持会阴部清洁干燥；定时观察体温，了解血、尿白细胞计数变化，及时发现感染征象；加强损伤局部的护理，严格无菌操作；早期应用抗生素预防感染。

（6）管路护理：术后留置伤口引流管及导尿管，实现伤口引流管的"双固定"。将伤口引流管用透明贴膜固定于患者身上，将引流袋、尿袋分别固定于床单上，做好管路及引流袋的标识。让患者自己伸手摸到引流管的走向及固定位置。避免牵拉、打折。严密观察伤口引流管及导尿管引流液的颜色、性状和量，准确做好记录。若伤口引流液或尿液颜色鲜红，量较大，则考虑出血的可能，应立即通知医师。

（7）膀胱冲洗的护理：为防止血液逐渐沉积在膀胱内形成血块堵塞尿道口，导致患者导尿管引流不畅，遵医嘱行膀胱冲洗。在冲洗过程中加强观察，确保导尿管引流通畅，注意冲洗温度应适宜，保持在 20～30 ℃。冲洗过程中观察流速是否适宜，同时检查冲洗液的颜色，冲出液的量、浑浊度、有无尿外渗的发生。一般冲出液量不应少于冲入的液体，要及时发现冲出液是否进入腹腔、腹壁、会阴及阴囊皮下，造成腹壁、阴囊明显水肿或导致冲出液被大量吸收入血，急剧增加循环血量，造成急性心力衰竭致患者死亡。当患者出现脉速、面色苍白、出冷汗、剧烈腹痛等，应立即停止冲洗，通知医师，及时给予处理。

（8）饮食：可以进食后，应以易消化食物为主，避免食用辛辣刺激性食物及过于油腻的食品；鼓励患者多饮水，保证尿量2000～3000 mL/d，可以预防泌尿系统感染。

3. 出院指导

（1）出院后 3 个月内，不宜参加体力劳动或竞技运动，以免引起再度出血。

（2）注意保护肾脏，患病时应在医师指导下服药，以免造成肾功能的损害；定期检测肾功能。

（3）如出现腰痛、血尿，要及时就诊、及时治疗。

二、膀胱损伤患者的护理

膀胱空虚时位于骨盆深处，受到周围筋膜、肌、骨盆及其他软组织的保护，因此除贯通伤或骨盆骨折外，一般不易发生膀胱损伤。膀胱充盈时其壁紧张而薄，高出耻骨联合伸展至下腹部，易遭受损伤。

（一）病因

1. 开放性损伤

由弹片或锐器贯通所致，常合并其他脏器损伤，如直肠、阴道损伤，形成腹壁尿瘘、膀胱直肠瘘或膀胱阴道瘘。

2. 闭合性损伤

当膀胱充盈时，若下腹部遭撞击、挤压，极易发生膀胱损伤。可见于酒后膀胱过度充盈，受力后膀胱破裂。有时骨盆骨折骨片会直接刺破膀胱壁。产程过长，膀胱壁被压，在胎头与耻骨联合之间也易引起缺血性坏死，可致膀胱阴道瘘。

3. 医源性损伤

见于膀胱镜检查或治疗中，如膀胱颈部肿瘤、前列腺癌、膀胱癌等电切术及盆腔手术、腹股沟疝修补术、阴道手术等有时可能伤及膀胱。压力性尿失禁行经阴道无张力尿道中段悬吊手术时，也有发生膀胱损伤的可能。

4. 自发性破裂

有病变的膀胱（如膀胱结核、长期接受放疗的膀胱）过度膨胀，发生破裂，称为自发性破裂。

（二）临床表现

膀胱壁轻度挫伤仅有下腹部疼痛和少量终末血尿，短期内可自行消失。膀胱全层破裂时症状明显，依腹膜外型或腹膜内型的破裂部位不同而有其各自的特殊的表现。

1. 休克

常见于骨盆骨折导致的膀胱损伤，常由骨盆骨折剧痛、大出血所致。

2. 腹痛

腹膜外破裂时，尿外渗及血肿可引起下腹部疼痛、压痛及肌紧张，直肠指检可触及直肠前壁饱满并有触痛。腹膜内破裂时，尿液和血液流入腹腔常引起急性腹膜炎症状；如果腹腔内尿液较多，可有移动性浊音。

3. 排尿困难和血尿

膀胱破裂后，尿液流入腹腔和膀胱周围组织间隙时，患者有尿意，但不能排出尿液或仅能排出少量血尿。

4. 尿瘘

开放性损伤可有体表伤口漏尿；如与直肠、阴道相通，则经肛门、阴道漏尿。闭合性损伤在尿外渗感染后破溃，可形成尿瘘。

5. 局部症状

闭合性损伤时，常有体表皮肤肿胀、血肿和瘀斑。

（三）辅助检查

1. 膀胱造影

自导尿管向膀胱内注入15％泛影葡胺300 mL，摄前后位片，抽出造影剂后再摄片，如膀胱破裂，可发现造影剂漏至膀胱外，排液后的照片更能显示遗留于膀胱外的造影剂。腹膜内膀胱破裂时，则显示造影剂衬托的肠袢。

2. 膀胱镜检查

膀胱镜检查是诊断术中发生膀胱损伤的首选方法。

3. 导尿试验

导尿管插入膀胱后，如引流出300 mL以上的清亮尿液，基本上可排除膀胱破裂；如无尿液导出或仅导出少量血尿，则膀胱破裂的可能性大。此时可经导尿管向膀胱内注入灭菌生理盐水200～300 mL，片刻后再吸出。液体外漏时吸出量会减少，腹腔液体回流时吸出量会增多。若液体出入量差异较大，提示膀胱破裂。

（四）治疗

处理原则：闭合膀胱壁缺损；保持通畅的尿液引流，或完全的尿流改道；充分引流膀胱周围及其他部位的尿外渗。应根据损伤的类型和程度进行相应的处理。

1. 紧急处理

对于骨盆骨折患者需要依据出血的严重程度进行抗休克治疗，如输液、输血、镇痛及镇静等，尽早合理使用抗生素预防感染。

2. 非手术治疗

膀胱挫伤或膀胱造影显示仅有少量尿外渗且症状较轻者，可从尿道插入导尿管持续引流尿液 10 天左右，并保持通畅，同时使用抗生素预防感染，破裂多可自愈。

3. 手术治疗

膀胱破裂伴有出血和尿外渗，病情严重者，须尽早施行手术。如为腹膜外破裂，做下腹部正中切口，腹膜外显露并切开膀胱，清除外渗尿液，修补膀胱裂口。如为腹膜内破裂，应行剖腹探查，了解其他脏器有无损伤，并做相应处理。吸尽腹腔内液体，分层修补腹膜与膀胱壁。也可行腹腔镜膀胱修补术，由于腹腔镜具有创伤小等特点，利用孔道即可观察上腹部其他脏器有无损伤。若发生膀胱颈撕裂，须用可吸收缝线准确修复，以免术后发生尿失禁。膀胱修补术后应留置导尿管或行耻骨上膀胱造瘘，持续引流尿液 2 周。对于骨盆骨折的患者，手术以骨科处理为主，泌尿科以引流尿液为主要目的。

4. 并发症的处理

早期正确的手术治疗及抗生素的应用可减少并发症的发生。盆腔血肿宜尽量避免切开，以免发生大出血并导致感染。若出血不止，可用纱布填塞止血，24 小时后再取出。

（五）护理

1. 术前护理

（1）按泌尿外科一般护理常规护理。

（2）心理护理：主动给予患者关心和体贴，向患者及家属讲解目前的治疗方法的可行性，消除其顾虑，以积极的态度面对治疗。

（3）注意密切监测患者的血压、脉搏、呼吸及血氧饱和度，如血压骤然下降、脉搏加快、面色苍白，提示有休克发生，应按休克处理，即迅速建立两条以上静脉通道，补充血容量，维持患者水、电解质及酸碱平衡；保证输血、输液的通畅；输血过程中注意观察患者有无输血反应、变态反应的发生；注意给予患者持续吸氧；注意保暖；避免过多地搬动患者。

（4）注意监测体温，遵医嘱使用抗生素预防感染，体温过高时及时通知医师。

（5）合并骨盆骨折者，应卧硬板床休息；注意观察血尿及腹膜刺激症状，判断有无出血发生。

2. 术后护理

（1）按泌尿外科术后一般护理常规护理。

（2）病情观察：准确、定时测量血压、心率、呼吸及血氧饱和度并正确记录，随时注意患者病情的变化。留置膀胱造瘘管的患者，应注意观察造瘘口敷料有无渗血、渗液，定时给予换药。

（3）管路护理：膀胱修补术术后最主要的就是保持膀胱引流通畅，所以应注意观察术后留置的导尿管或膀胱造瘘管是否通畅，避免管路打折、受压、弯曲或堵塞。术后导尿管或耻骨上膀胱造瘘管留置时间一般为 2 周左右。将引流袋固定于床单上，做好管路及引流袋的标识。让患者自己伸手摸到引流管的走向及固定位置，以更好地自我注意避免引流管受牵拉、打折。严密观察引流液的颜色、性状和量，准确做好记录。

（4）预防感染：保持尿道口清洁、导尿管通畅，保持会阴部清洁干燥；定时观察体温，监测血、尿白细胞计数，及时发现感染征象；加强损伤局部的护理，严格无菌操作；早期应用抗生素预防感染。

（5）膀胱痉挛的护理：患者术后容易发生膀胱痉挛，可遵医嘱给予抗胆碱能药物予以缓解。

（6）膀胱冲洗的护理：为防止膀胱内形成血凝块堵塞尿道口，导致患者导尿管引流不畅，可遵医嘱行膀胱冲洗。冲洗液的温度应适宜，保持在 20～30 ℃。注意观察冲出的液体的颜色、量、浑浊度，注意有无尿外渗的发生。在冲洗过程中加强观察流速是否适宜，并确保导尿管引流通畅，一般冲出的液体量不应少于冲入的液体量，要加强观察冲洗液是否进入腹腔、腹壁、会阴及阴囊皮下，造成腹壁、阴囊明显水肿，或造成冲洗液被大量地吸收入血，急剧增加循环血量，造成急性心力衰竭导致患者死亡。当患者出现脉速、面色苍白、出冷汗、剧烈腹痛等，应立即停止冲洗，通知医师，及时给予处理。

（7）饮食：可以进食后，应以易消化食物为主，避免食用辛辣刺激性、过于油腻的食物；鼓励患者多饮水，保证尿量 2000～3000 mL/d，以预防泌尿系统感染。

（8）活动：活动应遵循循序渐进的原则。指导患者卧床期间进行床上双下肢的屈伸活动，以防止静脉血栓的发生；如无合并其他内脏损伤或骨折等情况时，一般可于术后第二天下床活动。

3. 出院指导

嘱患者多饮水、勤排尿；定期复查，如有不适及时就诊。

第三节 ▍ 压力性尿失禁

尿失禁是影响女性生活质量的常见疾病，据统计，全球患病率接近 50%，我国人群的患病率与此相当，其中一半为压力性尿失禁。压力性尿失禁是指打喷嚏、咳嗽或运动等腹压增高时，出现不自主的尿液自尿道外口溢出。由于社会经济和文化教育等因素，加之女性对排尿异常羞于启齿，导致女性压力性尿失禁就诊率低。

一、病因

（一）年龄

随着年龄增长，女性尿失禁患病率逐渐增高，高发年龄为45～55岁。年龄与尿失禁的相关性可能与随着年龄的增长而出现的盆底肌松弛、雌激素减少和尿道括约肌退行性变等有关。一些老年常见疾病，如慢性肺部疾病、糖尿病等，也可促进尿失禁的进展。但老年人压力性尿失禁的发生率趋缓，可能与其生活方式改变有关，如日常活动减少等。

（二）生育

生育的次数、初次生育年龄、生产方式、胎儿的大小及妊娠期间尿失禁的发生率均与产后尿失禁的发生有显著相关性，生育的胎次与尿失禁的发生呈正相关性；初次生育年龄在20～34岁间的女性，其尿失禁的发生与生育的相关度高于其他年龄段；生育年龄过大者，尿失禁的发生可能性较大；经阴道分娩的女性比剖宫产的女性更易发生尿失禁；行剖宫产的女性比未生育的女性发生尿失禁可能性要大；使用助产钳、吸胎器和缩宫素等加速产程的助产技术同样有增加尿失禁的可能性；出生婴儿体重大于4000g的母亲发生压力性尿失禁的可能性明显升高。

（三）盆腔脏器脱垂

压力性尿失禁和盆腔脏器脱垂紧密相关，两者常伴随存在，均严重影响中老年妇女的健康和生活质量。盆腔脏器脱垂患者盆底支持组织平滑肌纤维变细、排列紊乱、结缔组织纤维化和肌纤维萎缩可能与压力性尿失禁的发生有关。

（四）肥胖

肥胖女性发生压力性尿失禁的概率显著增高，减肥可降低尿失禁的发生率。

（五）种族和遗传因素

遗传因素与压力性尿失禁有较明确的相关性。压力性尿失禁患者患病率与其直系亲属患病率显著相关。白种人女性尿失禁的患病率高于黑种人。

（六）雌激素

长期以来认为绝经期妇女雌激素下降与尿失禁发生相关，但目前还存在争议。一些研究认为，口服雌激素不能减少尿失禁，且有诱发和加重尿失禁的风险，阴道局部使用雌激素可改善压力性尿失禁症状。

（七）子宫切除术

子宫切除术后如发生压力性尿失禁，一般在术后半年至一年。手术技巧及手术切除范围可能与尿失禁的发生有一定关系。但目前尚无足够的循证医学证据，证实子宫切除术与压力性尿失禁的发生有确定的相关性。

（八）吸烟

吸烟与压力性尿失禁发生的相关性尚有争议。有资料显示吸烟者发生尿失禁的比例高于不吸烟者，可能与吸烟引起的慢性咳嗽和胶原纤维合成的减少有关。也有资料认为吸烟与尿失禁的发生无关。

（九）体力活动

高强度体育锻炼可能诱发或加重尿失禁，但尚缺乏足够的循证医学证据。

二、临床表现

（一）症状

咳嗽、打喷嚏、大笑等腹压增加时不自主漏尿。

（二）体征

腹压增加时能观察到尿液不自主地从尿道流出。

三、辅助检查

（一） 1小时尿垫试验

（1）方法：①患者无排尿。②安放好已经称重的收集装置，试验开始。③15分钟内喝完500 mL无钠液体，然后坐下或躺下。④步行半小时，包括上下一层楼梯。⑤起立和坐下10次。⑥剧烈咳嗽10次。⑦原地跑1分钟。⑧弯腰拾小物品5次。⑨流动水中洗手1分钟。⑩1小时终末去除收集装置并称重。

（2）结果判断：①尿垫增重＞1 g为阳性。②尿垫增重＞2 g时注意有无称重误差、出汗和阴道分泌物。③尿垫增重＜1 g提示基本干燥或实验误差。

（二）压力诱发试验

患者取仰卧位，双腿屈曲外展。观察尿道外口漏尿情况，咳嗽或用力增加腹压时见尿液漏出，腹压消失后漏尿也同时消失则为阳性。阴性者站立位再行检查。检查时应同时询问漏尿时或之前是否有尿急和排尿感，若有则可能为急迫性尿失禁或合并有急迫性尿失禁。

（三）膀胱颈抬举试验

患者取截石位，先行压力诱发试验。若为阳性，则将中指及示指插入患者阴道，分别放在膀胱颈水平、尿道两侧的阴道壁上，嘱患者做咳嗽等动作增加腹压，有尿液漏出时用手指向腹侧抬举膀胱颈，如漏尿停止，则为阳性，提示压力性尿失禁的发病机制与膀胱颈和近端尿道明显下移有关。此外，注意试验时不要压迫尿道，否则会出现假阳性。

（四）棉签试验

患者取截石位，消毒后于尿道插入无菌棉签，棉签前端应到达膀胱颈。无应力状态下和应力状态下棉签活动的角度超过 30°，则提示膀胱颈过度活动。

（五）尿动力学检查

当腹压增加时漏尿，伴有排尿困难或尿频、尿急等膀胱过度活动症症状时，需要进行尿动力学检查。同时尿动力学检查还可协助对压力性尿失禁进行分型。有剩余尿及排尿困难表现的患者，还需接受影像尿动力学检查。

（六）膀胱镜检查

怀疑有膀胱颈梗阻、膀胱肿瘤和膀胱阴道瘘等疾病时，需要做此检查。

（七）膀胱尿道造影

既往有手术史，怀疑有膀胱输尿管反流，或需要进行压力性尿失禁分型的患者。

（八）超声检查

了解有无上尿路积水、膀胱容量及剩余尿量。

（九）静脉肾盂造影或 CT

了解有无上尿路积水及重复肾、输尿管畸形，以及重复或异位输尿管开口位置。

四、治疗要点

（一）保守治疗

1. 控制体重

肥胖是女性压力性尿失禁的明确危险因素，减轻体重可改善尿失禁的症状。

2. 盆底肌训练

通过自主的、反复的盆底肌肉群的收缩和舒张，增强支持尿道、膀胱、子宫和直肠的盆底肌张力，增加尿道阻力、恢复盆底肌功能，达到预防和治疗尿失禁的目的。此法简便易行、有效，适用于各种类型的压力性尿失禁，停止训练后疗效的持续时间尚不明确。目前尚无统一的训练方法，其共识是必须要使盆底肌达到相当的训练量才可能有效。此外，盆底肌训练可结合生物反馈、电刺激治疗进行，在专业人员指导下进行可获得更好的疗效。

3. 生物反馈

生物反馈是借助置于阴道或直肠内的电子生物反馈治疗仪，监视盆底肌的肌电活动，并将这些信息转换为视觉和听觉信号反馈给患者，指导患者进行正确的、自主的盆底肌训练，并形成条件反射。与单纯盆底肌训练相比，生物反馈更为直观和易于掌握，短期内疗效可优于单纯盆底肌训练，但远期疗效尚不明确。

（二）药物治疗

主要作用原理在于增加尿道闭合压，提高尿道关闭功能，目前常用的药物有以下几种。

1. 度洛西汀

度洛西汀是 5-羟色胺及去甲肾上腺素的再摄取抑制剂，可升高二者的局部浓度，兴奋此处的生殖神经元，进而提高尿道括约肌的收缩力，增加尿道关闭压，减少漏尿。每次口服 40 mg，每天 2 次，需维持治疗至少 3 个月。多在 4 周内起效，可改善压力性尿失禁症状，结合盆底肌训练可获得更好的疗效。恶心、呕吐是其较常见的不良反应，其他不良反应还有口干、便秘、乏力、头晕、失眠等。

2. 雌激素

刺激尿道上皮生长，增加尿道黏膜静脉丛血供，影响膀胱尿道旁结缔组织的功能，增加支持盆底结构肌的张力，增加 α-肾上腺素受体的数量和敏感性，提高 α-肾上腺素受体激动剂的治疗效果。口服雌激素不能减少尿失禁，且有诱发和加重尿失禁的风险。对绝经后患者应选择阴道局部使用雌激素，用药的剂量和时间仍有待进一步研究。长期应用增加子宫内膜癌、卵巢癌、乳腺癌和心血管病的发生风险。

（三）手术治疗

目前最常用的手术方式为经闭孔无张力性尿道中段悬吊术，其适应证主要有 4 种情况。

（1）非手术治疗效果不佳或不能坚持，不能耐受，预期效果不佳的患者。

（2）中、重度压力性尿失禁，严重影响生活质量的患者。

（3）生活质量要求较高的患者。

（4）伴有盆腔脏器脱垂等盆底功能病变需行盆底重建者，同时存在压力性尿失禁。

五、护理

（一）术前护理

（1）按泌尿外科一般护理常规护理。

（2）心理护理：压力性尿失禁患者长期思想负担重，有自卑心理。大多数患者术前表现为紧张、焦虑，对手术的方式方法、手术效果极为关切。术前应耐心细致地向患者介绍手术的方法、原理、步骤及预后，着重强调本术式具有简单快捷、创伤小、恢复快、疗效好的优点，术后不会影响性生活，以解除她们的紧张心理。护士应与患者多交流，介绍此类手术的成功经验，帮助她们树立治疗的信心，积极配合手术和护理。

（3）会阴护理：尿失禁患者外阴长期处于潮湿环境中，术前应鼓励患者多饮水以稀释尿液，减少局部刺激。指导患者用温水清洗会阴，及时更换卫生巾或护垫，每天更换内裤，保持会阴清洁干燥。观察会阴皮肤有无发红、湿疹及溃疡等，如有应及时向医师报告，待其治愈后方可手术。

（4）避免增加腹压的因素：术前应避免一切可能引起腹压增高的因素。由于排便用力是造成腹压增高的原因之一，对于便秘患者应鼓励多吃水果、蔬菜等，必要时给予缓泻药。咳嗽、咳痰是造成腹压增高的另一主要原因，因此患者术前应防止受凉、呼吸道感染等。有慢性支气管炎患者，应鼓励其排痰，利用拍背、雾化吸入等方法促进痰液排出。

（5）完善术前各项检查，做好健康教育。

（6）讲解盆底肌训练的意义、方法。

（7）术前遵医嘱行阴道冲洗。

（二）术后护理

（1）按泌尿外科术后一般护理常规护理。

（2）密切观察伤口渗出情况，渗出量多时，通知医师给予处理。

（3）遵医嘱术后 6 小时给予半卧位，鼓励患者术后 24 小时下床活动。

（4）饮食护理：术后多饮水，每天大于 2000 mL。选择易消化、营养丰富、粗纤维食物，防止大便干燥，必要时使用缓泻药，禁止食用辛辣食物及对膀胱有刺激性的饮料。

（5）排尿护理：术后留置导尿管，导尿管连接引流袋并妥善固定，保持引流通畅，观察尿量及颜色。术后 1~2 天拔除导尿管及阴道内碘仿纱条，鼓励患者拔除导尿管 1 小时开始排尿，为防止术后因尿道阻力增大出现排尿困难，应在膀胱未达到最大充盈时排尿。术后前几次排尿较为关键，应嘱患者勤排尿，不应超过 2 小时排尿 1 次，夜间起来排尿 1~2 次，排尿正常后即可正常排尿。拔除导尿管后如继续存在尿失禁症状应嘱患者适量饮水，根据尿失禁好转程度酌情增加饮水量。若发生暂时性排尿困难，应指导患者正确使用腹压，可用手按压腹部或听流水声等协助排尿。

（6）并发症的护理

① 膀胱损伤：术中可能出现的并发症。因此要求术中每次穿刺后，应进行膀胱镜检查，如发现膀胱或者尿道损伤，应停止手术，根据损伤程度保留导尿管 3～5 天。术后保持导尿管通畅，注意观察并记录尿量及尿液性质，如颜色鲜红，提示有膀胱尿道损伤的可能。

② 出血：在利用穿刺针将吊带引向耻骨上切口的过程中，偶尔会损伤耻骨后血管，引起出血，形成耻骨后血肿。但这种出血往往是自限性的，可以自行停止，不会引起严重后果，故不需特殊处理。术后应倾听患者有无里急后重的主诉，并注意观察患者的面部表情。

③ 急性尿潴留：其原因和吊带位置较高、过于拉紧及局部组织损伤后水肿渗血有关。

④ 下肢活动障碍：由于闭孔神经损伤致大腿屈曲及内旋障碍，术后仔细观察患者的活动情况。

⑤ 其他并发症：部分患者可出现外阴皮肤瘀斑、耻骨上疼痛，除给予耐心解释外，必要时行对症处理。

（7）指导患者做膀胱功能训练及盆底肌训练。

（三）出院指导

（1）饮食：鼓励患者多进食高蛋白、高维生素、高纤维素、易消化的食物，多吃新鲜蔬菜和水果，保持大便通畅。多饮水，每天 2000 mL 以上，达到内冲洗尿路的目的，防止泌尿系统感染。

（2）保持适当的体重，避免肥胖引起的腹压增高。

（3）活动：术后 2 周可恢复正常活动；6～8 周避免性生活；

术后 3 个月不做重体力活动；避免长时间站立、下蹲动作，避免增加腹压的行为方式；有节律地做盆底肌的收缩与放松运动，加强盆底肌的力量；养成定时排便、排尿的习惯。

（4）指导患者观察排尿情况，如有无尿失禁复发或排尿困难、漏尿等情况，出现异常请及时就诊。

第四节　肾积水

　　肾积水的病因分先天性和后天性两类。先天性肾积水最常见的原因是肾盂输尿管连接部梗阻、输尿管膀胱连接部梗阻及原发性膀胱输尿管反流。后天性肾积水可继发于结石、外伤、炎性尿路狭窄或肿瘤等。肾积水主要表现为肾区胀痛。轻度肾积水可采用内科治疗，中、重度肾积水采取手术治疗。良性原因所致肾积水、可保留肾脏者常行肾盂输尿管成形术、输尿管膀胱再植术；无法保留肾脏者行病变肾全切除术。

一、护理措施

（一）术前护理

（1）了解患者肾积水程度，加以保护，注意休息，活动适度，避免肾区受碰撞，导致肾损伤，如破裂出血。

（2）预防泌尿系统感染，适量饮水，保持外阴部清洁，勤换内衣。必要时可口服抗生素。

（二）术后护理

（1）引流管及导尿管的护理：妥善固定导尿管、引流管，以确保通畅；观察引流液的性质、颜色、量，发现问题及时通知医师给予处理；记录每天引流量及尿量；定期监测血生化、肾功能。若肾造瘘口引流管不畅，可在无菌操作下用 0.9% NaCl 进行低压冲洗，每次不多于 5 mL，冲洗时要缓慢，以免压力过高，增加吻合口张力，导致漏尿。

（2）加强营养，提高机体抵抗力，促进吻合口愈合，同时应用抗生素抗感染。

（三）健康指导

肾盂输尿管成形术需留置输尿管支架管，术后 4～6 周拔除，拔管在门诊膀胱镜下进行。通常拔除输尿管支架管 3 天后，可缓慢夹闭肾造瘘管，直至全部夹闭。此间如有肾区胀痛、发热及吻合口引出尿液，需立即就诊，打开肾造瘘管，减轻上述症状；如无上述症状，经肾造瘘造影检查，证实吻合口通畅无狭窄，方可拔除肾造瘘引流管，同时嘱患者健侧卧位，防止漏尿，此吻合口 1 周左右愈合。院外带管期间需防止感染。术后 6 个月行静脉尿路造影检查，观察肾积水程度是否减轻及肾功能恢复情况。

二、主要护理问题

（一）疼痛

与手术有关。

（二）吻合口瘘

与引流管不畅有关。

（三）焦虑

与带造瘘管出院行动不便及担心感染有关。

（四）知识缺乏

与不了解留置引流管的注意事项有关。

第五节　肾囊肿

肾囊肿属于良性肿瘤，在肾囊性疾病中，单纯性肾囊肿最为常见，一般为单侧单发，双侧发生少见。任何年龄均可发生，但2/3以上见于60岁以上者，被认为是老年病。临床表现为腰腹不适或疼痛、血尿、腹部肿块和高血压。如肾囊肿＜4 cm，无肾盂、肾盏明显受压，无感染、恶变、高血压或症状不明显者，只需密切随访观察，定期B超复查。主要手术方式为腹腔镜囊肿去顶术。

一、护理措施

（一）术前护理

（1）心理护理：术前评估患者的身心状态及患者对手术的心理接受能力，通过护理与患者建立良好的护患关系，鼓励患者树立战胜疾病的信心。

（2）加强营养，保持大便通畅。

（二）术后护理

1. 体位

术后平卧位，血压平稳后给予半卧位。开腹手术需准备腹带。

2. 出血的观察

密切注意有无术后出血及休克表现。观察患者生命体征及意识情况，观察腹部情况及伤口敷料有无渗血渗液，保持引流管通畅，记录引流液的色、量和性质；一般24小时内引流液＜200 mL，以后逐渐减少，颜色逐渐变淡，24～72小时拔除引流管。如发现引流量多同时血压下降，脉快而弱，应警惕邻近脏器（如肝、脾、肠管及胰腺尾）的误伤及内出血的可能，及时通知医师进行处理。

3. 抗生素的应用

选择对肾脏无害或毒性较轻的抗生素，保护肾功能。

4. 预防术后并发症

卧床期间鼓励并协助患者定时翻身，给予拍背，嘱患者将痰液及时咳出，防止发生肺部感染，嘱患者多活动双下肢，防止下肢静脉血栓的形成，第二天可下床活动，以有利于尽早排气及伤口的愈合。

5. 饮食护理

术后患者禁食水 6～8 小时，排气后可进流食，逐渐进食。

6. 疼痛

可遵医嘱给予止痛镇静剂。

（三）健康指导

定期门诊复查，每 3 个月复查 B 超、CT。

二、主要护理问题

（一）知识缺乏

与缺乏疾病相关知识有关。

（二）恐惧

与不了解病情有关。

（三）疼痛

与手术有关。

（四）并发症

出血，与手术有关。

第六节　▌　肾癌

肾癌又称肾细胞癌、肾腺癌，是最常见的肾脏恶性肿瘤，未有确切的病因。典型的临床表现是腰部肿块、疼痛和突发性无痛性全程肉眼血尿。现无症状肾癌的发病率逐年升高，10%～40%的患者出现副瘤综合征，表现为高血压、贫血、体重减轻、恶病质、发热、红细胞增多症、肝功能异常、高钙血症、高血糖、血沉加快、凝血机制异常等改变；30%为转移性癌，有骨痛、骨折、咳嗽、咯血等症状。治疗方法有单纯性肾癌切除术和根治性肾癌切除术。

一、护理措施

（一）术前护理

1. 控制血压

每天测量血压2次，控制在正常范围。协助医师了解患侧和健侧肾功能及手术方式。

2. 心理护理

向患者及其家属讲解切除一侧肾脏，只要健侧肾功能正常，对自身各方面无影响。可让术后恢复良好的肾切除患者与之交谈，解除思想顾虑，取得合作。

（二）术后护理

1. 体位

术后平卧位，应用腹带减少疼痛，促进伤口愈合。术后第一天可下床活动。肾部分切除后，有继续出血的可能，卧床时间需延长4～5天。

2. 观察出血及排尿

密切观察生命体征，注意伤口敷料，引流液性状及有无出血，及时发现，及时处理。肾部分切除术后，也有继发性出血的可能，应严加注意。

3. 导尿管的护理

术后常规保留导尿管，注意观察尿量和血尿的情况，如术后尿量过少或排出大量血尿，需及时通知医师进行处理。

4. 肾功能的观察

由于手术对肾脏的影响，可暂时增加健侧肾脏的负担。术后需准确记录出入量，并根据血、尿生化检查相应调整水和电解质的摄入量，防止水、电解质和紊乱，减轻健侧肾脏负担。

5. 预防并发症

卧床期间鼓励患者进行床上活动，可向健侧翻身，鼓励患者咳嗽，及时将痰液排出，必要时每天 2～3 次行雾化治疗，防止发生肺部感染。促进肠蠕动，减轻腹胀。

6. 饮食护理

术后禁食 6～8 小时，如肠蠕动恢复良好，已排气，可逐步进食，忌食或少食易胀气的食物。

7. 疼痛护理

可应用止痛泵，观察麻醉药品的不良反应及止痛效果，防止脱落。

（三）健康指导

（1）术后 1 个月复查，3 个月复查 B 超、CT。

（2）出院后如使用免疫治疗，提前告知患者及其家属应用干扰素等免疫制剂后，可出现高热，为药物的不良反应，属正常现象，对症处理即可。

（3）如有异常，及时就诊。

二、主要护理问题

（一）疼痛

与手术有关。

（二）活动无耐力

与卧床、血尿、手术有关。

（三）潜在并发症

出血，与手术切除部分肾脏有关。

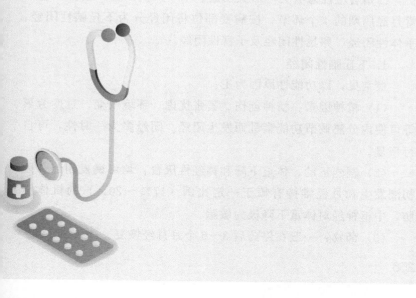

第六章 ▶▶

妇科护理

第一节 ■ 闭经

闭经分为原发性闭经和继发性闭经两类。原发性闭经指年龄超过 16 岁，第二性征已发育，或年龄超过 14 岁，第二性征尚未发育，且无月经来潮者；继发性闭经指正常月经建立后，因病理性原因月经停止 6 个月，或按自身原来月经周期计算停经 3 个周期以上者。青春期以前、妊娠期、哺乳期及绝经后的无月经均属生理现象。

一、护理评估

（一）健康史

原发性闭经较少见，常由于遗传性因素或先天性发育缺陷所致，评估时应注意患者生殖器官和第二性征发育情况及家族史。继发性闭经发病率高，病因复杂，评估时应详细询问患者月经史，已婚者应注意有无产后大出血、不孕及流产史。根据控制正常月经周期的 4 个环节，按病变部位将闭经分为下丘脑性闭经、垂体性闭经、卵巢性闭经及子宫性闭经。

1. **下丘脑性闭经**

最常见，以功能性原因为主。

（1）精神因素：精神创伤、紧张忧虑、环境改变、过度劳累等可使内分泌调节功能紊乱而发生闭经。闭经多为一时性，可自行恢复。

（2）剧烈运动、体重下降和神经性厌食：均可诱发闭经。因初潮发生和月经维持有赖于一定比例（17%～20%）的机体脂肪，中枢神经对体重下降极为敏感。

（3）药物：一般在停药后 3～6 个月月经恢复。

2. 垂体性闭经

垂体器质性病变或功能失调可影响卵巢功能而引起闭经。

（1）垂体梗死：常见于产后出血使垂体缺血性坏死，出现闭经、性欲减退、毛发脱落、第二性征衰退等希恩综合征表现。

（2）垂体肿瘤：可引起闭经溢乳综合征。

3. 卵巢性闭经

因性激素水平低落，子宫内膜不发生周期性变化而导致闭经。

（1）卵巢功能早衰：40岁前绝经者称卵巢功能早衰，常伴有围绝经期综合征的表现。

（2）卵巢功能性肿瘤、卵巢切除或组织破坏。

（3）多囊卵巢综合征：表现为闭经、不孕、多毛、肥胖、双侧卵巢增大。

4. 子宫性闭经

月经调节功能及第二性征发育正常，但子宫内膜受到破坏或对卵巢激素不能产生正常的反应而引起闭经。

（1）先天性子宫发育不良或子宫切除术后者。

（2）子宫内膜损伤：子宫腔放疗后、结核性子宫内膜炎、子宫腔粘连综合征，后者因人工流产刮宫过度，使子宫内膜损伤粘连而无月经产生。

5. 其他内分泌功能异常

甲状腺功能减退或亢进、肾上腺皮质功能亢进、糖尿病等可引起闭经。

（二）身体状况

了解患者的闭经类型、时间及伴随症状。注意观察患者精神状态、智力发育、营养与健康状况；检查全身发育状况，测量身高、体重、四肢与躯干比例；第二性征，如音调、毛发分布、乳房发育状况，挤压乳腺有无乳汁分泌；妇科检查生殖器官有无发育异常和肿瘤等。

（三）心理-社会状况

患者担心闭经对自己的健康、性生活及生育能力有影响，病程过长及治疗效果不佳会加重患者及其家属的心理压力，产生情绪低落、焦虑，反过来又加重闭经。

（四）辅助检查

1. 子宫功能检查

（1）诊断性刮宫：适用于已婚妇女，必要时可在宫腔镜直视下检查。

（2）子宫输卵管碘油造影：了解子宫腔及输卵管情况。

（3）药物撤退试验：①孕激素试验可评估内源性雌激素水平；②雌、孕激素序贯疗法。

2. 卵巢功能检查

通过 B 超检查、基础体温测定、宫颈黏液结晶检查、阴道脱落细胞检查、血清激素测定、诊断性刮宫，了解排卵情况及体内性激素水平。

3. 垂体功能检查

如垂体兴奋试验等。

4. 其他检查

B 超检查、染色体检查及内分泌检查等。

（五）处理要点

（1）全身治疗：积极治疗全身性疾病，增强体质，加强营养，保持正常体重。

（2）心理治疗：精神因素所致闭经，应行心理疏导。

（3）病因治疗：子宫腔粘连、先天畸形、卵巢及垂体肿瘤等采取相应手术治疗。

（4）性激素替代疗法：根据病变部位及病因，给予相应治疗，常用雌激素替代疗法，雌、孕激素序贯疗法和雌、孕激素合并疗法。

（5）诱发排卵常用氯米芬、人绒毛膜促性腺激素。

二、护理问题

（一）焦虑

与担心闭经对健康、性生活及生育的影响有关。

（二）功能障碍性悲哀

与长期闭经及治疗效果不佳，担心丧失女性形象有关。

三、护理措施

（一）一般护理

1. 鼓励患者增加营养

营养不良引起的闭经者，应供给足够的营养。

2. 保证睡眠

工作紧张引起的闭经者，鼓励患者加强锻炼，增强体质，注意劳逸结合。如为肥胖引起的闭经，指导患者进低热量饮食，但需要富有维生素和矿物质，嘱咐患者适当增加运动量。

（二）病情观察

（1）观察患者情绪变化，有无引起闭经的精神因素，如工作、家庭、生活等情况。

（2）对有人工流产、剖宫产史的闭经患者，应监测阴道流血情况及月经变化。

（3）注意患者体重增加或减少的数据和时间，与闭经前、后的关系。

（4）观察患者甲状腺有无肿大、有无糖尿病症状。

（三）用药护理

指导患者合理使用性激素，说明性激素的作用、不良反应、用药方法及注意事项。

（四）心理护理

讲解月经的生理知识，使患者了解闭经与女性特征、生育及健康的关系，减轻心理压力，避免闭经加重。对原发性闭经者，特别是生殖器官畸形者进行心理疏导，保持心情舒畅，正确对待疾病，提高对自我形象的认识。

（五）健康指导

（1）告知患者要耐心坚持规范治疗，在医师的指导下接受全身系统检查。

（2）短期治疗效果可能不明显，要有心理准备，不要放弃治疗，树立战胜疾病的信心。

第二节　功能失调性子宫出血

功能失调性子宫出血（dysfunctional uterine bleeding，DUB）简称功血，为妇科常见病。它是由于调节生殖系统的神经内分泌机制失常引起的异常子宫出血，而全身及内、外生殖器官无器质性病变存在。常表现为月经周期长短不一、经期延长、经量过多或不规则阴道出血。功血可分为排卵性功血和无排卵性功血两类，约85%患者属无排卵性功血。功血可发生于月经初潮至绝经期间的任何年龄，约50%患者发生于绝经前期，育龄期约占30%，青春期约占20%。

一、护理评估

（一）健康史

1. 无排卵性功血

（1）青春期：与下丘脑-垂体-卵巢轴调节功能未健全有关，

过度劳累、精神紧张、恐惧、忧伤、环境及气候改变等应激刺激，以及肥胖、营养不良等因素易导致下丘脑-垂体-卵巢轴调节功能紊乱，卵巢不能排卵。

（2）绝经过渡期：因卵巢功能衰退，卵巢对促性腺激素敏感性降低，卵泡在发育过程中因退行性变而不能排卵。

（3）生育期：可因内、外环境改变，如劳累、应激、流产、手术或疾病等引起短暂无排卵。也可因肥胖、多囊卵巢综合征、高催乳素血症等因素长期存在，引起持续无排卵。

2. 排卵性功血

黄体功能不足原因在于神经内分泌调节功能紊乱，导致卵泡期促卵泡激素（FSH）缺乏，卵泡发育缓慢，雌激素分泌减少，正反馈作用不足，黄体生成素（LH）峰值不高，使黄体发育不全、功能不足。子宫内膜不规则脱落者，由于下丘脑-垂体-卵巢轴调节功能紊乱或黄体机制异常引起萎缩过程延长。

评估时注意了解患者的发病年龄、月经史、婚育史及发病诱因，有无性激素治疗不当及全身性出血性疾病史。

（二）身体状况

1. 月经紊乱

（1）无排卵性功血：最常见的症状是子宫不规则性出血，特点是月经周期紊乱，经期长短不一，经量多少不定。可先有数周或数月停经，然后阴道流血，量较多，持续2～3周或更长时间，不易自止，无腹痛或其他不适。

（2）排卵性功血：黄体功能不足者月经周期缩短，月经频发（月经周期短于21天），不易受孕或怀孕早期易流产；子宫内膜不规则脱落者月经周期正常，但经期延长，9～10天，多发生于产后或流产后。

2. 贫血

因出血多或时间长，患者出现头晕、乏力、面色苍白等贫血征象。

3. 体格检查

体格检查包括全身检查和妇科检查，排除全身性疾病及生殖器官器质性病变。

（三）心理-社会状况

青春期患者常因害羞而影响及时诊治，生育期患者担心影响生育而焦虑，围绝经期患者因治疗效果不佳或怀疑为恶性肿瘤而焦虑、紧张、恐惧。

（四）辅助检查

1. 诊断性刮宫

诊断性刮宫可了解子宫内膜反应、子宫内膜病变，达到止血的目的。不规则流血者可随时刮宫，用以止血。确定有无排卵或黄体功能，于月经前一天或者月经来潮 6 小时内做诊断性刮宫，无排卵性功血的子宫内膜呈增生期改变，黄体功能不足显示子宫内膜分泌不良。子宫内膜不规则脱落，于月经周期第 5～6 天进行诊断性刮宫，增生期与分泌期子宫内膜共存。

2. B 超检查

了解子宫内膜厚度及生殖器官有无器质性改变。

3. 血常规及凝血功能检查

了解有无贫血、感染及凝血功能障碍。

4. 宫腔镜检查

直接观察子宫内膜，选择病变区进行活组织检查。

5. 卵巢功能检查

判断卵巢有无排卵或黄体功能。

（五）处理要点

1. 无排卵性功血

青春期和生育期患者以止血、调整周期、促排卵为原则。围绝经期患者以止血、防止子宫内膜癌变为原则。

2. 排卵性功血

黄体功能不足的治疗原则是促进卵泡发育，刺激黄体功能及黄体功能替代，分别应用氯米芬、人绒毛膜促性腺激素和孕酮；子宫内膜不规则脱落的治疗原则是促使黄体及时萎缩，子宫内膜及时完整脱落，常用药物有孕激素和 HCG。

二、护理问题

（一）潜在并发症

贫血。

（二）知识缺乏

缺乏性激素治疗的知识。

（三）有感染的危险

与经期延长、机体抵抗力下降有关。

（四）焦虑

与使用性激素及药物不良反应有关。

三、护理措施

（一）一般护理

患者体质往往较差，应加强营养，改善全身情况，可补充铁剂、维生素 C 和蛋白质。成人体内大约每 100 mL 血中含 50 mg铁，行经期妇女，每天从食物中吸收铁 0.7～2.0 mg，经量多者应额外补充铁。向患者推荐含铁较多的食物如猪肝、胡萝卜、葡萄干等。按照患者的饮食习惯，为患者制订适合个人的饮食计划，保证患者获得足够的营养。

（二）病情观察

观察并记录患者的生命体征、出量及入量，嘱患者保留出血期间使用的会阴垫及内裤，以便更准确地估计出血量，出血较多者，督促其卧床休息，避免过度疲劳和剧烈活动，贫血严重者，遵医嘱做好配血、输血、止血措施，执行治疗方案，维持患者正常血容量。

（三）对症护理

1. 无排卵性功血

（1）止血：对大量出血患者，要求在性激素治疗 8 小时内见效，24～48 小时出血基本停止，若 96 小时以上仍不止血者，应考虑有器质性病变存在。①性激素止血：应用大剂量雌激素可迅速提高血内雌激素浓度，促使子宫内膜生长，短期内修复创面而止血，主要用于青春期功血。目前多选用妊马雌酮 2.5 mg 或己烯雌酚 1～2 mg。孕激素适用于体内已有一定水平雌激素的患者。常用药物如甲羟孕酮或炔诺酮，用药原则同雌激素。雄激素可拮抗雌激素、增加子宫平滑肌及子宫血管张力而减少出血，主要用于围绝经期功血患者的辅助治疗，可随时停用。联合用药的止血效果优于单一药物，可用三合激素或口服短效避孕药，血止后逐渐减量。②刮宫术：止血及排除子宫内膜癌变，适用于年龄超过 35 岁、药物治疗无效或存在子宫内膜癌高危因素的患者。③其他止血药：卡巴克洛和酚磺乙胺可减少微血管的通透性，氨基己酸、氨甲苯酸、氨甲环酸等可抑制纤维蛋白溶酶，有减少出血量的辅助作用，但不能赖以止血。

（2）调整月经周期：一般连续用药 3 个周期。在此过程中务必积极纠正贫血，加强营养，以改善体质。①雌、孕激素序贯疗法：人工周期，通过模拟自然月经周期中卵巢的内分泌变化，将雌、孕激素序贯应用，使子宫内膜发生相应变化，引起周期性脱落。适用于青春期功血或生育期功血者，可诱发卵巢自然排卵。雌激素自月经来潮第 5 天开始用药，妊马雌酮 1.25 mg 或己烯雌酚 1 mg，每晚 1 次，连服 20 天，于服雌激素最后 10 天加用甲羟孕酮每天 10 mg，两药同时用完，停药后 3～7 天出血。于出血第 5 天重复用药，一般连续使用 3 个周期。用药 2～3 个周期后，患者常能自发排卵。②雌、孕激素联合疗法：可周期性口服短效避孕药，适用于生育期功血、内源性雌激素水平较高者或绝经过渡期功血者。③后半周期疗法：于月经周期的后半周期开始（撤药性出血的第 16 天）服用甲羟孕酮，每天 10 mg，连服 10 天为 1 个周期，共 3 个周期为 1 个疗程。适用于青春期或绝经过渡期功血者。

（3）促排卵：适用于育龄期功血者。常用药物如氯米芬、人绒毛膜促性腺激素等。于月经第 5 天开始每天口服氯米芬 50 mg，连续 5 天，以促进卵泡发育。B 超监测卵泡发育接近成熟时，可大剂量肌内注射 HCG 5000 U 以诱发排卵。青春期不提倡使用。

（4）手术治疗：以刮宫术最常用，既能明确诊断，又能迅速止血。绝经过渡期出血患者激素治疗前宜常规刮宫，最好在子宫镜下行分段诊断性刮宫，以排除子宫内细微器质性病变。对青春期功血刮宫应持慎重态度。必要时行子宫次全切除或子宫切除术。

2. 排卵性功血

（1）黄体功能不足：药物治疗如下。①黄体功能替代疗法：自排卵后开始每天肌内注射孕酮 10 mg，共 10～14 天，用以补充黄体分泌孕酮的不足。②黄体功能刺激疗法：通常应用 HCG 以促进及支持黄体功能。于基础体温上升后开始，隔天肌内注射 HCG 1000～2000 U，共 5 次，可使血浆孕酮明显上升，随之正常月经周期恢复。③促进卵泡发育：于月经第 5 天开始，每晚口服氯米芬 50 mg，共 5 天。

（2）子宫内膜不规则脱落：药物治疗如下。①孕激素：自排卵后第 1～2 天或下次月经前 10～14 天开始，每天口服甲羟孕酮 10 mg，连续 10 天，有生育要求可肌内注射孕酮。②HCG：用法同黄体功能不足。

3. 性激素治疗的注意事项

（1）严格遵医嘱正确用药，不得随意停服或漏服，以免使用不当引起子宫出血。

（2）药物减量必须按规定在血止后开始，每3天减量1次，每次减量不超过原剂量的1/3，直至维持量，持续用至血止后20天停药。

（3）雌激素口服可能引起恶心、呕吐等胃肠道反应，可饭后或睡前服用；对存在血液高凝倾向或血栓性疾病史者禁忌使用。

（4）雄激素用量过大可能出现男性化等不良反应。

（四）预防感染

（1）测体温、脉搏。

（2）指导患者保持会阴部清洁，出血期间禁止盆浴及性生活。

（3）注意有无腹痛等生殖器官感染征象。

（4）按医嘱使用抗生素。

（五）心理护理

注意情绪调节，避免过度紧张与精神刺激。特别是青春期少女，父母不仅要关注女孩的学习状况与膳食状况，还要重视女孩的情绪变化，与其多沟通，了解其内心世界的变化，帮助其释放不良情绪，以使其保持相对稳定的精神-心理状态，避免情绪上的大起大落。

（六）健康指导

（1）宜清淡饮食，多食富含维生素C的新鲜瓜果、蔬菜。注意休息，保持心情舒畅。

（2）强调严格掌握雌激素的适应证，并合理使用，对更年期及绝经后妇女更应慎用，应用时间不宜过长，量不宜大，并应严密观察反应。

（3）月经期避免剧烈运动，禁止盆浴及性生活，保持会阴部清洁。

第三节　子宫颈炎

子宫颈炎是妇科常见疾病之一，包括宫颈阴道部炎症及子宫颈管（简称宫颈管）黏膜炎症。临床上分为急性子宫颈炎和慢性子宫颈炎。临床多见的子宫颈炎是急性宫颈管黏膜炎，若急性子宫颈炎未经及时诊治或病原体持续存在，可导致慢性子宫颈炎症。

由于宫颈管黏膜上皮为单层柱状上皮，抗感染能力较差，当遇到多种病原体侵袭、物理化学因素刺激、机械性子宫颈损伤、子宫颈异物等，引起子宫颈局部充血、水肿，上皮变性、坏死，黏膜、黏膜下组织、腺体周围大量中性粒细胞浸润，或子宫颈间质内有大量淋巴细胞、浆细胞等慢性炎细胞浸润，可伴有子宫颈腺上皮及间质增生和鳞状上皮化生。因子宫颈阴道部鳞状上皮与阴道鳞状上皮相延续，也可由阴道炎症引起宫颈阴道部炎症。

病原体种类：①性传播疾病的病原体主要是淋病奈瑟球菌及沙眼衣原体。②内源性病原体与细菌性阴道病病原体、生殖道支原体感染有关。

一、护理评估

（一）健康史

1. 一般资料
年龄、月经史、婚育史，是否处在妊娠期。

2. 既往疾病史
详细了解有无阴道炎、性传播疾病及子宫颈炎症的病史，包括发病时间、病程经过、治疗方法及效果。

3. 既往手术史

详细询问分娩手术史，了解阴道分娩时有无宫颈裂伤；是否做过妇科阴道手术操作及有无宫颈损伤、感染史。

4. 个人生活史

了解个人卫生习惯，分析可能的感染途径。

（二）生理状况

1. 症状

（1）急性子宫颈炎：阴道分泌物增多，呈黏液脓性，阴道分泌物的刺激可引起外阴瘙痒及灼热感；可出现月经间期出血、性交后出血等症状；常伴有尿道症状，如尿急、尿频、尿痛。

（2）慢性子宫颈炎：患者多无症状，少数患者可有阴道分泌物增多，呈淡黄色或脓性，偶有接触性出血、月经间期出血，偶有分泌物刺激引起外阴瘙痒或不适。

2. 体征

（1）急性子宫颈炎：检查见脓性或黏液性分泌物从宫颈管流出；用棉拭子擦拭宫颈管时，容易诱发宫颈管内出血。

（2）慢性子宫颈炎：检查可见宫颈呈糜烂样改变，或有黄色分泌物覆盖子宫颈口或从宫颈管流出，也可见子宫颈息肉或子宫颈肥大。

3. 辅助检查

（1）实验室检查：分泌物涂片做革兰氏染色，中性粒细胞＞30/高倍视野；阴道分泌物湿片检查白细胞＞10/高倍视野；做淋菌奈瑟菌及沙眼衣原体检测，以明确病原体。

（2）宫腔镜检查：镜下可见血管充血，宫颈黏膜及黏膜下组织、腺体周围大量中性粒细胞浸润，腺腔内可见脓性分泌物。

（3）宫颈细胞学检查：宫颈刮片、宫颈管吸片，与宫颈上皮瘤样病变或早期宫颈癌相鉴别。

（4）阴道镜及活组织检查：必要时进行，以明确诊断。

（三）高危因素

（1）性传播疾病，年龄低于 25 岁，多位性伴侣或新性伴侣且为无保护性交。

（2）细菌性阴道病。

（3）分娩、流产或手术致子宫颈损伤。

（4）卫生不良或雌激素缺乏，局部抗感染能力差。

（四）心理-社会因素

1. 对健康问题的感受

是否存在因无明显症状，而不重视或延误治疗。

2. 对疾病的反应

是否因病变在宫颈，又涉及生殖器官与性，而不愿及时就诊；或因阴道分泌物增多引起不适；或治疗效果不明显而烦躁不安；或遇有白带带血或接触性出血时，担心疾病的严重程度，疑有癌变而恐惧、焦虑。

3. 家庭、社会及经济状况

家人对患者是否关心；家庭经济状况及是否有医疗保险。

二、护理诊断

（一）皮肤完整性受损

其与宫颈上皮糜烂及炎性刺激有关。

（二）舒适的改变

其与白带增多有关。

（三）焦虑

其与害怕宫颈癌有关。

三、护理措施

（一）症状护理

1. 阴道分泌物增多

观察阴道分泌物颜色、性状、气味及量，选择合适的药液进行阴道冲洗。在不清楚种类时，不可滥用冲洗液，指导患者勤换会阴垫及内裤，保持外阴清洁干燥。

2. 外阴瘙痒与灼痛

嘱患者尽量避免搔抓，防止外阴部皮肤破损，减少活动，避免摩擦外阴。

（二）用药护理

药物治疗主要用于急性子宫颈炎。

1. 遵医嘱用药

（1）经验性抗生素治疗：在未获得病原体检测结果前，采用针对衣原体的经验性抗生素治疗，阿奇霉素 1 g，单次顿服，或多西环素 100 mg，每天 2 次，连服 7 天。

（2）针对病原体的抗生素治疗：临床上除选用抗淋病奈瑟球菌的药物外，同时应用抗衣原体感染的药物。对于单纯急性淋病奈瑟球菌性子宫颈炎，常用药物有头孢菌素，如头孢曲松钠 250 mg，单次肌内注射，或头孢克肟 400 mg，单次口服等；对沙眼衣原体所致子宫颈炎，治疗药物有四环素类，如多西环素 100 mg，每天 2 次，连服 7 天。

2. 用药观察

注意观察药物的不良反应，若出现不良反应，立即停药并通知医师。

3. 用药注意事项

注意药物的半衰期及有效作用时间；注意药物的配伍禁忌；抗生素应现配现用。

4. 用药指导

若病原体为沙眼衣原体及淋病奈瑟球菌，应对性伴侣进行相应的检查和治疗。

（三）物理治疗及手术治疗的护理

1. 宫颈糜烂样改变

若为无症状的生理性柱状上皮异位，无须处理；对伴有分泌物增多、乳头状增生或接触性出血，可给予局部物理治疗，包括激光、冷冻、微波等，也可以给予中药作为物理治疗前后的辅助治疗。

2. 慢性子宫颈黏膜炎

针对病因给予治疗，若病原体不清可试用物理治疗，方法同上。

3. 子宫颈息肉

配合医师行息肉摘除术。

4. 子宫颈肥大

一般无须治疗。

（四）心理护理

（1）加强疾病知识宣传，引导患者正确认识疾病，及时就诊，接受规范治疗。

（2）向患者解释疾病与健康的问题，鼓励患者表达自己的想法。对病程长、迁延不愈的患者，给予关心和耐心解说，告知疾病的过程及防治措施；对病理检查发现宫颈上皮有异常增生的患者，告知通过密切监测，坚持治疗，可阻断癌变途径，以缓解焦虑心理，增加治疗的信心。

（3）与家属沟通，让其多关心患者，支持患者，坚持治疗，促进康复。

四、健康指导

（一）讲解疾病知识

向患者讲解子宫颈炎的疾病知识，告知及时就诊和规范治疗的重要性。

（二）个人卫生指导

嘱患者保持外阴清洁，每天清洗外阴2次，养成良好的卫生习惯，尤其是经期、孕产期及产褥期卫生，避免感染发生。

（三）随访指导

告知患者，物理治疗后有分泌物增多，甚至有多量水样排液，在术后1～2周脱痂时可有少量出血，是创面愈合的过程，不必应诊；如出血量多于月经量则需到医院就诊处理；在物理治疗后2个月内禁止性生活、盆浴和阴道冲洗；治疗后经过2个月经周期，于月经干净后3～7天来院复查，评价治疗效果，效果欠佳者可进行第二次治疗。

（四）体检指导

坚持每1～2年做1次体检，及早发现异常，及早治疗。

五、注意事项

（1）治疗前，应常规做宫颈刮片行细胞学检查。

（2）在急性生殖器炎症期不做物理治疗。

（3）治疗时间应选在月经干净后3～7天进行。

（4）物理治疗后可出现阴道分泌物增多，甚至有大量水样排液，在术后1～2周脱痂时可有少许出血。

（5）应告知患者，创面完全愈合时间为4～8周，期间禁盆浴、性交和阴道冲洗。

（6）物理治疗有引起术后出血、宫颈管狭窄、感染的可能，应定期复查，观察创面愈合情况直到痊愈，同时检查有无宫颈管狭窄。

第四节　子宫内膜异位症

子宫内膜异位症是指具有生长功能的子宫内膜生长在子宫腔内壁以外引起的症状和体征。异位的子宫内膜绝大多数局限在盆腔内的生殖器官和邻近器官的腹膜面，故临床上称为盆腔子宫内膜异位症。当子宫内膜生长在子宫肌层内称子宫腺肌病，部分患者两者可合并存在。

子宫内膜异位症的发病率近年来明显增高，是目前常见的妇科病之一。多见于30～40岁的妇女。本病为良性病变，但有远距离转移和种植能力。初潮前无发病者，绝经后异位的子宫内膜组织可逐渐萎缩吸收，妊娠或使用性激素抑制卵巢功能可暂时阻止本病的发展，因此，子宫内膜的发病与卵巢的周期性变化有关。可发生周期性出血，引起周围组织纤维化、粘连，病变局部形成紫蓝色硬结或包块。卵巢的子宫内膜异位症最为常见，卵巢内的异位内膜因反复出血而形成多个囊肿，但以单个多见，故又称为卵巢子宫内膜异位囊肿。囊肿内含暗褐色黏稠的陈旧血，状似巧克力液体，故又称为卵巢巧克力囊肿。

一、护理评估

（一）病史

1. 月经史

初潮年龄，月经周期、经期、经量是否正常，有无痛经或其他伴随症状。痛经的性质，是否为进行性加重。

2. 婚育史

结婚年龄，婚次，夫妻性生活情况，有无经期性交，生育情况，足月产、早产、流产次数，现有子女数等。

3. 既往病史

有无先天性生殖道畸形、子宫手术或经期盆腔检查等情况。

（二）身心状态

1. 身体状态

（1）痛经：痛经是子宫内膜异位症的典型症状，其特点为继发性和进行性加重。疼痛多位于下腹部和腰骶部，可放射至阴道、会阴、肛门或大腿，常于月经来潮前 1～2 天开始，经期第一天最为剧烈，以后逐渐减轻，至月经干净时消失。

（2）月经失调：部分患者有经量增多和经期延长，少数出现经前期点滴出血。月经失调可能与卵巢无排卵、黄体功能不足等有关。

（3）性交痛：由于异位的内膜出现在直肠子宫陷凹或病变导致子宫后倾固定，性交时子宫颈受到碰撞及子宫收缩和向上提升，可引起疼痛。

（4）不孕：占 40％左右，不孕的原因可能与盆腔内器官和组织广泛粘连和输卵管的蠕动减弱，影响卵子的排出、摄取和受精卵的运行有关。

2. 心理状态

由于疼痛、不孕造成患者顾虑重重，心理压力大，需要手术的患者会有紧张、恐惧等心理问题。

（三）诊断性检查

1. 妇科检查

典型者子宫后倾固定，盆腔检查可扪及盆腔内有触痛性结节或子宫旁有不活动的囊性包块。

2. 辅助检查

（1）B超检查：可确定卵巢子宫内膜异位囊肿的位置、大小和形状。

（2）腹腔镜检查：可发现盆腔内器官或直肠子宫陷凹、子宫骶骨韧带等处有紫蓝色结节。

二、护理诊断

（一）焦虑

与不孕和需要手术有关。

（二）知识缺乏

与缺乏自我照顾及与手术相关的知识有关。

（三）舒适改变

与痛经及术后伤口有关。

三、护理目标

（1）患者能正确认识疾病的性质及发生原因，解除紧张、恐惧的心理，坚定治疗信心。

（2）患者自觉疼痛症状缓解。

四、护理措施

（1）心理护理：许多年轻患者因顽固的痛经、不孕等情况而焦虑。护理人员应多关心和理解患者，说明该病只要坚持用药或采取必要的手术便可改善症状，鼓励患者树立信心，积极配合治疗，对尚未生育的患者应给予指导和帮助，促使其尽早受孕。

（2）做好卫生宣传教育工作，防止经血逆流，如有先天性生殖道畸形或后天性炎性阴道狭窄、宫颈粘连等应及时手术。凡进入宫腔内的经腹手术，应保护腹壁切口和子宫切口，防止子宫内膜种植到腹壁切口或子宫切口。经期应避免盆腔检查和性交。

（3）使用激素治疗患者，应介绍服药的注意事项及用后可能出现的反应（恶心、食欲缺乏、闭经、乏力或体重增加等），使其解除思想顾虑，提高治疗效果。

（4）用药期间注意有无卵巢子宫内膜异位囊肿破裂的征象，如出现急性腹痛应及时通知医师，并做好剖腹探查的各项准备。

（5）对需要手术者应按腹部手术做好术前准备和术后护理。

（6）出院健康教育，加强患者对病程及治疗的认识，指导伤口处理和康复教育，术后 6 周避免盆浴和性生活，6 周后来院复查。

五、评价

（1）患者无焦虑的表现并对治疗充满信心。

（2）患者能按时服药并了解药物的反应。

（3）自觉症状缓解和消失。

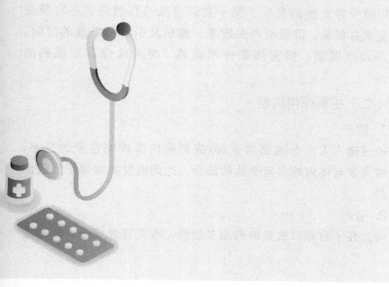

第七章

产科护理

第一节 ▊ 催产与引产

一、概述

（一）定义

1. 催产

催产是指正式临产后因宫缩乏力需用人工及药物等方法，加强宫缩促进产程进展，以减少由于产程延长而导致母儿并发症。催产常用方法包括人工破膜、缩宫素应用、刺激乳头、自然催产法（如活动、变换体位、进食饮水、放松等）。

2. 引产

引产是指在自然临产之前通过药物等手段使产程发动，达到分娩的目的，是产科处理高危妊娠常用的手段之一。引产是否成功主要取决于子宫颈（简称宫颈）成熟的程度，但如果应用不当，将危害母儿健康，因此，应严格掌握引产的指征、规范操作，以减少并发症的发生。促子宫颈成熟的目的是促进宫颈变软、变薄并扩张，降低引产失败率、缩短从引产到分娩的时间。若引产指征明确，但宫颈条件不成熟，应采取促宫颈成熟的方法。

（二）主要作用机制

1. 催产

通过输入人工合成缩宫素和/或刺激内源性缩宫素的分泌，增加缩宫素与体内缩宫素受体的结合，达到诱发和增强子宫收缩的目的。

2. 引产

通过在子宫颈口放置前列腺素制剂，改变宫颈状态，宫颈变软、变薄并扩张，或通过人工破膜、机械性扩张等，刺激内源性前列腺素释放，诱发宫缩，从而促使产程发动，达到分娩的目的。

（三）原则

严格掌握催产和引产的指征、规范操作，以减少并发症的发生。

二、护理评估

（一）健康史

既往病史、孕产史、分娩史、月经周期及末次月经、本次妊娠经过，查看历次产前检查记录，核对孕周。

（二）生理状况

1. 评价宫颈成熟度

目前公认的评估成熟度常用的方法是 Bishop 评分法，包括宫口开大、宫颈管消退、先露位置、宫颈硬度、宫口位置五项指标，满分 13 分，评分≥6 分提示宫颈成熟。评分越高，引产成功率越高。评分小于 6 分，提示宫颈不成熟，需要促宫颈成熟。

2. 产科检查

判断是否临产及产程进展（有规律宫缩及每小时 1 cm 的宫口开大）、判断母儿头盆关系。

3. 辅助检查

行胎心监护，了解胎儿宫内状况；行超声检查，了解胎盘功能及胎儿成熟度。

（三）适应证和禁忌证

1. 引产的主要指征

（1）延期妊娠（妊娠已达 41 周仍未临产者）或过期妊娠。

（2）妊娠期高血压疾病：达到一定孕周并具有阴道分娩条

件者。

（3）母体合并严重疾病需提前终止妊娠，如严重的糖尿病、高血压、肾病等。

（4）足月妊娠胎膜早破，2小时以上未临产者。

（5）胎儿及其附属物因素，如严重胎儿生长受限（FGR）、死胎及胎儿严重畸形；附属物因素如羊水过少、生化或生物物理监测指标提示胎盘功能不良，但胎儿尚能耐受宫缩者。

2. 引产绝对禁忌证

（1）孕妇严重合并症及并发症，不能耐受阴道分娩者或不能阴道分娩者（如心功能衰竭、重型肝肾疾病、重度子痫前期并发器官功能损害者等）。

（2）子宫手术史，主要是指古典式剖宫产术、未知子宫切口的剖宫产术、穿透子宫内膜的肌瘤剔除术；子宫破裂史等。

（3）完全性及部分性前置胎盘和前置血管。

（4）明显头盆不称，不能经阴道分娩者。

（5）胎位异常，如横位、初产臀位估计经阴道分娩困难者。

（6）宫颈浸润癌。

（7）某些生殖道感染性疾病，如疱疹感染活动期。

（8）未经治疗的获得性人类免疫缺陷病毒感染者。

（9）对引产药物过敏者。

（10）其他：包括生殖道畸形或有手术史，软产道异常，产道阻塞，估计经阴道分娩困难者；严重胎盘功能不良，胎儿不能耐受阴道分娩者；脐带先露或脐带隐性脱垂者。

3. 引产相对禁忌证

（1）臀位（符合阴道分娩条件者）。

（2）羊水过多。

（3）双胎或多胎妊娠。

（4）分娩次数≥5次者。

4. 催产主要适应证

宫颈成熟的引产，协调性子宫收缩乏力，死胎，无明显头盆不称者。

5. 缩宫素应用禁忌证

（1）胎位异常或子宫张力过大，如羊水过多、巨大儿或多胎时避免使用。

（2）多次分娩史（6 次以上）避免使用。

（3）瘢痕子宫（既往有古典式剖宫产术史）且胎儿存活者禁用。

6. 前列腺素制剂应用禁忌证

（1）孕妇有下列疾病，包括哮喘、青光眼、严重肝肾功能不全、急性盆腔炎、前置胎盘或不明原因阴道流血等。

（2）有急产史或有 3 次以上足月产史的经产妇。

（3）瘢痕子宫妊娠。

（4）有子宫颈手术史或子宫颈裂伤史。

（5）已临产。

（6）Bishop 评分≥6 分。

（7）胎先露异常。

（8）可疑胎儿窘迫。

（9）正在使用缩宫素。

（10）对地诺前列酮或任何赋形剂成分过敏者。

（四）心理-社会因素

（1）渴望完成分娩，难以忍受缓慢的产程进展。

（2）担心孩子在子宫内的情况，又担心催产、引产方法及药物对孩子不好。

（3）害怕疼痛，自感无力应对，担心强烈的子宫收缩会导致子宫破裂。

（4）担心引产不成功，要做剖宫产。

三、护理措施

（一）引产的护理

（1）核对预产期，确定孕周。

（2）查看医师查房记录和辅助检查结果，了解宫颈成熟度、胎儿成熟度、头盆关系、妊娠合并症及并发症的防治方案。

（3）协助完成胎心监护和超声检查，了解胎儿宫内状况。

（4）若胎肺未成熟，遵医嘱，先完成促胎肺成熟治疗后引产。

（5）根据医嘱准备药物。①可控释地诺前列酮栓（普贝生）：是一种可控制释放的前列腺素 E_2（PGE_2）栓剂，含有 10 mg 地诺前列酮，以 0.3 mg/h 的速度缓慢释放，需低温保存。②米索前列醇：是一种人工合成的前列腺素 E_1（PGE_1）制剂，有 100 μg 和 200 μg 2 种片剂。

（6）做好预防并发症的准备，包括阴道助产及剖宫产的人员和设备准备。

（二）用药护理

协助医师完成药物置入，并记录上药时间。

1. 可控释地诺前列酮栓（普贝生）促宫颈成熟

（1）方法：外阴消毒后将可控释地诺前列酮栓置于阴道后穹隆深处，并旋转 90°，使栓剂横置于阴道后穹隆，在阴道口外保留 2～3 cm 终止带，以便于取出。

（2）护理：置入普贝生后，嘱孕妇平卧 20～30 分钟，以利栓剂吸水膨胀；2 小时后经复查，栓剂仍在原位，孕妇可下地活动。

2. 米索前列醇促宫颈成熟

（1）方法：外阴消毒后将置米索前列醇于阴道后穹隆深处，每次阴道内放药剂量为 25 μg，放药时不要将药物压成碎片。

（2）护理：用药后，密切监测宫缩、胎心率及母儿状况。

3. 药物取出指征

出现下列情况，应通知医师评估后取出药物。①规律宫缩，Bishop 评分≥6 分。②自然破膜或行人工破膜术。③子宫收缩过频（每 10 分钟 5 次及以上的宫缩）。④置药 24 小时。⑤有胎儿出现不良状况的证据：胎动减少或消失、胎动过频、电子胎心监护结果分级为Ⅱ类或Ⅲ类。⑥出现不能用其他原因解释的母体不良反应，如恶心、呕吐、腹泻、发热、低血压、心动过速或者阴道流血增多。

（三）催产护理

根据产程评估情况，选择催产方法，并准备相应设备、用具和药品。

（1）选择人工破膜者，按人工破膜操作准备。

（2）选择自然催产法者，提供活动放松、变换体位、进食饮水的支持和指导。

（3）选择应用缩宫素者，则遵医嘱准备药物及溶酶、胎心监护仪，安排专人守护。

（四）用药护理

缩宫素应用。

（1）开放静脉通道：先接入乳酸钠林格液 500 mL（不加缩宫素），行静脉穿刺，按 8 滴/分调节好滴速。

（2）遵医嘱，配置缩宫素：方法是将 2.5 U 缩宫素加入 500 mL 复方氯化钠注射液或生理盐水中，充分摇匀，配成 0.5% 浓度的缩宫素溶液，相当于每毫升液体含 5 mU 缩宫素，以每毫升 15 滴计算相当于每滴含缩宫素 0.33 mU，从每分钟 8 滴开始。若使用输液泵，起始剂量为 0.5 mL/min。

（3）根据宫缩、胎心情况调整滴速，一般每隔 20 分钟调整 1 次。应用等差法，即从每分钟 8 滴（2.7 mU/min）调整至 16

滴（5.4 mU/min），再增至 24 滴（8.4 mU/min）；为安全起见也可从每分钟 8 滴开始，每次增加 4 滴，直至出现有效宫缩（10 分钟内出现 3 次宫缩，每次宫缩持续 30～60 秒）；最大滴速不得超过 40 滴/分即 13.2 mU/min，如达到最大滴速仍不出现有效宫缩，可增加缩宫素的浓度，但缩宫素的应用量不变。增加浓度的方法是以乳酸钠林格注射液 500 mL 中加 5 U 缩宫素变成 1% 缩宫素浓度，先将滴速减半，再根据宫缩情况进行调整，增加浓度后，最大增至每分钟 40 滴（26.4 mU），原则上不再增加滴数和缩宫素浓度。

（4）专人守护，密切监测宫缩情况、产程进展及胎心率变化，有条件者建议使用胎儿电子监护仪连续监护。

（五）心理护理

（1）关注孕妇焦虑、紧张程度并分析原因，营造安全舒适的环境，缓解紧张情绪，降低焦虑水平。

（2）向孕产妇及其家人讲解催产和引产的相关知识，做到知情选择。

（3）专人守护，增加信任度和安全感，降低发生风险的可能。

（4）允许家人陪伴，可降低孕产妇焦虑水平。

（六）危急状况处理

若出现宫缩过强/过频（连续两个 10 分钟内都有 6 次或以上宫缩，或者宫缩持续时间超过 120 秒）、胎心率变化（>160 次/分或<110 次/分，宫缩过后不恢复）、子宫病理性缩复环、孕产妇呼吸困难等，应进行下述处理。

（1）立即停止使用催产和引产的药物。

（2）立即改变体位呈左侧或右侧卧位；面罩吸氧 10 L/min；静脉输液（不含缩宫素）。

（3）报告责任医师，遵医嘱静脉给予子宫松弛剂，如利托君或

25％硫酸镁等。

（4）立即行阴道检查，了解产程进展，未破膜者给予人工破膜术，观察羊水有无胎粪污染及其程度。

（5）如果胎心率不能恢复正常，进行剖宫产的准备。

（6）如母儿情况、时间及条件允许，可考虑转诊。

四、健康指导

（1）向孕妇及其家人讲解催产和引产的目的、药物和方法选择，让其得到充分知情，理性选择。

（2）讲解催产和引产的注意事项：①不得自行调整缩宫素滴注速度。②未征得医护人员的允许，不得自行改变体位及下床活动。

（3）随时告知临产、产程及母儿状况的信息，增强缩宫引产成功的信心。

（4）孕产妇在催产和引产期间须经照护的医护人员判断，是否符合如下条件：①缩宫素剂量稳定。②孕产妇情况稳定，没有并发症。③胎儿情况稳定，没有窘迫的征象时，才被允许活动、改变体位。

（5）指导孕产妇利用呼吸的方法来放松及减轻宫缩痛。

五、注意事项

（1）严格掌握适应证及禁忌证，杜绝无指征的引产。

（2）催产和引产前，一定要认真阅读病历资料，仔细核对预产期，尽量避免被动、单纯执行医嘱，防止人为的早产和不必要的引产。

（3）严格遵循操作规范，正确选择催产方法，尽量应用自然催产法。

（4）遵医嘱准备和使用药物时，认真核对药物名称、用量、给药途径及方法，确保操作准确无误，不能随意更改和追加药物剂量、浓度及速度。

（5）密切观察母儿情况，包括宫缩强度、频率、持续时间、产程进展及胎心率变化，有条件的医院，应常规进行胎心监护并随时分析监护结果，及时记录。

（6）对于促宫颈成熟引产者，如需加用缩宫素，应该在米索前列醇最后一次放置后 4 小时以上，并阴道检查证实药物已经吸收；普贝生取出至少 30 分钟。

（7）应用米索前列醇者，应留在产房观察，监测宫缩和胎心率，如放置后 6 小时仍无宫缩，在重复使用米索前列醇前应行阴道检查，重新评估宫颈成熟度，了解原放置的药物是否溶化、吸收，如未溶化和吸收者则不宜再放，每天总量不得超过 50 µg，以免药物吸收过多。一旦出现宫缩过频，应立即进行阴道检查，并取出残留药物。

（8）因缩宫素个体敏感度差异极大，应用时应特别注意：①要有专人观察宫缩强度、频率、持续时间及胎心率变化并及时记录，调整好宫缩后行胎心监护。破膜后要观察羊水量及有无胎粪污染及其程度。②应从小剂量开始循序增量。③禁止肌内、皮下、穴位注射及鼻黏膜用药。④输液量不宜过大，以防止发生水中毒。⑤警惕变态反应。⑥宫缩过强应及时停用缩宫素，必要时使用宫缩抑制剂。

（9）因缩宫素的应用可能会影响体内激素的平衡和产后子宫收缩，而愉悦的心情会增加内源性缩宫素的分泌，故应创造条件，改变分娩环境，允许产妇家人陪伴，让产妇愉快、舒适、充满自信，保持内源性缩宫素的分泌，尽量少用或不用缩宫素。

第二节 ▌ 自然流产

妊娠不足 28 周、胎儿体重不足 1000 g 而终止者，称为流产。妊娠 12 周前终止者，称为早期流产；妊娠 12 周至不足 28 周终止者，称为晚期流产。流产分为自然流产和人工流产。自然流产占妊娠总数的 10％～15％，其中早期流产占 80％以上。

一、病因

自然流产的病因包括胚胎因素、母体因素、免疫功能异常和环境因素。

（一）胚胎因素

染色体异常是早期流产最常见的原因，半数以上与胚胎染色体异常有关。染色体异常包括数目异常和结构异常。除遗传因素外，感染、药物等因素也可引起胚胎染色体异常。若发生流产，多为空孕囊或已退化的胚胎。少数至妊娠足月可能娩出畸形儿，或有代谢及功能缺陷。

（二）母体因素

1. 全身性疾病

全身性疾病（如严重感染、高热等疾病）会刺激孕妇的子宫强烈收缩导致流产；引发胎儿缺氧（如严重贫血或心力衰竭）、胎儿死亡（如细菌毒素和某些病毒如巨细胞病毒、单纯疱疹病毒经胎盘进入胎儿血液循环）或胎盘梗死（如孕妇患慢性肾炎或高血压）均可导致流产。

2. 生殖器官异常

子宫畸形（如子宫发育不良、双子宫、子宫纵隔等）和子宫肿瘤（如黏膜下肌瘤等），均可影响胚胎着床发育而导致流产。

宫颈重度裂伤、宫颈内口松弛引发胎膜早破而发生晚期自然流产。

3. 内分泌异常

黄体功能不足、甲状腺功能减退、严重糖尿病血糖未能控制等，均可导致流产。

4. 强烈应激与不良习惯

妊娠期无论严重的躯体（如手术、直接撞击腹部、性交过频）或心理（过度紧张、焦虑、恐惧、忧伤等精神创伤）的不良刺激均可导致流产。孕妇过量吸烟、酗酒，过量饮咖啡等，均有导致流产的报道。

5. 免疫功能异常

胚胎及胎儿属于同种异体移植物。母体对胚胎及胎儿的免疫耐受是胎儿在母体内得以生存的基础。若孕妇于妊娠期间对胎儿免疫耐受降低可致流产。

6. 环境因素

过多接触放射线和砷、铅、甲醛、苯、氯丁二烯、氧化乙烯等化学物质，都有可能引起流产。

二、病理

孕 8 周前的早期流产，胚胎多先死亡。随后发生底蜕膜出血并与胚胎绒毛分离，已分离的胚胎组织作为异物有可引起子宫收缩，妊娠物多能完全排出。因这时胎盘绒毛发育不成熟，与子宫蜕膜联系尚不牢固，胚胎绒毛易与底蜕膜分离，出血不多。早期流产时胚胎发育异常，一类是全胚发育异常，即生长结构障碍，包括无胚胎、结节状胚、圆柱状胚和发育阻滞胚；另一类是特殊发育缺陷，以神经管畸形、肢体发育缺陷等最常见。孕 8～12 周时胎盘绒毛发育茂盛，与底蜕膜联系较牢固，流产的妊娠物往往不易完整排出，部分妊娠物滞留在宫腔内，影响子宫收缩，导致出血量较多。孕 12 周以后的晚期流产，胎盘已完全形成，流产时会先出现腹痛，然后排出胎儿、胎盘。胎儿在宫腔内死亡过久，被血块包围，形成血样胎块而引起出血不止；也可因血红蛋白长久被吸收而形成肉样胎块，或胎儿钙化后形成石胎。其他尚可见压缩胎儿、纸样胎儿、浸软胎儿、脐带异常等病理表现。

三、临床表现

主要为停经后阴道流血和腹痛。

（一）孕 12 周前的早期流产

开始时绒毛与蜕膜剥离，血窦开放，出现阴道流血，剥离的胚胎和血液刺激子宫收缩，排出胚胎或胎儿，产生阵发性下腹部疼痛。胚胎或胎儿及其附属物完全排出后，子宫收缩，血窦闭合，出血停止。

（二）孕 12 周后的晚期流产

晚期流产的临床过程与早产和足月产相似，胎儿娩出后胎盘娩出，出血不多。

由此可见，早期流产的临床全过程表现为先出现阴道流血，而后出现腹痛。晚期流产的临床全过程表现为先出现腹痛（阵发性子宫收缩），而后出现阴道流血。

四、临床类型

按自然流产发展的不同阶段，分为以下临床类型。

（一）先兆流产

先兆流产是指妊娠 28 周前先出现少量阴道流血，常为暗红色或血性白带，无妊娠物排出，随后出现阵发性下腹痛或腰背痛。妇科检查可见宫颈口未开，胎膜未破，子宫大小与停经周数相符。经休息及治疗后症状消失，可继续妊娠；若阴道流血量增多或下腹痛加剧，可发展为难免流产。

（二）难免流产

难免流产是指流产不可避免。在先兆流产基础上，阴道流血量增多，阵发性下腹痛加剧，或出现阴道流液（胎膜破裂）。产科检查可见宫颈口已扩张，有时可见胚胎组织或胎囊堵塞于宫颈口内，子宫大小与停经周数基本相符或略小。

（三）不全流产

不全流产是指难免流产继续发展，部分妊娠物排出宫腔，且部分残留于宫腔内或嵌顿于宫颈口处，或胎儿排出后胎盘滞留宫腔或嵌顿于宫颈口，影响子宫收缩，导致大量出血，甚至发生休克。产科检查见宫颈口已扩张，宫颈口有妊娠物堵塞及持续性血液流出，子宫小于停经周数。

（四）完全流产

完全流产是指妊娠物已全部排出，阴道流血逐渐停止，腹痛逐渐消失。产科检查可见宫颈口已关闭，子宫接近正常大小。

自然流产的临床过程简示如下：

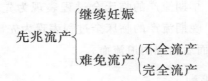

（五）其他特殊情况

流产有以下 3 种特殊情况。

1. 稽留流产

稽留流产又称过期流产，指胚胎或胎儿已死亡滞留宫腔内未能及时自然排出者。典型表现为早孕反应消失，有先兆流产症状或无任何症状，子宫不再增大反而缩小。若已到中期妊娠，孕妇腹部不见增大，胎动消失。产科检查可见宫颈口未开，子宫较停经周数小，质地不软，未闻及胎心。

2. 复发性流产

复发性流产是指连续自然流产3次及3次以上者。每次流产多发生于同一妊娠月份，其临床经过与一般流产相同。早期流产常见原因为胚胎染色体异常、免疫功能异常、黄体功能不足、甲状腺功能减退症等。晚期流产常见原因为子宫畸形或发育不良、宫颈内口松弛、子宫肌瘤等。宫颈内口松弛常发生于妊娠中期，胎儿长大，羊水增多，宫腔内压力增加，羊膜囊经宫颈内口突出，宫颈管逐渐缩短、扩张。患者常无自觉症状，一旦胎膜破裂，胎儿立即娩出。

3. 流产合并感染

在流产过程中，若阴道流血时间长，有组织残留于宫腔内或非法堕胎，有可能引起宫腔感染，常为厌氧菌及需氧菌混合感染，严重感染可扩展至盆腔、腹腔甚至全身，并发盆腔炎、腹膜炎、败血症及感染性休克。

五、处理

确诊流产后，应根据自然流产的不同类型进行相应处理。

（一）先兆流产

卧床休息，禁性生活，必要时给予对胎儿危害小的镇静药。黄体功能不足者可肌内注射黄体酮注射液 10～20 mg，每天或隔天一次，也可口服维生素 E 保胎治疗；甲状腺功能减退者可口服小剂量甲状腺片。经治疗2周，若阴道流血停止，B超检查提示胚胎存活，可继续妊娠。若临床症状加重。B超检查发现胚胎发育不良（β-HCG持续不升或下降），表明流产不可避免，应终止妊娠。此外，应重视心理治疗，使其情绪安定，增强信心。

（二）难免流产

一旦确诊，应尽早使胚胎及胎盘组织完全排出。早期流产应及时行刮宫术，对妊娠物应仔细检查，并送病理检查。晚期流产时，子宫较大，出血较多，可用缩宫素 10～20 U 加于 5％葡萄糖注射液 500 mL 中静脉滴注，促进子宫收缩。当胎儿及胎盘排出后检查是否完全，必要时刮宫以清除宫腔内残留的妊娠物，并给予抗生素预防感染。

（三）不全流产

一经确诊，应尽快行刮宫术或钳刮术，清除宫腔内残留组织。阴道大量出血伴休克者，应同时输血输液，并给予抗生素预防感染。

（四）完全流产

流产症状消失，B 超检查证实宫腔内无残留物，若无感染征象，不需特殊处理。

（五）稽留流产

处理较困难，胎盘组织机化，与子宫壁紧密粘连，致使刮宫困难。稽留时间过长可能发生凝血功能障碍，导致弥散性血管内凝血，造成严重出血。处理前应检查血常规、出凝血时间、血小板计数、血纤维蛋白原、凝血酶原时间、凝血块收缩试验及血浆鱼精蛋白副凝试验（3P 试验）等，并做好输血准备。子宫＜12 孕周者，可行刮宫术，术中肌内注射缩宫素，手术时应特别小心，避免子宫穿孔，一次不能刮净，于 5～7 天后再次刮宫。子宫＞12 孕周者，应静脉滴注缩宫素，促使胎儿、胎盘排出。若出现凝血功能障碍，应尽早使用肝素、纤维蛋白原及输新鲜血、新鲜冷冻血浆等，待凝血功能好转后，再行刮宫。

（六）复发性流产

染色体异常夫妇应于孕前进行遗传咨询，确定是否可以妊娠；女方通过产科检查、子宫输卵管造影及宫腔镜检查明确子宫有无畸形与病变，有无宫颈内口松弛等。宫颈内口松弛者应在妊娠前行宫颈内口修补术，或于孕 14～18 周行宫颈内口环扎术，术后定期随诊，提前住院，待分娩发动前拆除缝线。若环扎术后有流产征象，治疗失败，应及时拆除缝线，以免造成宫颈撕裂。当原因不明的习惯性流产妇女出现妊娠征兆时，应及时补充维生素 E、肌内注射黄体酮注射液 10～20 mg，每天 1 次，或肌内注射人绒毛膜促性腺激素 3000 U，隔天 1 次，用药至孕 12 周时即可停药。应安抚患者情绪并嘱卧床休息、禁性生活。有学者对不明原因的复发流产患者行主动免疫治疗，将丈夫的淋巴细胞在女方前臂内侧或臀部做多点皮内注射，妊娠前注射 2～4 次，妊娠早期加强免疫 1～3 次，妊娠成功率达 86%。

（七）流产合并感染

治疗原则为在控制感染的同时尽快清除宫内残留物。若阴道流血不多，先选用广谱抗生素 2～3 天，待感染控制后再行刮宫。若阴道流血量多，静脉滴注抗生素及输血的同时，先用卵网钳将宫腔内残留大块组织夹出，使出血减少，切不可用刮匙全面搔刮宫腔，以免造成感染扩散。术后应继续用广谱抗生素，待感染控制后再行彻底刮宫。若已合并感染性休克者，应积极进行抗休克治疗，病情稳定后再行彻底刮宫。若感染严重或有盆腔脓肿形成，应行手术引流，必要时切除子宫。

六、护理

（一）护理评估

1. 病史

停经、阴道流血和腹痛是流产孕妇的主要症状。应详细询问患者停经史、早孕反应情绪；阴道流血的持续时间与阴道流血量；有无腹痛，腹痛的部位、性质及程度。此外，还应了解阴道有无水样排液，排液的色、量和有无臭味，以及有无妊娠产物排出等。对于既往病史，应全面了解孕妇在妊娠期间有无全身性疾病、生殖器官疾病、内分泌功能失调及有无接触有害物质等，以识别发生流产的诱因。

2. 临床表现

流产孕妇可因出血过多而出现休克，或因出血时间过长、宫腔内有残留组织而发生感染。因此，护士应全面评估孕妇的各项生命体征。判断流产类型，尤其须注意与贫血及感染相关的征象。

各型流产的具体临床表现见表 7-1。

表 7-1　各型流产的临床表现

类型	病史			妇科检查	
	出血量	下腹痛	组织排出	宫颈口	子宫大小
先兆流产	少	无或轻	无	闭	与妊娠周数相符
难免流产	中至多	加剧	无	扩张	相符或略小
不全流产	少至多	减轻	部分排出	扩张或有物堵塞或闭	小于妊娠周数
完全流产	少至无	无	全部排出	闭	正常或略大

流产孕妇的心理以焦虑和恐惧为特征。孕妇面对阴道流血往往会不知所措，甚至有过度严重化情绪，同时对胎儿健康的担忧也会直接影响孕妇的情绪反应，孕妇可能会表现伤心、郁闷、烦躁不安等。

3. 诊断检查

（1）产科检查：在消毒条件下进行妇科检查，进一步了解宫颈口是否扩张、羊膜是否破裂、行无妊娠产物堵塞于宫颈口内；子宫大小与停经周数是否相符，有无压痛等，并应检查双侧附件有无肿块、增厚及压痛等。

（2）实验室检查：多采用放射免疫方法对人绒毛膜促性腺激素、胎盘生乳素（HPL）、雌激素和孕激素等进行定量测定，如测定的结果低于正常值，提示有流产可能。

（3）B超检查：超声显像可显示有无胎囊、胎动、胎心等，从而可诊断并鉴别流产及其类型，指导正确处理。

（二）护理诊断

1. 有感染的危险

与阴道出血时间过长、宫腔内有残留组织等因素有关。

2. 焦虑

与担心胎儿健康等因素有关。

（三）护理目标

（1）出院时护理对象无感染征象。

（2）先兆流产孕妇能积极配合保胎措施，继续妊娠。

（四）护理措施

对于不同类型的流产孕妇，处理原则不同，其护理措施也有差异。护理时在全面评估孕妇身心状况的基础上，综合病史及诊断检查，明确基本处理原则，认真执行医嘱，积极配合医师，为流产孕妇进行诊断，并为之提供相应的护理措施。

1. 先兆流产孕妇的护理

先兆流产孕妇需卧床休息，禁止性生活，禁用肥皂水灌肠，以减少各种刺激。护士除了为其提供生活护理外，通常遵医嘱给孕妇适量镇静药、孕激素等。随时评估孕妇的病情变化，如是否腹痛加重、阴道流血量增多等。此外，由于孕妇的情绪状态也会影响其保胎效果，因此护士还应注意观察孕妇的情绪反应，加强心理护理，从而稳定孕妇情绪，增强保胎信心。护士需向孕妇及家属讲明以上保胎措施的必要性，以取得孕妇及家属的理解和配合。

2. 妊娠不能再继续者的护理

护士应积极采取措施，及时采取终止妊娠的措施，协助医师完成手术过程，使妊娠产物完全排出，同时开放静脉，做好输液、输血准备，并严密检测孕妇的体温、血压及脉搏。观察其面色、腹痛、阴道流血及与休克有关的征象。有凝血功能障碍者应予以纠正，然后再行引产或手术。

3. 预防感染

护士应检测患者的体温、血常规及阴道流血，以及分泌物的性质、颜色、气味等，并严格执行无菌操作规程，加强会阴部的护理。指导孕妇使用消毒会阴垫，保持会阴部清洁，维持良好的卫生习惯。当护士发现感染征象后应及时报告医师，并按医嘱进行抗感染处理。此外，护士还应嘱患者流产后 1 个月返院复查，确定无禁忌证后，方可开始性生活。

4. 协助患者顺利渡过悲伤期

患者由于失去婴儿，往往会出现伤心、悲哀等情绪反应，护士应给予同情和理解，帮助患者及家属接受现实，顺利渡过悲伤期。此外，护士还应与孕妇及其家属共同讨论此次流产的原因，并向他们讲解有关流产的相关知识，帮助他们为再次妊娠做好准备。有习惯性流产史的孕妇在下一次妊娠确诊后卧床休息，加强营养，禁止性生活；补充 B 族维生素、维生素 E、维生素 C 等；治疗期必须超过以往发生流产的妊娠月份。病因明确者，应积极接受对因治疗。黄体功能不足者，按医嘱正确使用黄体酮治疗，以预防流产。子宫畸形者须在妊娠前先进行矫正手术。宫颈内口松弛者应在未妊娠前做宫颈内口松弛修补术。如已妊娠，则可在妊娠 14～16 周时行子宫内口缝扎术。

（五）护理评价

（1）护理对象体温正常，血红蛋白及白细胞数正常，无出血、感染征象。

（2）先兆流产孕妇配合保胎治疗，继续妊娠。

第三节 ■ 早产

早产是指妊娠满 28 周至不足 37 周（196～258 天）间分娩

者。此时娩出的新生儿称为早产儿，体重 1000～2499 g，各器官发育尚不够健全，出生孕周越小，体重越轻，预后越差。国内早产占分娩总数的 5％～15％。约 15％早产儿于新生儿期死亡。近年来由于早产儿治疗学及监护手段的进步，其生存率明显提高，伤残率下降，国外学者建议将早产定义时间上限提前到妊娠20 周。

一、病因

诱发早产的常见原因如下：①胎膜早破、绒毛膜羊膜炎最常见，30％～40％早产与此有关；②下生殖道及泌尿道感染，如 B 族溶血性链球菌、沙眼衣原体、支原体感染、急性肾盂肾炎等；③妊娠并发症与合并症，如妊娠期高血压疾病、妊娠期肝内胆汁淤积症，妊娠合并心脏病、慢性肾炎、病毒性肝炎、急性肾盂肾炎、急性阑尾炎、严重贫血、重度营养不良等；④子宫过度膨胀及胎盘因素，如羊水过多、多胎妊娠、前置胎盘、胎盘早剥、胎盘功能减退等；⑤子宫畸形，如纵隔子宫、双角子宫等；⑥宫颈内口松弛；⑦每天吸烟＞10 支，酗酒。

二、临床表现

早产的主要临床表现是子宫收缩，最初为不规则宫缩，常伴有少许阴道流血或血性分泌物，以后可发展为规则宫缩，其过程与足月临产相似，胎膜早破较足月临产多见。宫颈管先逐渐消退，然后扩张。妊娠满 28 周至不足 37 周出现至少 10 分钟一次的规则宫缩，伴宫颈管缩短，可诊断先兆早产。妊娠满 28 周至不足 37 周出现规则宫缩（20 分钟≥4 次，或 60 分钟≥8 次，持续＞30 秒），伴宫颈缩短≥80％，宫颈扩张 1 cm 以上，诊断为早产临产。部分患者可伴有少量阴道流血或阴道流液。以往有晚期流产、早产史及产伤史的孕妇容易发生早产。诊断早产一般并不困难，但应与妊娠晚期出现的生理性子宫收缩相区别。生理性子宫收缩一般不规则、无痛感，且不伴有宫颈管消退和宫口扩张等改变。

三、处理原则

若胎膜未破，胎儿存活，无胎儿窘迫，无严重妊娠并发症及合并症时，应设法抑制宫缩，尽可能延长孕周；若胎膜已破，早产不可避免时，应设法提高早产儿存活率。

四、护理

（一）护理评估

1. 病史

详细评估可致早产的高危因素，如孕妇以往有流产、早产史或本次妊娠期有阴道流血史，则发生早产的可能性大，应详细询问并记录患者既往出现的症状及接受治疗的情况。

2. 身心诊断

妊娠晚期者子宫收缩规律（20 分钟≥4 次），伴以宫颈管消退不低于 75%，以及进行性宫颈扩张 2 cm 以上时，可诊断为早产者临产。

早产已不可避免时，孕妇常会不自觉地把一些相关的事情与早产联系起来而产生自责感；由于孕妇对结果的不可预知，恐惧、焦虑、猜测也是早产孕妇常见的情绪反应。

3. 辅助检查

通过全身检查及产科检查，结合阴道分泌物的生化指标检测，核实孕周，评估胎儿成熟度、胎方位等；观察产程进展，确定早产的进程。

（二）可能的护理诊断

1. 有新生儿受伤的危险

与早产儿发育不成熟有关。

2. 焦虑

与担心早产儿预后有关。

（三）预期目标

（1）新生儿不存在因护理不当而产生的并发症。

（2）患者能平静地面对事实，接受治疗及护理。

（四）护理措施

1. 预防早产

孕妇良好的身心状况可减少早产的发生，突发的精神创伤可诱发早产，因此，应做好孕期保健工作，指导孕妇加强营养，保持平静心情。避免诱发宫缩的活动，如抬举重物、性生活等。高危孕妇必须多卧床休息，以左侧卧位为宜，以增加子宫血液循环，改善胎儿供氧，慎做肛查和引导检查等，积极治疗并发症。宫颈内口松弛者应于孕 14～18 周或更早些时间做预防性宫颈环扎术，防止早产的产生。

2. 药物治疗的护理

先兆早产的主要治疗为抑制宫缩，与此同时，还要积极控制感染治疗并发症和合并症。护理人员应能明确具体药物的作用和用法，并能识别药物的不良反应，以避免毒性作用的发生，同时，应对患者做相应的健康教育。常用抑制宫缩的药物有以下几类。

（1）β 肾上腺素受体激动素：其作用为激动子宫平滑肌 β 受体，从而抑制宫缩。此类药物的不良反应为心跳加快、血压下降、血糖增高、血钾降低、恶心、出汗、头痛等。常用药物有利托君、沙丁胺醇等。

（2）硫酸镁：镁离子直接作用于肌细胞，使平滑肌松弛，抑制子宫收缩。一般采用 25% 硫酸镁 20 mL 加于 5% 葡萄糖液 100～250 mL 中，在 30～60 分钟缓慢静脉滴注，然后用 25% 硫酸镁 20～10 mL 加于 5% 葡萄糖液 100～250 mL 中，以每小时

1～2 g 的速度缓慢静脉滴注，直至宫缩停止。

（3）钙通道阻滞剂：阻滞钙离子进入细胞而抑制宫缩。常采用硝苯地平 5～10 mg，舌下含服，每天 3 次。用药时必须密切注意孕妇及血压的变化，若合并使用硫酸镁时更应慎重。

（4）前列腺素合成酶抑制剂：前列腺素有刺激子宫收缩和软化宫颈的作用，其抑制剂则有减少前列腺素合成的作用，从而抑制宫缩。常用药物有吲哚美辛及阿司匹林等，但此类药物可抑制胎儿前列腺素的合成和释放，使胎儿体内前列腺素减少，而前列腺素有维持胎儿动脉导管开放的作用，缺乏时导管可能过早关闭而致胎儿血液循环障碍。因此，临床已较少应用，必要时仅能短期（不超过 1 周）服用。

3. 预防新生儿并发症的发生

在保胎过程中，应每天行胎心监护，教会患者自数胎动，有异常时及时采用应对措施。在分娩前按医嘱给孕妇糖皮质激素（如地塞米松、倍他米松等），可促胎肺成熟，是避免发生新生儿呼吸窘迫综合征的有效步骤。

4. 为分娩做准备

如早产已不可避免，应尽早决定合理分娩的方式，如臀位、横位。估计胎儿成熟度低而产程又需较长时间者，可选用剖宫产术结束分娩；经阴道分娩者，应考虑使用产钳和会阴切开术以缩短产程，从而减少分娩过程中对胎头的压迫。同时，充分做好早产儿保暖和复苏的准备，临产后慎用镇静剂，避免发生新生儿呼吸抑制的情况；产程中应给孕妇吸氧；新生儿出生后，立即结扎脐带，防止过多母血进入胎儿循环，造成循环系统负荷过载。

5. 为孕妇提供心理支持

安排时间与孕妇进行开放式的讨论，让患者了解早产的发生并非她的过错，有时甚至是无缘由的；也要避免为减轻孕妇的愧疚感而给予过于乐观的保证。由于早产是出乎意料的，孕妇多没有精神和物质准备，对产程的孤独无助感尤为敏感，因此，丈夫、家人和护士在身旁提供支持比足月分娩更显重要，并能帮助孕妇重建自尊，以良好的心态承担早产儿母亲的角色。

（五）护理评价

（1）患者能积极配合医护措施。

（2）母婴顺利经历全过程。

第四节　异位妊娠

异位妊娠是指受精卵在子宫体腔以外着床发育，习惯称为宫外孕。异位妊娠包括输卵管妊娠、卵巢妊娠、腹腔妊娠、宫颈妊娠及阔韧带妊娠等。输卵管妊娠较为常见，其中壶腹部妊娠最多见，其次为峡部、伞部、间质部妊娠。

一、病因

（一）输卵管炎症

输卵管炎症是异位妊娠的主要病因，可分为输卵管黏膜炎和输卵管周围炎。

（二）输卵管手术史

输卵管绝育史及手术史者，输卵管妊娠的发病率为 $10\%\sim20\%$ 。

（三）输卵管发育不良或功能异常

输卵管过长、肌层发育差、黏膜纤毛缺乏等，均可成为输卵管妊娠的原因。

（四）辅助生殖技术

由于辅助生殖技术的应用，使输卵管妊娠发生率增加，既往少见的异位妊娠，如卵巢妊娠、宫颈妊娠、腹腔妊娠的发生率增加。

（五）避孕失败

宫内节育器避孕失败，发生异位妊娠的机会较大。

（六）其他

子宫肌瘤或卵巢肿瘤压迫输卵管，影响输卵管通畅，使受精卵运行受阻。输卵管子宫内膜异位可增加受精卵着床于输卵管的可能性。

二、病理

（一）输卵管妊娠流产

多见于输卵管壶腹部妊娠，可分为输卵管完全流产和输卵管不完全流产。

（二）输卵管妊娠破裂

多见于妊娠 6 周左右输卵管峡部妊娠，患者易出现休克，出血量远大于输卵管妊娠流产。

（三）陈旧性宫外孕

长期反复内出血形成的盆腔血肿不消散，血肿机化变硬并与周围组织粘连。

（四）继发性腹腔妊娠

存活胚胎的绒毛组织附着于原位或排至腹腔后重新种植而获得营养，可继续生长发育。

三、临床表现

（一）症状

1. 停经

多数患者停经 6～8 周后出现不规则阴道流血，但有些患者因月经过期几天，误将不规则的阴道流血视为月经。

2. 腹痛

腹痛是输卵管妊娠患者就诊的主要症状。输卵管妊娠未发生流产或破裂前，常表现为一侧下腹隐痛或酸胀感。输卵管妊娠流产或破裂时，患者突感一侧下腹撕裂样疼痛，常伴有恶心、呕吐；血液随后由局部、下腹流向全腹，疼痛也遍及全腹，放射至肩部；当血液积聚于直肠子宫陷凹处，可出现肛门坠胀感。

3. 阴道流血

胚胎死亡后，常有不规则阴道流血，色暗红或深褐，量少呈点滴状，一般不超过月经量。少数患者阴道流血量较多，类似月经。阴道流血可伴有蜕膜管型或蜕膜碎片排出，是由子宫蜕膜剥离所致。阴道流血常在病灶去除后方能停止。

4. 晕厥与休克

急性大量内出血及剧烈腹痛可引起患者晕厥或休克。内出血越多越急，症状出现的就越迅速越严重，但与阴道流血量不成比例。

5. 腹部包块

当输卵管妊娠流产或破裂后形成的血肿时间过久，可因血液凝固，逐渐机化变硬与周围器官（子宫、输卵管、卵巢、肠管等）发生粘连而形成包块。

（二）体征

1. 一般情况

腹腔内出血较多时，患者呈贫血貌，出现面色苍白、脉快而细弱、血压下降等休克表现。

2. 腹部检查

下腹有明显压痛及反跳痛，尤以患侧为重，但腹肌紧张轻微。出血较多时，叩诊有移动性浊音。有些患者下腹可触及包块，若反复出血并积聚，包块可不断增大变硬。

3. 盆腔检查

阴道内常有来自宫腔内的少许血液。输卵管妊娠未发生流产或破裂者，除子宫略大较软外，仔细检查可触及胀大的输卵管，轻度压痛。输卵管妊娠流产或破裂者，阴道后穹隆饱满，有触痛。将宫颈轻轻上抬或左右摆动时引起剧烈疼痛，称为宫颈举痛或摇摆痛，此为输卵管妊娠的主要体征之一。内出血多时检查子宫有漂浮感，子宫一侧或其后方可触及肿块，其大小、形状、质地常有变化，边界多不清楚，触痛明显。

四、辅助检查

（一）阴道后穹隆穿刺

阴道后穹隆穿刺是一种简单可靠的诊断方法，适用于疑有腹腔内出血的患者。

（二）妊娠试验

放射免疫法测血中 HCG，尤其是 β-HCG 阳性有助诊断。异位妊娠时患者体内 β-HCG 水平较宫内妊娠低。

（三）超声检查

B 超显像有助于诊断异位妊娠。阴道 B 超检查较腹部 B 超检查准确性高。

（四）腹腔镜检查

视为异位妊娠诊断的金标准，而且可以在确诊的情况下起到治疗作用。有大量腹腔内出血或伴有休克者禁忌。

（五）子宫内膜病理检查

诊刮仅适用于阴道流血量较多的患者，目的在于排除宫内妊娠流产。

五、治疗

（一）手术治疗

应在积极纠正休克的同时进行手术，腹腔镜技术成为近年来治疗异位妊娠的主要方法。

（二）药物治疗

用化疗药物氨甲蝶呤等治疗输卵管妊娠，但在治疗中若有严重内出血征象，或疑输卵管间质部妊娠或胚胎继续生长时仍应及时手术治疗。

六、护理措施

（一）非手术治疗患者的护理

1. 休息

患者入院后应绝对卧床休息，减少活动。嘱患者避免突变换体位及增加腹压的动作，不能灌肠，以免引起反复出血。

2. 饮食指导

指导患者进食高营养、高维生素的半流质的食物，保持大便通畅，防止便秘，腹胀等不适。

3. 病情观察

密切观察患者血压、脉搏、呼吸、体温、面色的变化，重视患者的主诉，注意阴道流血量与腹腔内出血量比例，当阴道流血量不多时，不要误以为腹腔内出血量也很少。应告知患者病情发展指征，如出血增多，腹痛加剧，肛门坠胀感明显等，以便病情发展时，能及时发现，并给予相应处理。

4. 建立静脉通路

应随时做好输液、输血及腹部手术的准备。

5. 健康指导

指导患者正确留取血 β-HCG，以监测治疗效果。患者阴道有排出物时，应立即通知医师，留取好标本送病理检查，并讲明目的及意义。

6. 预防感染

观察患者体温过高时，给予物理降温，告知患者多饮水；患者卧床期间，做好会阴护理；嘱患者勤换内衣、内裤、纸垫，保持外阴清洁。

7. 心理护理

向患者讲述异位妊娠的相关知识，减少和消除患者的紧张、恐惧心理。

（二）手术治疗患者的护理

1. 体位

在通知医师即刻到来的同时，应使患者平卧，以减少活动，增加脑血流及氧的供应。

2. 病情观察

监测血压、血氧、脉搏、呼吸、体温及观察患者腹痛症状有无加剧，阴道流血量有无变化及尿量、颜色，并做好记录。

3. 抢救配合

立即建立静脉通路，交叉配血，给予患者输血、输液，配合医师积极纠正休克，补充血容量。按急诊手术要求迅速做好术前准备，协助医师通知手术室。

4. 心理护理

向患者及家属讲述手术的必要性，保持周围环境安静、有序，减少患者的紧张、恐惧心理，协助患者接受手术。

5. 健康指导

输卵管妊娠的预后在于防止输卵管的损伤和感染，因此护士应做好妇女的健康保健工作，防止发生盆腔感染。教育患者保持良好的卫生习惯，勤洗浴，勤换衣，性伴侣稳定。

参考文献

[1] 任满勤.临床实用护理技术与常见病护理［M］.昆明：云南科技出版社，2020.

[2] 管清芬.基础护理与护理实践［M］.长春：吉林科学技术出版社，2020.

[3] 徐翠霞.实用临床护理学［M］.天津：天津科学技术出版社，2019.

[4] 黄俊蕾，赵娜，李丽沙.新编实用临床与护理［M］.青岛：中国海洋大学出版社，2019.

[5] 张铁晶.现代临床护理常规［M］.汕头：汕头大学出版社，2019.

[6] 毕经芳.实用临床常见疾病护理［M］.北京：中国纺织出版社，2019.

[7] 曾广会.临床疾病护理与护理管理［M］.北京：科学技术文献出版社，2020.

[8] 张书霞.临床护理常规与护理管理［M］.天津：天津科学技术出版社，2020.

[9] 魏晓莉.医学护理技术与护理常规［M］.长春：吉林科学技术出版社，2019.

[10] 宋爱玲.实用临床疾病护理常规［M］.长春：吉林科学技术出版社，2019.

[11] 邓梅.实用临床疾病护理常规［M］.北京：中国纺织出版社，2019.

[12] 万燕铃.实用临床常见病护理学［M］.昆明：云南科技出版社，2019.

[13] 薛丹.临床实用护理［M］.长春：吉林科学技术出版社，2020.

[14] 吕晓民.当代护理技术与临床［M］.北京：科学技术文献出版社，2020.

[15] 林杰.新编实用临床护理学［M］.青岛：中国海洋大学出版社，2019.

[16] 刘乐娥.新编护理学［M］.天津：天津科学技术出版社，2019.

[17] 张丽萍.实用护理学精粹［M］.天津：天津科学技术出版社，2019.

[18] 屈庆兰.临床常见疾病护理与现代护理管理［M］.北京：中国纺织出版社，2020.

[19] 周艳丽.常见病护理精要［M］.长春：吉林科学技术出版社，2020.

[20] 吴小玲.临床护理基础及专科护理［M］.长春：吉林科学技术出版社，2019.

[21] 郑学风.实用临床护理操作与护理管理［M］.北京：科学技术文献出版社，2020.

[22] 孙彩琴.当代临床护理新实践［M］.长春：吉林科学技术出版社，2019.

[23] 任海燕.全程无缝隙护理在手术室护理中的应用及预后分析［J］.中国药物与临床，2021，21（1）：157-159.

[24] 纪美娥，张琪.协同护理模式在心内科护理中的应用价值分析［J］.中国卫生标准管理，2021，12（1）：128-130.

[25] 孙晓娥.细节护理和常规护理在手术室护理中的效果对比框架［J］.智慧健康，

2021, 7 (24): 94-96.

[26] 杨青毓. 手术室细节护理在确保手术室护理安全中的应用价值分析 [J]. 中外
医疗, 2021, 40 (34): 143-147.

[27] 蔡晓芳, 胡斌春, 戴丽琳, 等. 心内科疾病诊断相关组权重与护理工作量的相
关性研究 [J]. 护理学杂志, 2021, 36 (11): 56-59.